临床医学系列丛书

主编 李洪法 周士明 李 博 陈又春 薛 刚

泌尿外科基础与临床决策

MINIAO WAIKE
JICHU YU LINCHUANG JUECE

中国出版集团有限公司
世界图书出版公司
广州 · 上海 · 西安 · 北京

图书在版编目（CIP）数据

泌尿外科基础与临床决策 / 李洪法等主编. -- 广州 ：世界图书出版广东有限公司，2025. 8. -- ISBN978-7-5232-2632-2

Ⅰ. R699

中国国家版本馆CIP数据核字第2025C5G303号

书　　名	泌尿外科基础与临床决策 MINIAO WAIKE JICHU YU LINCHUANG JUECE
主　　编	李洪法　周士明　李　博　陈又春　薛　刚
策划编辑	刘　旭
责任编辑	曾跃香
责任技编	刘上锦
装帧设计	米非米
出版发行	世界图书出版有限公司　世界图书出版广东有限公司
地　　址	广州市海珠区新港西路大江冲25号
邮　　编	510300
电　　话	(020) 84460408
网　　址	http://www.gdst.com.cn
邮　　箱	wpc_gdst@163.com
经　　销	新华书店
印　　刷	广州小明数码印刷有限公司
开　　本	787 mm×1092 mm　1/16
印　　张	15
字　　数	406千字
版　　次	2025年8月第1版　2025年8月第1次印刷
国际书号	ISBN 978-7-5232-2632-2
定　　价	138.00元

咨询、投稿：(020) 84460408　451765832@qq.com

编委会

◎主　编

李洪法　周士明　李　博　陈又春
薛　刚

◎副主编

李昌滨　李智伟　梁　元　张玉军
彭成华　李富豪　常鹏程　汪　照
韩　军

◎编　委（按姓氏笔画排序）

王　松　济南市第一人民医院
田鑫磊　解放军总医院京西医疗区为公桥门诊部
朱寒亮　深圳市龙岗中心医院
李　博　聊城市中医医院
李昌滨　莘县中心医院
李洪法　日照市人民医院
李智伟　山东省康复医院
李富豪　成都市龙泉驿区中医医院
汪　照　浠水县中医院
张玉军　滨州市第二人民医院
陈又春　浠水县中医院
周士明　聊城市人民医院
常鹏程　兰州大学第一医院
梁　元　云南省德宏州人民医院
彭成华　成都市龙泉驿区中医医院
韩　军　昆山市第三人民医院
薛　刚　青岛市西海岸新区中心医院

前言

FOREWORD

泌尿外科作为外科学领域中一个极具专业性与挑战性的分支，专注于泌尿系统及男性生殖系统疾病的预防、诊断与治疗，在守护人类健康的征程中占据着不可或缺的地位。泌尿系统犹如精密运转的“生命管道”，承担着排泄代谢废物、调节水电解质及酸碱平衡、调控内分泌，以及辅助生殖功能等关键生理使命。一旦其功能失调或遭受病邪侵袭，便可能引发一系列复杂的病理变化，从轻微的症状到危及生命的危急重症，对患者的身心健康造成严重影响。本书正是在此背景下应运而生，旨在帮助泌尿外科医务工作者提升临床专业技能。

本书围绕泌尿系统疾病的诊疗核心需求构建内容体系，涵盖多方面关键知识与技能。书中首先从泌尿系统解剖与生理基础入手，为后续疾病相关内容的阐述奠定理论根基；随后详细介绍泌尿系统疾病常见症状，帮助读者建立对疾病初步识别的认知框架；进而系统讲解常用实验室检查方法，为疾病诊断提供科学依据；同时，对临床常用手术方法进行梳理，呈现当前主流的治疗技术路径。此外，书中还针对泌尿系统感染、结石、梗阻、肿瘤等常见疾病类型展开专项阐述，深入剖析疾病特点与诊疗要点，并通过实际案例分享，搭建理论与临床实践之间的桥梁。这些案例均来源于临床真实诊疗场景，不仅完整呈现了疾病从诊断评估到治疗方案制定等流程，还融入了诊疗过程中的关键决策思路与经验总结，能帮助读者更直观地理解理论知识在实际中的应用逻辑。本书内容兼顾理论深度与实践实用性，适用于从事泌尿系统疾病诊疗相关工作的临床医师、医学研究者、医学专业学生等群体，可为不同阶段的读者提供符合其需求的专业指导。

本书编者力求将临床泌尿外科理论呈现给广大读者，但由于参编人数较多，文笔不尽一致，书中若有疏漏和不足之处，还望广大读者能够提出宝贵意见，以期再版时修订、完善。

《泌尿外科基础与临床决策》编委会

2025 年 5 月

目录

CONTENTS

第一章　泌尿系统解剖与生理……（1）

第一节　肾脏……（1）

第二节　输尿管……（7）

第三节　膀胱……（9）

第四节　尿道……（11）

第二章　泌尿系统疾病常见症状……（14）

第一节　肿块……（14）

第二节　疼痛……（15）

第三节　排尿异常……（17）

第四节　尿液异常……（19）

第五节　尿道分泌物异常……（22）

第六节　男性性功能相关症状……（22）

第三章　泌尿系统疾病常用实验室检查……（25）

第一节　性激素检查……（25）

第二节　尿液检查……（26）

第三节　精液检查……（30）

第四节　前列腺液检查……（32）

第五节　尿路结石检查……（33）

第六节　肿瘤标志物检查……（36）

第四章　泌尿系统疾病常用手术方法……（39）

第一节　取石术……（39）

第二节　体外冲击波碎石术……（43）

第三节　腹腔镜手术……（48）

第五章　泌尿系统感染 …… (63)
第一节　膀胱炎 …… (63)
第二节　细菌性前列腺炎 …… (66)
第六章　泌尿系统结石 …… (71)
第一节　肾结石 …… (71)
第二节　输尿管结石 …… (76)
第三节　膀胱结石 …… (79)
第四节　尿道结石 …… (81)
第五节　前列腺、精囊与包皮结石 …… (82)
第七章　泌尿系统梗阻 …… (85)
第一节　输尿管梗阻 …… (85)
第二节　膀胱出口梗阻 …… (94)
第三节　尿道狭窄 …… (97)
第四节　良性前列腺增生 …… (103)
第八章　泌尿系统肿瘤 …… (120)
第一节　肾上腺肿瘤 …… (120)
第二节　肾肿瘤 …… (128)
第三节　输尿管肿瘤 …… (159)
第四节　膀胱肿瘤 …… (162)
第五节　尿道肿瘤 …… (186)
第六节　前列腺肿瘤 …… (196)
第九章　泌尿系统疾病案例分享 …… (222)
第一节　神经源性膀胱 …… (222)
第二节　肾结石 …… (223)
第三节　输尿管结石 …… (224)
第四节　膀胱结石 …… (226)
第五节　前列腺增生 …… (227)
第六节　肾肿瘤 …… (228)
第七节　膀胱癌 …… (230)
参考文献 …… (232)

第一章　泌尿系统解剖与生理

第一节　肾　　脏

一、肾脏的大体解剖

肾脏为成对的实质性器官。成人肾脏长 12～15 cm，宽 5～6 cm，厚 3～4 cm，重 120～150 g。左肾较长，右肾较厚。两肾脏位于腹膜后，呈八字形在脊柱两旁浅窝中。肾脏表面有 3 层被膜包绕，肾外缘凸面，内缘凹面；凹面中心部为肾门，肾门向内扩张，形成一个间隙，称为肾窦；肾脏血管、神经和淋巴管均由此进入肾脏，肾盂或输尿管则由此出肾外。肾门部进出组织称为肾蒂。由于肝脏对右肾的压迫，右肾低于左肾，右肾门中心对着第 2 腰椎横突，左肾门中心对着第 1 腰椎横突。两肾上极紧靠着横膈，因而肾脏可随着呼吸移动，移动范围在 4 cm 左右，超出这一范围即可认为肾下垂。肾脏的被膜分为真包膜、脂肪囊和周围筋膜三部分。真包膜是紧贴于肾实质表面上的纤维囊。脂肪囊是真包膜外层，是极其丰富的脂肪组织，对肾具有保护和稳定作用。肾周围筋膜在两肾的外侧分为两叶，形成一个间隙，分别包围两个肾脏和肾上腺，两叶在中线及顶部彼此粘连，在下极则开放着形成一缺口。因此有学者认为，这一缺口可能是造成肾下垂的原因之一。肾脏的稳定依赖着肾周围的脂肪组织、肾周筋膜、肾蒂及邻近器官的紧密排列，腹肌的张力以及胰腺对左肾也起到一定的支架作用（图 1-1）。肾脏是一实质性器官，肾脏实质分为皮质和髓质（图 1-2）。肾皮质主要由肾小球和部分肾曲小管组成。皮质不仅分布在肾表层，而且部分深入到髓质各锥体间形成肾柱。接受尿液的漏斗称为小盏，2～3 小盏汇成 1 个大盏，3～4 个大盏合并为肾盂。髓质为8～15个锥体所组成的，其底部朝外与皮质相连，其尖端（乳头部）朝内对着个小盏。锥体主要的组织为髓袢和集合管，后者彼此结合成为乳头管，每个乳头有12～30 个乳头管向肾小盏开口，尿液经小盏、大盏、肾盂和输尿管排入膀胱。

肾盂是由输尿管上端的扩张部分形成的一个漏斗状结构，位于肾动脉后，由肾门经肾窦进入肾实质，然后分为 2 个或 3 个大盏。肾盂大部分在肾门内的，称为肾内肾盂，在肾门外的称为肾外肾盂。肾盂容量一般为 8～12 mL。肾脏的血管分布：肾动脉的第一级分支在肾门处通常分两支，即前支和后支，前支较粗，再分成 4 个二级分支与后支一起进入肾实质内。肾动脉的 5 个二级分支在肾内呈阶段性分布，则分为大叶间动脉和小叶间动脉，大叶间动脉由锥体间走向皮质。冠状弯转后再分出肾小球入毛细血管小动脉（图 1-3）。

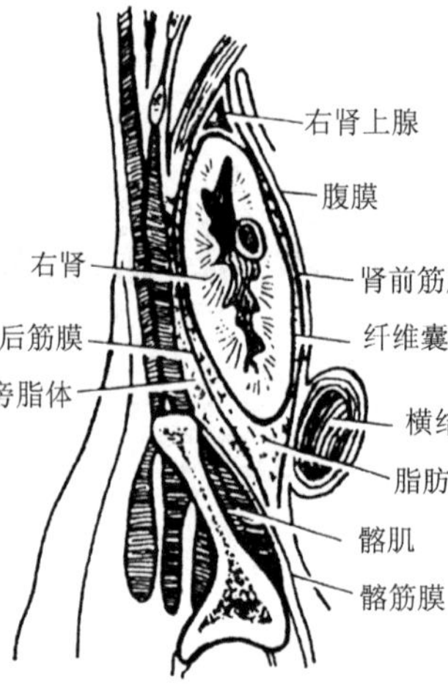

图 1-1 肾被膜横断面

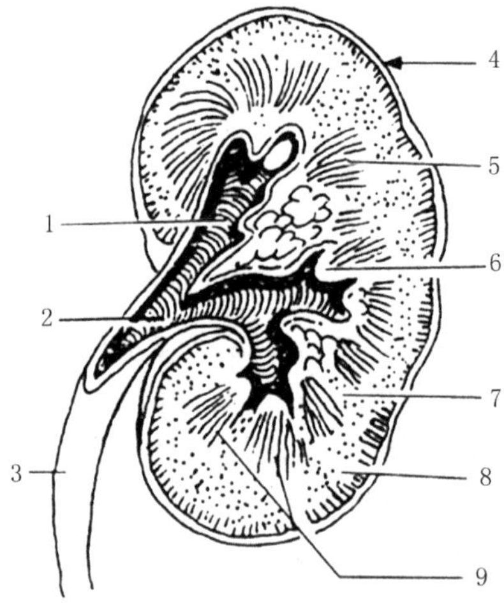

1.肾大盏;2.肾盂;3.输尿管;4.肾包膜;5.肾锥体;6.肾乳头;7.肾柱;8.肾皮质;9.肾髓质。

图 1-2 肾的结构

(一)肾静脉

肾小球输出毛细血管走出肾小球后,联合组成毛细血管丛,供应肾曲小管。这些血管丛经肾叶间静脉汇成肾静脉注到下腔静脉。

(二)肾神经

肾脏有极其丰富的神经供应,腹主动脉和肠系膜下神经节,腰交感神经以及上腹下神经丛等。但神经对肾脏的作用至今尚不清楚,如在手术中肾脏游离后,肾脏神经全被切断,但手术后的肾脏生理活动并未见有任何改变。

(三)肾淋巴管

肾脏内有两种淋巴管道。一种分布在血管周围,另一种在肾脏包膜下。两组在肾门汇合,输入侧面主动脉淋巴管道,其他一组则与下腔静脉和腰部淋巴管道沟通,肾周各组淋巴管则与包膜下淋巴丛贯通。

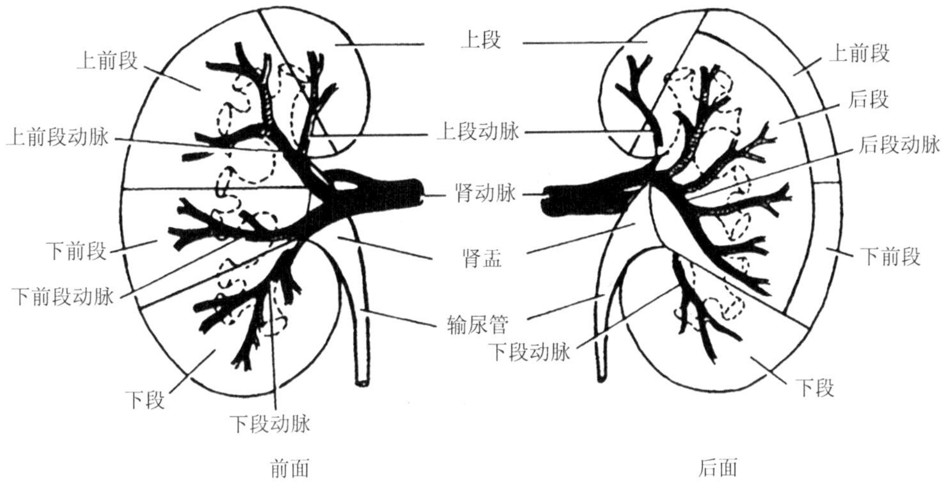

图 1-3　肾段动脉(右肾)

二、肾脏的生理功能

肾脏的生理功能主要是调节人体内水、电解质、酸碱度的平衡，排泄人体代谢废物。维持人体的细胞外液、细胞内液处于一个稳定范围。

(一)肾小球的功能

相对稳定的肾脏血流量是肾脏维持生成尿液的基本条件，而肾脏血流量相对稳定主要是由肾脏自身调节完成的。肾脏的血液循环与其泌尿功能有着极其密切的关系。肾脏的血液供应很丰富，正常成人的两肾，每分钟约有 1 200 mL 血液通过。肾脏血流量约占心输出量的 1/4，其中约 94%是在皮质内循环，供应肾小球，仅 5%～6%达髓质。

肾小球滤过及滤过压：肾小球滤过是肾脏生成尿液的初始阶段。单位时间内两肾生成滤过液的毫升数称为肾小球滤过率。正常人两侧肾脏每昼夜从肾小球滤过液总量达 180 L 左右，亦称为原尿。

肾小球的滤过压来自左心室压力的 60%。如果压力为 13.3 kPa(100 mmHg)，肾毛细血管压为 8.0 kPa(60 mmHg)。有效滤过压是肾小球滤过作用的动力(图 1-4)，由肾毛细血管压、血浆胶体渗透压和囊内压三者构成，其中肾小球毛细血管压是推动滤过的主要动力，血浆胶体渗透压和囊内压是对抗肾小球毛细血管内物质滤过的阻力。由此，肾小球毛细血管压必须超过血浆胶体渗透压和囊内压，方能完成过滤作用。如输入毛细血管压＝8.0 kPa(60 mmHg)，血浆胶渗压＝3.3 kPa(25 mmHg)，囊内压＝0.7 kPa(5 mmHg)，那么有效滤过压＝8.0－(3.3＋0.7)＝4.0 kPa(30 mmHg)。

血液通过肾小球毛细血管时，除了大分子蛋白质和血细胞外，其他物质均可以滤过进入原尿。原尿中含各种晶体物质，如葡萄糖、无机盐、氯化物、尿素、尿酸、肌酐等。

(二)肾小管的功能

肾小球滤过的原尿在通过肾小管和集合管时大部分物质被重吸收，最后形成终尿排出体外。成人每天生成原尿约有 180 L，但终尿每天只有 1.5 L 左右，表明肾小管的重吸收量高达 99%，排出量只占原尿的 1%左右。原尿中葡萄糖和氨基酸的浓度与血浆中的相同，但终尿中几乎没有葡萄糖和氨基酸，表明葡萄糖和氨基酸全部被重吸收。水和电解质，如 Na^+、Cl^-、K^+ 等大部分被重吸收，尿素只有小部分被吸收，肌酐则完全不被吸收。

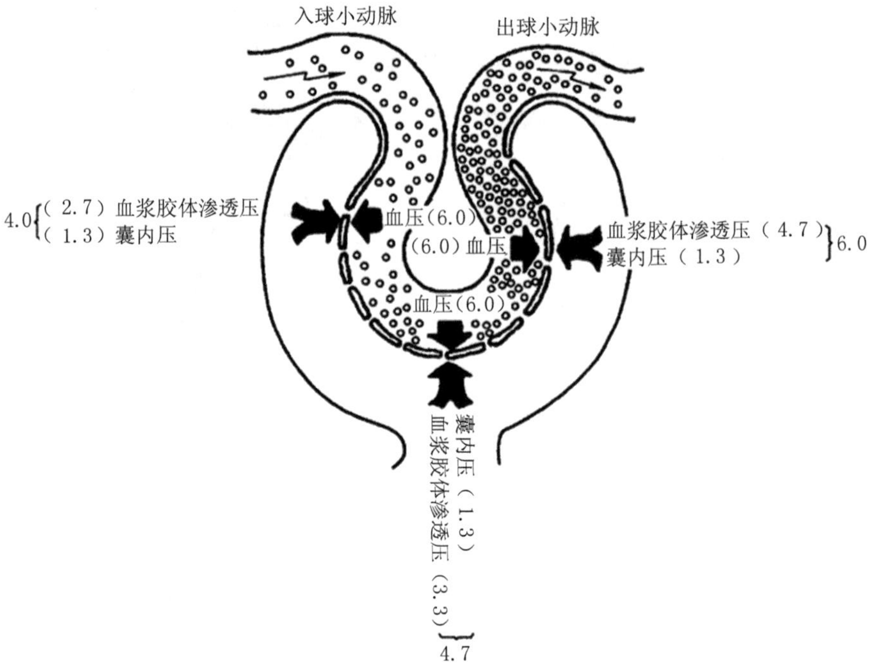

图 1-4　**肾小球有效滤过压的变化(单位:kPa)**

近曲小管、髓袢、远曲小管及集合管的上皮细胞在组织学上存在差别，因此其功能也不尽相同(图 1-5)。

1.近曲小管功能

因为近曲小管上皮细胞的管腔膜上有大量密集的绒毛，增加重吸收的面积，所以与其他各种肾小管相比，近曲小管对各种物质的重吸收能力最强。近曲小管主要功能是重吸收过滤液中的水和钠盐，占 80%左右。蛋白质和葡萄糖全量被吸收，但近曲小管对葡萄糖的重吸收有一定限度。在正常血糖浓度(5.3～6.7 mmol/L)时，近曲小管可将葡萄糖全部重吸收入血。当血糖浓度过高，超过近曲小管对葡萄糖重吸收极限时，此时尿中即可出现葡萄糖，称为糖尿。

2.髓袢的功能

髓袢的重吸收形式为继发主动重吸收，吸收的主要物质为 Na^+、Cl^-、K^+ 和 H_2O，重吸收量占肾小球滤过液的 15%～20%，该部位的重吸收与尿的稀释与浓缩关系极为密切。

3.远曲小管和集合小管的功能

远曲小管和集合小管对 Na^+ 和 Cl^- 的重吸收较少，约占滤过 Na^+ 和 Cl^- 的 12%，并且在重吸收 Na^+ 和 Cl^- 同时多伴有 K^+ 和 H^+ 的分泌。因为远曲小管和集合管对重吸收功能受体液因素调节，所以该处对离子及水的重吸收是依据机体内环境状态决定的，对终末尿的质和量起决定性作用。

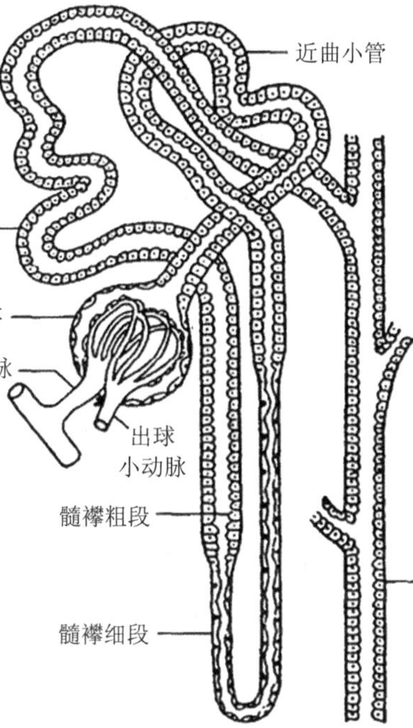

图 1-5 肾单位

三、肾脏维持机体水、电解质和酸碱平衡的作用

(一)肾脏对维持机体水平衡的作用

机体保持水的平衡，就是指机体每天从外界摄入的水量和从体内排出的水量大致相同。正常情况下处于动态平衡之中，这种进出水量的动态平衡是保持机体内环境理化因素相对稳定的必要条件，同时也是保持机体各组织的正常含水量所必需的条件。机体水分的来源主要是从食物和饮料(每天约 2 000 mL)及体内食物氧化代谢所产生(约 500 mL)。机体排出水分有四条途径：①通过肾脏以尿液的形式排出，每天尿液 1 500 mL 左右，肾脏对维持血浆渗透压恒定起着重要的作用，正常血浆渗透压为 300 mmol/L，当体内水分过多，机体渗透压降低，肾脏排出稀释尿，尿量增多而比重下降。相反，当血浆渗透压高时，如机体在脱水状态下，肾脏就可使排出的尿液浓缩，尿比重增高。②肺排出水汽，成人每天排出 300～400 mL。③皮肤蒸发与出汗。④消化道每天排出水分约 150 mL，由此，每天的摄水量与排出量保持着相对平衡。

(二)肾脏维持机体电解质平衡的作用

钠、钾、氯的摄入量和排出量是经常保持动态平衡的。成人每天摄入的氯化钠一般在 3.5～4.5 g，氯化钾为 2～3 g。肾脏在钠、钾、氯的排出过程中特别重要，临床上对尿钠的排出规律概括为多进多排、少进少排、不进不排，对钾的排出规律概括为多进多排、少进少排、不进也排。氯的排出和摄入，一般是同钠联系在一起的。通过肾脏的有效活动，不仅使血浆和组织间液中的电解质浓度能够保持相对稳定，而且由于细胞外液与细胞内液之间不断地进行水和离子的交换，这两大部分体液之间有可能保持电解质和渗透压的动态平衡。

钙磷代谢：骨组织是钙和无机磷在机体内的最大储藏库。钙和磷的来源主要从食物中摄取。正常人血清钙含量为 2.25～2.75 mmol/L，血清中磷的含量为 0.96～1.62 mmol/L。血清中钙约有 1/2 以游离的钙离子形式存在，这是血清钙发挥生理作用的主要形式。钙离子能降低神经肌肉的兴奋性，当钙过低时，则导致抽搐现象，血钙过高时则神经肌肉兴奋性降低，表现为肌肉软弱无力。

钙和磷的排出是由肾脏随尿排出的。钙约占 20%，磷约占 60%，其余 80%左右的钙和 40%左右的磷，则由大肠随粪便排出。从含量上来看，肾脏排出的钙和磷百分比虽然并不很高，但对保持血浆钙和磷的正常浓度起着重要作用，特别是尿磷的排泄关系较大。钙磷代谢经常处于激素的调节中；如甲状旁腺素、降钙素和维生素 D 等。

(三)肾在调节体液酸碱平衡中的作用

1.血浆酸碱的产生

正常人血浆 pH 在 7.35～7.45 波动，人体组织在代谢过程中，不断地产生大量的酸性物质和少量的碱性物质释放入血液。血浆中酸性物质，二氧化碳是糖类，脂肪和蛋白质等有机化合物分解代谢的产物之一。此外，糖代谢的中间产物丙酮酸和乳酸，脂肪代谢的中间产物乙酰乙酸和 β-羟丁酸。机体代谢除了主要产生酸性物质外，也产生一些碱性物质，如氨。另外蔬菜和水果含较多有机盐，如乳酸、柠檬酸和苹果酸的钾盐或钠盐，增加了血浆的碱性。

2.血液缓冲系统的作用

机体酸碱平衡的调节，主要有血液缓冲系统、肺的呼吸和肾脏的调节作用三个方面。

(1)血液缓冲系统的作用：体内每一种缓冲体系都由一种弱酸和其相应的盐所组成，血液中较重要的缓冲对有下列几种。①血浆：$NaHCO_3/H_2CO_3$、Na_2HPO_4/NaH_2PO_4、Na-蛋白质/H-蛋白质。②红细胞：KHb/HHb、$KHbO_2/HHbO_2$、$KHCO_3/H_2CO_3$、K_2HPO_4/KH_2PO_4。

进入血液中的固定酸，主要是由缓冲体系 $NaHCO_3/H_2CO_3$ 所缓冲。对硫酸、磷酸、乳酸、乙酰乙酸、β-羟丁酸等固定酸的缓冲方式如下：

$$NaHCO_3 + \text{乳酸-H} \rightarrow H_2CO_3 + \text{乳酸-Na}$$

这样，酸性较强的固定酸就变成了酸性较弱的挥发性酸。由于血浆 $NaHCO_3/H_2CO_3$ 缓冲体系最为重要，因此，血浆的 pH 主要取决于此两种物质的浓度比例，已知 H_2CO_3 的 $pK=6.1$，所以血液 pH 为7.4：$pH=pK+\lg(NaHCO_3/H_2CO_3)=6.1+\lg 20=7.4$。

(2)肺的呼吸作用：肺是通过对于 CO_2 的呼出量增减来调节血液 pH 的。肺主要是调节血浆 H_2CO_3 的浓度，肾脏作用主要是调节血浆 $NaHCO_3$ 的浓度，血浆中 $NaHCO_3$ ∶ H_2CO_3 保持 20∶1是两者共同作用的结果，从而维持着血浆正常的 pH 范围。正常人每天呼出 CO_2 约 450 L，可见肺是调节CO_2 机体酸碱平衡的重要器官之一。

(3)肾脏对酸碱平衡的调节作用：机体组织代谢所产生的固定酸类进入血液时，肾脏排除固定酸保留碱储备而起着重要作用。H^+-Na^+交换和 $NaHCO_3$ 的再吸收作用，正常人血浆和原尿中的 pH 均为 7.4，而终尿的 pH 常接近 6，当体内酸的来源增加时，尿 pH 可降低到 4.5 左右。肾小管上皮细胞中含有丰富的碳酸酐酶，能使 CO_2 和 H_2O 结合成 H_2CO_3，H_2CO_3 再电离出 H^+ 和 HCO_3^-，H^+ 分泌入肾小管腔内与原尿中的 Na^+进行交换。例如，机体代谢产生的固定酸在血浆中被缓冲成固定酸的盐，如碱性磷酸钠，乳酸钠，乙酰乙酸钠和 β-羟丁酸钠等，这些盐经肾小球过滤形成原尿。肾小管上皮细胞所分泌的H^+就与这些固定酸的钠盐进行 H^+-Na^+ 交换，生成的酸性磷酸钠，乳酸、乙酰乙酸和 β-羟丁酸等随尿排出。

此外，血浆中 $NaHCO_3$ 经肾小球滤过进入原尿，但通过肾小管的活动，在尿呈酸性反应的条件下，所滤过的 $NaHCO_3$ 几乎全部回收入血。

肾还有控制血浆酸度的作用，即产生大量的氨，用来中和强酸，一方面保留钠，另一方面排出酸。血液内谷酰胺是氨基酸的主要来源，在脱氨酶的作用下，经过脱氨作用产生氨。氨是在远曲管细胞内产生的。小管内氨很容易透过细胞扩散到在尿中氨产生后吸收一个分子的氢成为铵盐，即 $NH_3+H^+ \rightarrow NH_4$，使之中和酸而保钠，如硫酸钠被碳酸氢铵中和后，其反应公式如下：

$$Na_2SO_4+2NH_4HCO_3 \rightarrow (NH_4)_2SO_4+2NaHCO_3$$

正常肾脏能产生 300～400 mmol 的氨，由于氨中和酸的作用，每天能保留 30～50 mmol 的碱。肾脏有病时，谷氨酰胺酶的含量减少，氨的产量因之不足，在这样的情况下，游离酸在血液中增加，而引起酸中毒。肾小管内氨和尿中有感染时产生的氨是不同的，后者是由细菌分裂尿素所产生的。

综上所述，肾脏在维持体内水和电解质平衡中起着极为重要的作用，肾调节水和电解质的作用是与内分泌的功能分不开的，除神经垂体血管升压素（抗利尿激素）外，还有肾上腺皮质激素，主要是醛固酮，它能促进肾曲小管各段和集合管对钠的重吸收，促进远曲和集合管分泌钾，与肾小管中的钠交换。

（薛　刚）

第二节　输　尿　管

输尿管是一对扁而细长的肌性管道，起自肾盂末端，终于膀胱，成人长 25～30 cm，右侧比左侧短约 1 cm。解剖学上将输尿管分为腹段、盆段和壁内段，腹段和盆段以骨盆上口平面为界限。临床常将输尿管分为上段（骶髂关节上缘以上）、中段（骶髂关节上下缘之间）和下段（骶髂关节下缘以下），其分段并非以解剖结构为依据，而与选择手术路径有关。

一、输尿管的分段及毗邻

（一）输尿管腹段

起自肾盂，沿腰大肌前面斜行向外下走行，内侧为脊柱，外侧为侧后腹壁。输尿管开始走行于精索或卵巢血管的后外侧，抵达腰大肌中点的稍下方处（相当于 L_3 椎体水平），以锐角转向精索或卵巢血管的后内侧，在相当于 L_5 横突水平与之以锐角交叉。以该交叉点为分界，交叉点以上的部分称为输尿管腰段，以下的部分称为输尿管髂段。左输尿管上部位于十二指肠空肠曲右端、降结肠的后面，左侧结肠血管由其前方越过；在骨盆上口附近，经过乙状结肠及其系膜的后方向下走行；进入骨盆腔时，经过左髂总血管下端的前面。右侧输尿管的上部走行于十二指肠的血管前方；在骨盆上口的附近，经过肠系膜根部的下方和回肠末端的后方下行；进入骨盆时，经过髂外动脉的前方。

（二）输尿管盆段

输尿管盆段较腹段短，起自骨盆上口相当于其与髂血管交叉处的稍上方，沿盆腔侧壁向下后外方走行，经过髂内血管、腰骶干和骶髂关节的前方或前内侧，跨过闭孔神经和血管，在坐骨棘水平转向前内方，离开盆侧壁，经盆底上方的结缔组织直达膀胱底。以坐骨棘为分界点，以上部分称输尿管壁部，以下部分为脏部。男性与女性的输尿管脏部走行有明显的不同：男性的输尿管先向前、内和下方，经直肠前外侧壁与膀胱后壁之间，贴近直肠侧韧带，在输精管的后外侧与其呈直角相互交叉，然后至输精管的内和下方、经精囊腺顶端的稍上方，从外上向内下方斜穿膀胱壁，开口于膀胱三角的外侧角；女性的输尿管向前、内和下方，行经子宫阔韧带基底附近的结缔组织，至子宫颈和阴道穹隆的两侧，距子宫约 2.5 cm 处，从子宫动脉的后下方绕过，在子宫颈阴道上部外侧2 cm处向前行进，然后斜向内侧，经阴道前面至膀胱底。输尿管经阴道前面时两侧的走行有一定的差异。由于子宫多向一侧倾斜，因此输尿管与阴道前壁接触的范围更广泛。

(三)输尿管壁内段

输尿管壁内段指斜行在膀胱壁内的输尿管，长约 1.5 cm(图 1-6)。当膀胱充盈时，壁内段与膀胱逼尿肌在输尿管末端形成的 Waldeyer 鞘有阻止尿液反流的作用。如果输尿管壁内部过短、肌组织发育不良、壁内部发生炎症水肿，或脊髓损伤影响其神经支配时，可发生尿液反流。儿童由于输尿管壁内部较短，易发生膀胱输尿管反流现象。随着生长发育、壁内部输尿管的延长、肌层的不断增厚，大部分儿童膀胱输尿管反流现象会逐渐消失。

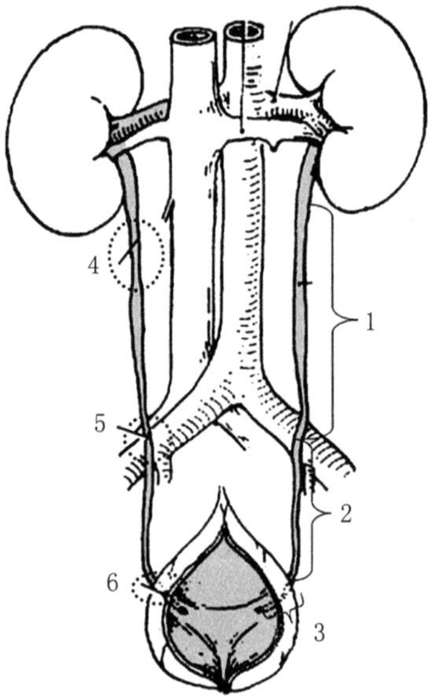

1.腹段；2.盆段；3.壁内段；4.第一狭窄：输尿管起始处；
5.第二狭窄：跨过髂血管处；6.第三狭窄：膀胱壁内。

图 1-6　输尿管分段及狭窄

二、输尿管的形态

输尿管的直径粗细不均，有明显的生理性狭窄和膨大，平均直径为 0.5～1.0 cm。存在三个明显的生理性狭窄：肾盂与输尿管移行处、输尿管跨过髂血管处或越过小骨盆上缘处、输尿管膀胱壁内段。

输尿管的走行并非垂直下行，其全长有三个弯曲。第一个弯曲称肾曲，位于输尿管的上端。第二个弯曲称界曲，在骨盆的上口处呈“S”形，由向下的方向斜转向内，过骨盆上口后转向下方。第三个弯曲称盆曲，由斜向内下方，转向前下方，突向后下方。

三、输尿管的组织结构

输尿管管壁分为3层，最外为筋膜组织，包围着整个肾盂和输尿管，其中有丰富的血管和神经纤维；中间为肌层，有3层肌肉，最外层为纵行肌、中层为环状肌；最内层为黏膜层，和肾盂及膀胱黏膜相延续。

四、输尿管的血管

(一)输尿管的动脉

输尿管的动脉来源较广，不同区段的输尿管接受供血的动脉不同。输尿管腹段主要接受肾动脉的分支供血，右侧略多左侧；除肾盂附近以外，动脉分支大多经输尿管的内侧进入输尿管壁。输尿管盆段的动脉分支男女来源有所不同，除了来源于附近动脉（如腹主动脉、髂总动脉的分支），男性还可来自睾丸动脉，而女性则可来自卵巢动脉和子宫动脉的分支，大部分供血动脉从输尿管内侧或外侧进入输尿管壁，从输尿管前面或后侧进入者较少。输尿管壁内段血供常来源于膀胱下动脉的分支。

(二)输尿管的静脉

输尿管的静脉汇入上述的同名动脉，最后一般回流入肾静脉、睾丸静脉（女性则为卵巢静脉）和髂内静脉等。

五、输尿管的淋巴回流

输尿管的淋巴回流始于黏膜下、肌层和外膜的淋巴丛，彼此间存在吻合。输尿管腰段淋巴管与肾淋巴管相连，或直接注入主动脉旁（腰）淋巴结，腹段输尿管的其余部分注入髂总淋巴结，输尿管盆部则注入髂总、髂外和髂内淋巴结。

六、输尿管的神经支配

输尿管神经丛由肾丛、主动脉丛、肠系膜上丛和肠系膜下丛的神经纤维组成，中枢位于第10胸髓～第1腰髓水平和第2～4骶髓水平。输尿管神经为自主神经，起源于交感神经与副交感神经，输尿管的蠕动可由类似交感神经及副交感神经的药物来改变。

（田鑫磊）

第三节 膀 胱

一、膀胱的解剖

(一)膀胱的形态

膀胱是储存尿液的器官，位于耻骨联合后方，盆骨的前部，其形态、大小、位置与储尿量的多少有关。成人排空的膀胱呈扁圆形，经解剖固定的膀胱标本呈圆锥形，平面向上，两侧面向下，倒立于骨盆腔内。锥体尖顶直对耻骨联合上缘后面，称为膀胱顶，底部膨大，向后下方，称为膀胱底，顶和底之间的部分称为膀胱体（图1-7）。

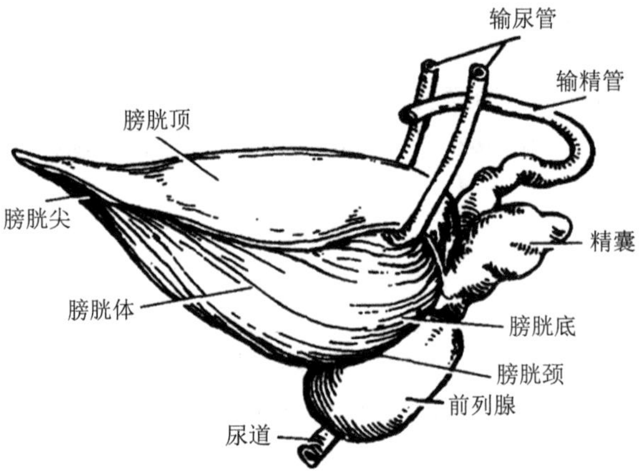

图 1-7　膀胱左侧面观

(二)膀胱壁的构成

膀胱壁可分为五层:浆膜层、浆膜下层、肌层、黏膜下层和黏膜层。

浆膜层即盖于膀胱上面的盆底腹膜,浆膜下层是脂肪蜂窝组织,在膀胱顶部仅极薄的一层,使腹膜与肌层疏松地相连,手术时可分离这部分腹膜。在膀胱恶性肿瘤手术可连同腹膜和膀胱一起切除。

膀胱肌层由逼尿肌和膀胱三角部肌肉两部分组成,逼尿肌由网状平滑肌纤维相互连续交叉所构成,在接近膀胱颈部时,肌纤维明确排列为三层,内外层为纵行肌,中层为环行肌,环状肌厚而有力。

膀胱三角肌,肌肉较厚,由两侧输尿管纵肌向内、向下连续组成。输尿管纵肌纤维向下做扇形展开。内侧肌纤维与对侧输尿管肌纤维形成输尿管间嵴。两侧输尿管口肌肉则沿膀胱三角向下前面伸展到后尿道,这一肌肉称为 Bell 肌,输尿管纵肌左右交叉形成膀胱三角区底部。黏膜下层是有丰富血运的蜂窝组织,使肌层及黏膜层疏松地联合。黏膜层为移行上皮细胞所构成,由于膀胱有伸缩性,因此膀胱的层次和表层的形态因膀胱的伸缩而变化。由于膀胱有疏松的黏膜下层的结构,当膀胱空虚时,黏膜可皱褶互相叠起,充盈时皱襞消失。

(三)膀胱三角区

膀胱内腔可分成三角区、三角后区、颈部、两侧壁及前壁。膀胱三角区是膀胱内腔的主要部分,膀胱的大部分病变都发生在三角区两侧壁及颈部。两输尿管口之间连线为三角区底线。膀胱三角区黏膜的特点是在膀胱空虚仍保持光滑状态,此处是肿瘤和结核的好发部位。

(四)膀胱与腹膜的关系

腹膜疏松的覆盖在膀胱顶部及其两侧。覆盖在膀胱顶部的腹膜自其两侧向膀胱底部反折到盆底,在男性延伸到精囊和输精管,成为直肠膀胱窝,然后再向直肠反折,在女性则自子宫前壁反折到直肠。

(五)膀胱固定

膀胱的固定,底部固定在前列腺和尿道上,而后者又紧密地同尿道生殖膈相连。膀胱前面有耻骨前列腺韧带,其侧面有肛提肌的反褶,这些肌腱对膀胱均起到支架作用。

(六)膀胱的血供、淋巴回流和神经支配

膀胱的动脉来自髂内动脉前支的上下动脉、闭孔动脉,以及痔中、阴部内动脉分支等。膀胱上动脉供应膀胱上侧壁，膀胱下动脉供应其底部，前列腺以及下 1/3 尿道。在女性有子宫动脉、阴道动脉分支供应膀胱。膀胱静脉不伴随动脉，膀胱静脉网分布在膀胱壁层，主干走向底部静脉丛。在男性膀胱和前列腺之间静脉丛汇合，回流到髂静脉内。膀胱淋巴回流到髂外、髂内和骶部淋巴结。膀胱神经支配由交感神经、副交感神经和躯干神经均组成，参与膀胱生理性排尿活动。交感神经来自第 12 胸椎和第 2 腰椎髓段腹下神经，由骶前神经和腹下神经丛联合组成腹下神经进入膀胱。副交感神经起源于第 2、3、4 骶脊髓段，彼此联合成为盆神经进入膀胱。

二、膀胱的排尿功能

膀胱是一个中空的肌性器官，主要由平滑肌构成。膀胱平滑肌称为逼尿肌，膀胱的逼尿肌具有稳定性、顺应性和节律性、收缩性等生理特征。膀胱的功能是储存尿液和间歇性排尿。在正常情况下，尿液在膀胱内积存到一定程度时，才引起反射性排尿活动，将尿液排出体外。膀胱的排尿活动是受意识控制的。

膀胱与尿道连接处为内括约肌，属平滑肌，其外部为外括约肌，属骨骼肌。膀胱和括约肌的功能是受神经系统支配的，有三对传出神经与排尿活动有关；腹下神经（交感神经），起自脊髓胸段第 12 节和腰段第 1～2 节的侧柱，支配膀胱、前列腺和尿道内括约肌；当腹下神经兴奋时，其传出冲动能使膀胱逼尿肌松弛，尿道内括约肌收缩，从而阻止排尿。盆神经（副交感神经），起自脊髓底段第 2～4 节的侧角，支配膀胱逼尿肌和内括约肌，当该神经兴奋时，其传出冲动使膀胱逼尿肌收缩，尿道内括约肌松弛，从而促使排尿。阴部神经（躯体神经），起自脊髓底段第 2～4 节的前角细胞支配会阴的骨骼肌和尿道外括约肌，其活动受意识控制。当它兴奋时，能使外括约肌收缩阻止排尿。在这些神经中，还混合有起自膀胱和尿道的感觉纤维。

正常的排尿活动受到神经的调节，排尿是一反射动作，但排尿的初级中枢是受大脑控制的，故排尿活动可以随意进行。如在正常情况下，成人有尿意时，可引起排尿动作，而排尿动作亦可随意被抑制。排尿开始后亦可以因外括约肌收缩而被中断，直到有适当的排空机会时，抑制被解除，排尿活动才自动发生。

排尿反射是当膀胱储尿达到一定程度时，膀胱内压显著上升，膀胱被动扩张，于是刺激了膀胱壁内牵张感受器，冲动经盆神经感觉纤维传入，脊髓骶段的排尿中枢兴奋，脊髓排尿中枢的兴奋则经运动纤维传出，从而引起膀胱逼尿肌强有力的收缩。膀胱内压增加使尿液驱出膀胱。

（王　松）

第四节　尿　　道

一、男性尿道的局部解剖

成人男性尿道长 16～20 cm，呈乙字状弯曲，全长分为三个部分：前列腺部、膜部及海绵体部。海绵体部又可分为尿道球部和尿道阴茎体部，临床上将海绵体部尿道称为前尿道，将膜部及前列腺部尿道称为后尿道（图 1-8）。

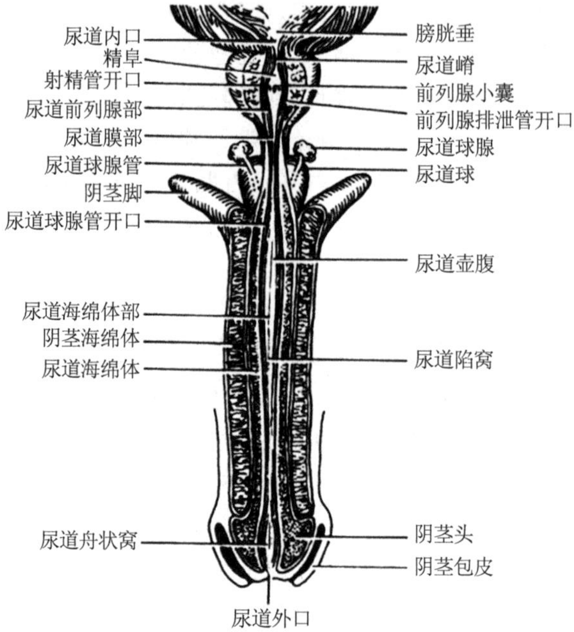

图 1-8　男性尿道额状切面(前面观)

(一)尿道的前列腺部

自尿道内口穿过前列腺到达尿生殖膈上筋膜，其侧壁上有一凹起，即精阜，其上正中有一隐窝，称前列腺囊。囊的两侧有射精管开口，前列腺管开口于精阜两旁的沟中。

(二)膜部

在会阴深袋中，为尿道外括约肌所围绕，是三部分中的固定部。

(三)海绵体部

海绵体部或称阴茎部自尿生殖膈下筋膜至尿道外口处，与膜部相接处管腔最大，称尿道球部，有尿道球腺的导管通入其中，在接近尿道外口处，管腔又复扩大，称舟状窝。在此段尿道黏膜及黏膜下层中有利特来(Littre)腺存在。

尿道内径不一，为 5～7 mm，全长有三个狭窄、三个膨大和两个弯曲，狭窄部分分别是尿道内口、尿道膜部及尿道外口，膨大部分分别是前列腺部、尿道球部及尿道舟状窝。膨大部位是结石易于停留之处，成人正常的尿道可通过直径 10 mm 的器械。

尿道全程有两个弯曲，第一个弯曲位于尿道膜部，即自尿道内口至耻骨联合下方所形成的一个凹面向上的固定弯曲，称为耻骨下弯，其弯不能人为地将其拉直；第二个弯曲位于耻骨前部，即阴茎体(可动部)与阴茎根(固定部)的移行处，呈一凹面向下的可变弯曲，称为耻骨前弯，当阴茎向前提向腹壁时，耻骨前弯即消失。在导尿或经尿道将器械插入膀胱时，应注意上述弯曲，轻缓操作，不可粗暴，以免损伤尿道。

尿道在不同的部位损伤，可在相应部位引起尿外渗。当尿道外伤在尿生殖膈以上发生破裂时，尿液将渗于腹膜外间隙内，若尿道膜部破裂，尿液遂渗入会阴深袋内，该处筋膜坚强且无裂隙与周围相通，故尿液不易向外扩散。如尿道球部破裂时，尿液即渗入会阴浅袋内，由于会阴浅筋膜向上包绕阴囊、阴茎并越过耻骨联合与腹下部浅筋膜的深层相续，因此尿液渗入浅袋内后，除向阴囊、阴茎蔓延外，还可向上扩散至腹前壁。假如尿道破裂在海绵体部，由于阴茎筋膜仅包被所有海绵体，故渗出的尿液可以局限于阴茎的范围内。

二、女性尿道的局部解剖

女性尿道短而直，位于耻骨联合的下缘水平，平均 3～5 cm，较男性易于扩张，尿道起始部较男性为低，其走行方向几乎成直线，向前下方穿过尿生殖膈而开口于阴道前庭。女性尿道的前面在尿生殖膈以上的部分有阴部静脉丛，在尿生殖膈以下的部分是两侧阴蒂会合之处，尿道后面贴近阴道前壁，二者之间借尿道阴道隔紧密结合。

（薛　刚）

第二章　泌尿系统疾病常见症状

第一节　肿　　块

泌尿系统器官解剖位置较隐蔽或不甚注意，当这些器官出现肿块时，往往已存在一定时间。肿块多因肿瘤、畸形、感染、外伤、梗阻性疾病等所致。

一、腹部、腰部肿块

上腹部两侧或腰部发现肿块时，都应与正常肾脏相鉴别。体型瘦长的人，深呼吸时可触及正常肾脏下极，故肾下极肿块较上极更易扪及。当肾脏肿块可以触及时，应仔细触摸肿块的大小、质地、活动度、坚硬度，有无结节等。肾肿瘤多为实性，质地坚硬，表面光滑或呈分叶状。肿瘤早期时，有一定的活动度；晚期时肿瘤浸润周围组织而固定，此时多有局部剧痛的症状。肾中下极巨大肿瘤可越过腹部正中线。脓肾或肾周感染之肿块可有明显的腰痛、叩击痛，患者向患侧弯曲体位以减轻疼痛。肾囊肿和肾积水形成的肿块表面光滑，多有囊性感。

多囊肾一般是双侧性的，两侧上腹可触及巨大肾脏，表面呈囊性结节样。小儿腹部肿块常见于肾母细胞瘤和巨大肾积水，质地明显不同。肾损伤引起的肾周围血肿及尿外渗时，在患侧腹部和腰部可触及痛性肿块。如出血未控制，肿块可进行性增大。肾下垂者，肾移动范围明显增大，坐位和侧卧位时均较易触及。

二、下腹部肿块

下腹部触及肿块时，应先排除尿潴留，最可靠的方法是超声检查。其次是导尿术，如果导尿后肿块消失，并引流出大量尿液，表明肿块是膨胀的膀胱。

膀胱、盆腔内恶性肿瘤及隐睾恶变等患者都可以在其下腹部耻骨上触及肿块。脐部常见肿块为结核性腹膜炎所致的粘连性包块，肠系膜淋巴结结核或肿瘤，横结肠包块及蛔虫团等；左下腹常见肿块为乙状结肠肿瘤、血吸虫病、左侧卵巢或输卵管包块；右下腹常见肿块为盲肠、阑尾的炎性病变、肿瘤及右侧卵巢或输卵管肿块；下腹部常见包块为膨胀的膀胱、膀胱肿瘤、妊娠子宫及子宫肿瘤等。盆腔肿块除腹部检查外，还应经直肠或阴道进行双合诊，确定肿块大小、位置和活动度。

三、腹股沟区肿块

腹股沟触及肿块时，应先考虑疝，肿块多可回纳入腹腔，咳嗽时出现。如果疝内容物为大网膜时，触及为实性，应与淋巴结、精索囊肿或隐睾等相鉴别。

腹股沟肿大淋巴结多为炎性或阴茎癌转移。炎性淋巴结表现为压痛明显，活动度大；而癌性淋巴结多相互融合，质坚硬，活动度差，确诊需进行活检。如果阴囊空虚，在腹股沟处触及肿块时，应先考虑隐睾。

四、阴囊内肿块

阴囊内容物包括睾丸、附睾和精索等。触诊发现阴囊内肿块时，应先判断肿块所处的解剖位置。阴囊内肿块以斜疝最常见，其特征为无痛性肿块，可以还纳。睾丸鞘膜积液呈囊性，透光试验阳性。痛性肿块多为急性睾丸附睾炎，上托阴囊可使疼痛缓解；其次为睾丸扭转，多见于青少年，急性发病，睾丸上提，托起阴囊后疼痛反而加剧，超声检查可明确诊断。

精索静脉曲张患者可在阴囊内、睾丸上极触及曲张静脉丛形成的软性肿块，站立时明显，平卧时缩小或消失，应与疝或交通性鞘膜积液相区别，超声检查可确诊。睾丸肿瘤质地坚硬，体积增大。附睾、精索肿瘤极为罕见。附睾结核早期与慢性附睾炎难以区别，晚期则表现为特征性的“串珠样”。

五、阴茎肿块

幼儿包茎内包皮垢可形成小肿块，但一般与皮肤不粘连。阴茎头部肿块常见于阴茎癌、乳头状瘤或尖锐湿疣。阴茎背侧或冠状沟处皮下条索状肿块，无压痛，质软如橡皮样，应考虑为阴茎硬化性淋巴管炎。阴茎海绵体炎时，阴茎红肿，可触及条索状硬结，压痛明显；慢性时，表现为纤维化或硬结。海绵体肿块多见于阴茎硬结症，肿块位阴茎远端背侧，条索状，勃起后疼痛，严重时阴茎弯曲变形。

六、前列腺肿块

前列腺部触及肿块应注意区别是肿瘤还是非特异性炎性结节、结核或结石。早期前列腺癌可以在前列腺表面触及孤立的硬结节；晚期时，癌肿占据整个前列腺，向直肠腔凸出，质地坚硬，表面呈结节感，不光滑，与周围界限不清。

（李　博）

第二节　疼　　痛

男性泌尿生殖器官病变引起的疼痛可呈剧烈绞痛，也可以表现为隐痛或钝痛，呈持续性或间歇性。疼痛与男性泌尿生殖系统空腔脏器内压升高、实质器官包膜张力增加或平滑肌痉挛有关，主要见于尿路梗阻及炎症。由于男性泌尿生殖系统多受自主神经支配，疼痛定位往往不准确。

一、肾区疼痛

肾区痛一般局限于一侧肋脊角，呈持续性钝痛或阵发性绞痛，运动后疼痛可能加剧。钝痛多见于肾或肾周感染、积水或巨大占位病变等，因肾包膜扩张并受牵引所致。绞痛多见于结石引起的上尿路急性梗阻，也见于血块、脱落组织等阻塞肾盂出口处或输尿管，引起输尿管平滑肌痉挛、肾盂内压力升高，表现为腰腹部突发性剧痛，呈阵发性。绞痛常放射至下腹部、脐部、腹股沟处、睾丸或大阴唇及大腿内侧。肾脏剧烈胀痛多见于肾脓肿、肾梗死、肾周围炎等急性炎性疾病，常伴全身症状，如寒战、高热等。肾恶性肿瘤早期不引起疼痛，晚期可因梗阻和侵犯受累脏器周围神经而造成持续性疼痛。

由于腹腔神经节和肾邻近腹腔脏器受刺激，肾区剧痛时可合并消化道症状，如反射性恶心、呕吐、腹胀等。此时，右侧肾绞痛应与急性胆囊炎、胆石症、急性阑尾炎等疾病鉴别。不过，腹腔内脏器疼痛很少呈绞痛样，且多伴有腹肌紧张，并常向肩部放射，这是由膈肌和膈神经受刺激所致。$T_{10\sim12}$肋间神经受刺激时产生的疼痛易与肾区疼痛混淆，这类疼痛表现为肋脊角针刺样疼痛，有时向脐周放射，且可随体位变化而得到改善。

二、输尿管疼痛

输尿管因剧烈蠕动、管腔急性扩张以及平滑肌痉挛均会引起疼痛，表现为突发性、多样性，如输尿管走行区的钝痛或绞痛。输尿管绞痛多为结石或血块堵塞输尿管后所致，向患侧腰部、下腹部、股内侧和外生殖器等部位放射。疼痛区域可提示输尿管梗阻的部位：输尿管上段梗阻时，疼痛可向外生殖器放射；输尿管中段梗阻时，伴患侧下腹部疼痛，右侧应与急性阑尾炎鉴别；输尿管下段梗阻表现为膀胱刺激征和耻骨上不适感，在男性可沿尿道反射至阴茎头部。

输尿管绞痛常伴发血尿，应仔细询问两者出现的时间顺序：绞痛先于血尿者，多见于上尿路结石；当血尿先于绞痛时，则可能由血块阻塞输尿管所致，应排除肾肿瘤等疾病。输尿管慢性、轻度梗阻一般不引起疼痛，有时可表现为钝痛。

三、膀胱区疼痛

细菌性或间质性膀胱炎患者表现为间歇性耻骨上区疼痛，膀胱充盈时更显著，同时伴有尿频、尿急或排尿困难，排尿后疼痛感可部分或完全缓解。膀胱颈口或后尿道结石引起急性梗阻时可出现耻骨上、阴茎头及会阴部放射性剧烈疼痛。膀胱肿瘤晚期或原位癌患者也可出现膀胱区疼痛，提示肿瘤已侵犯盆腔内组织，多伴有严重的膀胱刺激征。

排尿痛是部分膀胱炎患者典型的症状，呈烧灼样或针刺样。多在排尿初出现，排尿末加重，放射至尿道远端，常伴有脓尿及膀胱刺激征，甚至出现尿闭感。长期抗感染治疗的膀胱炎患者，如果疼痛不缓解，反而逐渐加重，应考虑膀胱结核。

急性尿潴留引起膀胱过度膨胀时，可导致膀胱区胀痛不适，此时下腹部能扪及包块。慢性尿潴留患者尿潴留和膀胱膨胀呈缓慢进展，即使残余尿超过 1 000 mL，也很少有膀胱疼痛不适。

四、前列腺、精囊疼痛

前列腺、精囊疼痛多因炎症使前列腺水肿和包膜扩张所致。疼痛主要集中于会阴部或耻骨上区，向后背部、腹股沟、下腹、阴囊、睾丸以及阴茎头等处放射。急性炎症引起的疼痛较重且伴有寒战、发热，同时合并膀胱刺激症状，直肠指诊时前列腺、精囊部位有明显触痛。慢性炎症引起的疼痛程度较轻，部位多变，且病史长，全身症状少见。严重的前列腺肿胀可造成急性尿潴留。

前列腺、精囊肿瘤引起的疼痛因肿瘤部位、大小及浸润情况而异。前列腺癌除了可以侵袭周围组织、骨盆、腰骶部和直肠等部位引起疼痛，还可引起一侧或两侧坐骨神经痛。癌性疼痛多剧烈且伴有消瘦等恶病质表现。

五、阴囊区疼痛

阴囊区疼痛多由阴囊及其内容物病变所致。急性且剧烈疼痛多见于睾丸或睾丸附件扭转、急性睾丸附睾炎、创伤等；慢性疼痛多发生于精索静脉曲张、睾丸鞘膜积液、睾丸肿瘤等，呈胀痛及坠痛。精索静脉曲张引起患侧阴囊坠胀不适，久立或劳累后加重，平卧或上托阴囊可以缓解。由于睾丸的胚胎起源紧邻肾脏，阴囊内容物炎症或肿瘤发生时可引起患侧腰部坠胀感。

阴囊区疼痛可分为原位痛和牵涉痛。前者多见于睾丸附睾炎症、创伤和扭转等，疼痛范围局限，可沿精索向同侧腰部放射；后者可由输尿管、膀胱三角区、膀胱颈以及前列腺等部位的疼痛放射而致，但阴囊内容物无触痛。肾脏、腹膜后或腹股沟的疼痛也可放射至睾丸。此外，对任何阴囊区疼痛患者还应排除嵌顿性或绞窄性腹股沟斜疝。

六、阴茎疼痛

疲软状态下阴茎疼痛多见于尿道、膀胱以及前列腺的炎症或结石，表现为排尿或排尿后尿道内刺痛或烧灼感。包皮嵌顿时，静脉回流障碍，阴茎胀痛明显。阴茎勃起时疼痛多见于阴茎海绵体硬结症、尿道下裂和(或)阴茎异常勃起。阴茎头或尿道病变引起的阴茎疼痛，应排除特异性感染，如性传播疾病，应仔细检查阴茎头是否有溃疡、疱疹、糜烂，尿道外口有无脓性分泌物等。

（薛　刚）

第三节　排尿异常

排尿/储尿期症状多见于下尿路(膀胱和尿道)疾病，目前临床上应用下尿路症状(LUTS)来概括，并取代以前常用的膀胱梗阻性症状和膀胱刺激征。LUTS 包括刺激症状(如尿频、夜尿增多、尿急、急迫性尿失禁等)和梗阻症状(如排尿困难、尿不尽感、尿末滴沥等)。

一、尿痛

尿痛指排尿时或排尿后耻骨上区或尿道内烧灼样、针刺样痛感，与尿频、尿急合称为膀胱刺激征。病因多见于膀胱、尿道炎症或结石。病变刺激膀胱及尿道黏膜或深层组织，引起膀胱、尿道痉挛及神经性反射。排尿初痛多见于尿道炎，而膀胱炎为排尿中或排尿后痛。

二、尿频

尿频是指排尿次数明显增加。正常成人每天排尿 4～6 次，夜尿 0～1 次，每次尿量 200～300 mL。尿频者 24 小时排尿＞8 次，夜尿＞2 次，每次尿量＜200 mL，伴有排尿不尽感。生理情况下，排尿次数与饮水量、温度高低、出汗多少等有关。病理性尿频特点是排尿次数增加，夜尿增加，而每次尿量少。

尿频患者多由膀胱功能性容量降低所致。膀胱出口梗阻时，膀胱顺应性降低，残余尿增多。结核性膀胱炎和间质性膀胱炎患者，由于膀胱肌层广泛纤维化，发生膀胱挛缩，膀胱容量显著降低，引起严重尿频，有时每次排尿量仅 10 mL。

膀胱本身病变，如炎症、结石、异物、肿瘤等，或膀胱周围病变，如子宫肌瘤、盆腔脓肿等，都可以导致膀胱容量降低，出现尿频。精神、心理等因素，如焦虑、恐惧等，也可引起尿频，其特点是白天尿频明显，夜间入睡后消失。尿频伴尿量增加常见于糖尿病、尿崩症及肾浓缩功能障碍等疾病。

三、尿急

尿急是一种突发且迫不及待要排尿的感觉，严重时引起急迫性尿失禁。尿急见于下尿路炎症（如急性膀胱炎）、膀胱过度活动症、高敏感低顺应性的神经源性膀胱等病理情况，也可以由焦虑等精神因素引起。

四、排尿困难

排尿困难是指膀胱内尿液排出受阻引起的一系列症状，表现为排尿等待且费力、排尿间断或变细、尿线无力、尿线射程变短、排尿末滴沥状等。尿末滴沥是前列腺增生症的早期症状，排尿困难呈渐进性，可伴发急性尿潴留或肾功能受损。

排尿困难病因分为 3 类：机械性梗阻见于尿道狭窄、尿道肿瘤、先天性尿道瓣膜等；动力性梗阻见于糖尿病、脑脊髓病变、盆腔手术损伤盆神经或阴部神经等；混合性梗阻多见于前列腺增生症、急性前列腺炎等。排尿困难男性多见于前列腺增生症和尿道狭窄，而女性常由膀胱颈硬化症或心理因素所致；儿童则可能与神经源性膀胱和后尿道瓣膜有关。

五、尿潴留

尿潴留表现为膀胱内充满大量尿液，不能排出致下腹部膨隆和（或）胀痛，分为急性与慢性两类。急性尿潴留多见于下尿路机械性梗阻，如尿道狭窄和前列腺增生症突然加重，或药物所致的一过性尿潴留。慢性尿潴留是指膀胱内尿液长期不能完全排空，有残余尿存留，多见于神经源性膀胱或渐进性的机械性梗阻。慢性尿潴留患者多以充盈性尿失禁就诊。

六、尿失禁

尿失禁是指尿液不由自主流出体外。尿失禁分为以下 4 种类型。

（一）真性尿失禁

真性尿失禁是指在任何时候和任何体位时均有尿液不受意识控制而自尿道口流出。因尿道外括约肌缺陷、严重损伤或尿道支配神经功能障碍，膀胱括约肌丧失了控制尿液的能力，表现为膀胱空虚、持续流尿且没有正常的排尿，多见于神经源性膀胱、女性尿道产伤以及前列腺手术引起的尿道外括约肌损伤等。

（二）压力性尿失禁

压力性尿失禁是指平时能控制排尿，但在腹腔内压突然升高时，发生尿失禁的现象。压力性尿失禁多见于经产妇或绝经后妇女，也可见于男性前列腺手术后，表现为咳嗽、打喷嚏、大笑或增加腹压的运动时有尿液突然自尿道口流出。病因包括尿道肌肉本身缺陷，阴道前壁的支撑力减弱，肛提肌、尿道外支持组织和盆底肌肉功能障碍，功能性尿道缩短，膀胱尿道后角消失，尿道倾斜角增大等。

（三）充盈性尿失禁

充盈性尿失禁又称为假性尿失禁，是由膀胱内大量残余尿所致。患者不时地滴尿，不呈线排尿，多见于慢性下尿路梗阻疾病。

（四）急迫性尿失禁

急迫性尿失禁是指因强烈尿意，出现快速的尿液流出。该尿失禁分为两类：①运动性急迫性尿失禁，系逼尿肌无抑制性收缩，使膀胱内压超过尿道阻力所致，见于膀胱以下尿路梗阻和神经系统疾病。②感觉急迫性尿失禁，是由膀胱炎性刺激引起的症状。精神紧张、焦虑也可引起急迫性尿失禁。急迫性尿失禁和压力性尿失禁常混合存在。

七、漏尿

漏尿是指尿液不经正常尿道排出，而是从其他通道流出，如阴道或肠道，也称为尿道外性尿失禁。发生漏尿的常见疾病有膀胱阴道瘘、尿道阴道瘘、尿道直肠瘘等。如果瘘孔小，患者一般正常排尿，往往因尿道瘘周围炎症就诊才发现；如果瘘孔大，则尿液全部由尿路相通的器官流出，易诊断。尿道直肠瘘可表现为尿道排出气体或含粪便的尿液，且肛门排尿。

先天性输尿管异位开口也是漏尿的常见原因之一。输尿管开口于尿道或女性阴道时，女性患者有正常排尿，同时伴有持续性少量尿液流出，易被误认为慢性的阴道分泌物。由于输尿管开口多在尿道外括约肌的近端，男性患者一般很少发生尿失禁。漏尿也可见于脐尿管瘘和膀胱外翻等先天性畸形。

八、遗尿

遗尿是指儿童在睡眠时发生不自主排尿。遗尿在3岁以内儿童中应视为正常现象，大部分可以自愈，6岁以上仍遗尿应视为异常。女性儿童的遗尿应排除输尿管异位。遗尿原因有大脑皮质发育迟缓、睡眠过深、遗传或泌尿系统疾病等。

九、尿流中断

尿流中断是指在排尿过程中出现不自主的尿线中断。膀胱结石患者易出现尿流中断，改变体位时可以继续排尿，常伴有阴茎头放射性剧痛，或尿道滴血。前列腺增生症患者也会发生尿流中断。

（李智伟）

第四节　尿液异常

一、血尿

血尿指尿中含有过多的红细胞。离心尿液每高倍视野（×400）中红细胞计数≥3时称为镜下血尿；而每 1 000 mL 尿中含有 1 mL 以上血液时可呈肉眼血尿。血尿程度与潜在的后果无相关性，但是血尿程度越重时，发现病变的概率就越大。

（一）肉眼血尿和镜下血尿

肉眼血尿几乎都存在泌尿系统病变，其中 40％的肉眼血尿来源于膀胱；而镜下血尿依靠目前的检查手段能明确病因的概率较低。内科血尿一般为肾小球性血尿，由肾前性疾病或肾小球疾病引起，应用相差显微镜可观察尿中有变形红细胞及管型，尿蛋白定性≥＋＋。外科血尿为非肾小球性血尿，红细胞形态正常，无管型，尿蛋白定性≤＋。

服用某些药物或食物时尿液可呈红色，如利福平、氨基比林、胡萝卜等。尿液镜检无红细胞可以与血尿区别。血尿还应与血红蛋白尿、肌红蛋白尿相区别，后者常见于溶血反应、大面积烧伤、肢体挤压伤等。尿液镜检无红细胞，但隐血试验阳性。

（二）血尿时段

依据排尿过程中血尿出现的时间可对病变进行初步定位，常采用 3 杯试验来帮助区别。初始血尿提示尿道或膀胱颈出血；终末血尿提示病变位于膀胱三角区、膀胱颈或后尿道；全程血尿提示出血来自膀胱或膀胱以上尿路。尿道损伤引起尿道流血时，血液鲜红，尿中并不含有血液，不能误认为血尿，血尿发作时，应进行膀胱镜检查，可以区分血尿来自膀胱还是上尿路，如果发现输尿管口喷血，则上尿路来源血尿可以基本确定。

（三）血尿伴随症状

血尿伴肾绞痛应考虑上尿路梗阻，如结石或血块；血尿伴单侧上腹部肿块多为肾肿瘤、肾积水、肾囊肿或肾下垂；血尿伴双侧上腹部肿块常为多囊肾；血尿伴膀胱刺激征多为下尿路炎症引起，其次为肾结核或晚期膀胱肿瘤等；血尿伴下尿路梗阻症状见于良性前列腺增生和膀胱结石等。无痛性肉眼血尿，呈全程间歇性或持续性，应高度警惕泌尿系统恶性肿瘤的可能，最常见的是膀胱肿瘤。

环磷酰胺等抗癌药物全身应用时，可引起化学性出血性膀胱炎。膀胱内灌注抗癌药物，如卡介苗、丝裂霉素等也可导致化学性出血性膀胱炎，有时伴高热。盆腔肿瘤，如宫颈癌、前列腺癌、膀胱癌等在放射治疗（简称放疗）后，可发生放射性膀胱炎，表现为严重肉眼血尿和下尿路刺激症状。

（四）血块的形状

尿液中含血块说明血尿程度较严重。新鲜血尿伴大小不等、形态不规则的血块时提示膀胱或前列腺部尿道出血。肾或输尿管出血为暗红色，血块呈条状或蚯蚓状，可伴有腰部疼痛不适，无排尿不畅。

（五）血尿鉴别诊断

年龄和性别对分析血尿病因有帮助。年轻血尿患者多因泌尿系统结石、感染、畸形或外伤所致；老年患者的血尿则提示膀胱肿瘤或良性前列腺增生；女性血尿一般与尿路感染、妇科疾病或月经污染有关；男性患者一般较少发生血尿，一旦出现血尿，往往提示有潜在病变，应详细检查。

肾实质疾病，如各型肾炎、肾病，可以引起血尿，多为镜下血尿，同时伴有高血压、水肿、蛋白尿、管型尿等。肾血管畸形（如动脉瘤、动静脉瘘、血管瘤、肾梗死等）导致的血尿特点为反复发作的镜下或肉眼血尿，多见于青少年患者。如肠系膜上动脉和腹主动脉之间角度过小，压迫左肾静脉，引起肾淤血，可出现血尿，临床称为胡桃夹综合征。运动性血尿一般原因不明确，可能与肾静脉淤血，肾、膀胱黏膜血管损伤出血有关。

全身性疾病，如糖尿病、血友病、白血病等，可以发生血尿，有时为首发症状，应引起重视。后腹腔或盆腔的恶性肿瘤、炎症肿块等压迫、刺激、浸润泌尿系统时也可以出现镜下或肉眼血尿，此时多伴有患侧肾积水。

原因不明的血尿称为特发性血尿，约占血尿患者的20%，可能的原因包括肾血管畸形、微结石或结晶、肾乳头坏死等。

二、脓尿

脓尿常为乳白色、混浊，严重时有脓块，多见于尿路感染。正常人尿液中含有少量白细胞。如果离心尿液中白细胞计数≥10个/高倍视野，或普通尿检白细胞计数≥5个/高倍视野时，应视为异常。根据排尿过程中脓尿出现的时间以及伴发症状可对病变进行初步定位。初始脓尿为尿道炎；脓尿伴膀胱刺激征而无发热多为膀胱炎；全程脓尿伴膀胱刺激征、腰痛和发热提示肾盂肾炎。

引起脓尿的泌尿系统感染常分为非特异性感染和特异性感染两大类。非特异性感染的致病微生物以大肠埃希菌最常见，其次为变形杆菌、葡萄球菌、肠球菌、厌氧菌、衣原体、真菌等。特异性感染主要指由结核分枝杆菌和淋病奈瑟菌引起。

三、乳糜尿

乳糜尿是指尿液中混有乳糜液而使尿液呈乳白色或米汤样，内含有大量脂肪、蛋白质、红细胞及纤维蛋白原。如其中红细胞较多，可呈红色，称为乳糜血尿。乳糜溶于乙醚，故乙醚可使乳糜尿变清，从而确诊乳糜尿。该试验称为乳糜试验，可鉴别乳糜尿与脓尿、结晶尿。乳糜尿的首要病因是丝虫病，其次为腹膜后肿瘤、结核或外伤等。

四、气尿

排尿时尿中出现气体，称为气尿，多见于尿路与肠道之间有瘘管相通时。这些瘘管除手术、外伤引起外，更多见于结核、炎性肠病、放射性肠炎、乙状结肠癌等。气尿也可见于膀胱、肾盂内产气细菌感染，糖尿病患者的发生率较高。尿中的产气细菌分解高浓度的尿糖产生二氧化碳，排尿时便有气体出现。

五、尿量异常

正常成人每天尿量为700～2 000 mL，平均尿量为1 500 mL，尿比重波动在1.003～1.030。通常情况下，尿量增加，尿比重则相应下降，以维持体液平衡。

（一）多尿

多尿指每天尿量>2 500 mL，典型患者每天尿量>3 500 mL。泌尿外科疾病中，多尿常见于急性肾后性肾功能不全的多尿期，系肾浓缩功能减退或溶质性利尿所致。

（二）少尿

临床上将每天尿量<400 mL定义为少尿。突发性少尿是急性肾衰竭的重要标志。肾前性、肾性和肾后性因素都可造成少尿，见于休克、脱水、尿路梗阻、尿毒症等。

（三）无尿

临床上将每天尿量<100 mL定义为无尿。持续性无尿见于器质性肾衰竭，表现为氮质血

症或尿毒症，称为真性无尿症；结石或肿瘤引起输尿管完全性梗阻所致的无尿称为假性无尿症。急性血管内溶血也可以引起无尿。

（李智伟）

第五节　尿道分泌物异常

尿道分泌物是指在无排尿动作时经尿道口自然流出黏液性、血性或脓性分泌物。正常尿道口应无分泌物，只是在性冲动时由尿道口流出白色清亮的黏液。

一、血性尿道分泌物

血性尿道分泌物包括尿道出血和血精。尿道出血多来自尿道外伤或尿道、精阜肿瘤，患者常在无意中发现内裤上有陈旧性血迹。血精是前列腺、精囊疾病的特征性表现，病因以炎症、肿瘤或结核为多见。

二、脓性尿道分泌物

脓性分泌物最多见于淋病奈瑟菌性尿道炎，表现为尿道流脓，并伴有急性尿道炎症状及尿道口红肿，挤压尿道近端后可见淡黄色脓液自尿道外口流出。淋病性尿道炎的诊断，可取少量脓液涂片行革兰氏染色，常在白细胞内查到革兰氏阴性双球菌。非特异性尿道炎的分泌物量较少，呈稀薄状或水样黄色。非特异性尿道炎的常见致病微生物为大肠埃希菌、链球菌、葡萄球菌、沙眼衣原体、解脲脲原体等。

三、黏液性分泌物

黏液性尿道分泌物见于性兴奋及慢性前列腺炎。性兴奋时，前列腺充血，腺泡分泌增加及腺管扩张，当腹压增高或会阴部肌肉收缩时，前列腺液便从尿道口流出。慢性前列腺炎患者常在清晨从尿道口流出少量色清的黏液性分泌物，或分泌物将尿道外口黏合。患者如果在大小便后，发现有少量乳白色、黏稠分泌物流出尿道外口时，俗称“滴白”。显微镜下检查可见较多的白细胞和脓细胞。

（韩　军）

第六节　男性性功能相关症状

一、阴茎勃起功能障碍

勃起功能障碍(ED)是男性最常见的性功能障碍，指阴茎不能达到和维持足以进行满意性生活的勃起。根据病因，ED分为心理性、内分泌性、神经性、动脉性、静脉性和医源性六大类；临床上则分为器质性 ED(动脉性、静脉性、神经性和内分泌性)、心理性 ED 及混合性 ED。器质性 ED 约占 50%,病因主要有糖尿病、心血管疾病、脑脊髓病变等。

二、性欲障碍

(一)性欲低下

性欲低下是指对性交的欲望意念冷淡,或根本无要求,或厌恶而拒绝性交等。性欲低下的男性患者在外界刺激下仍有阴茎勃起,这不同于 ED;而女性表现为无性高潮。导致性欲低下的病因以精神因素为主,多有与性有关的创伤史,也与器质性疾病有关。女性发病率明显高于男性。

(二)性欲亢进

性欲亢进是指性欲望、性冲动过分强烈和旺盛,造成性兴奋频繁,性行为要求迫切,性交频率增加而自我感觉不满足为临床特点。患者常无自我主诉,多发现于性心理调查或性伴侣所述。

三、射精异常

(一)早泄

早泄是射精障碍中最常见的疾病,发病率占成人男性的 35%～50%。早泄是指阴茎能勃起,性交时当阴茎插入阴道前或接触阴道后,即出现射精,性生活双方都不满意。性交时射精快慢无一定的标准,个体差异很大。因此,有正常性功能的男性在性交时偶尔出现射精过早,不应视为病态;只有经常射精过早,以致不能完成性交全过程时,才视为早泄。

(二)不射精

不射精是指性欲正常的男子在性交过程中,勃起的阴茎插入阴道后,始终达不到性高潮且不能产生节律的射精动作,也没有精液射出尿道外口的一种异常现象。射精活动是神经、内分泌、生殖系统共同参与、协调的复杂生理反射结果,以上任何部位的病变均可以引起不射精。

根据病因分类。①功能性不射精:由于射精中枢受到大脑皮质的抑制或者脊髓射精中枢反应阈值太高或性刺激程度不足,正常性交动作不能诱发射精,但可以有梦精或手淫射精,主要病因有各种精神心理障碍、长期手淫、阴道松弛等。②器质性不射精:脊神经损伤、医源性射精神经系统受损等可以导致不射精,患者性交中还是睡梦中均无射精现象。③药物性不射精:部分药物可抑制射精,如镇静剂、安眠药、抗抑郁剂等,影响程度与药物剂量及用药时间有关。④混合性不射精:多由精神心理因素和服用药物造成。

(三)逆向射精

逆向射精是指患者性生活随着性高潮而射精,但是射精时精液全部自后尿道逆向流入膀胱,不从尿道口流出。正常射精时尿道内口闭锁以防止精液向膀胱逆流,而逆行射精则是由于尿道内口关闭不全,导致精液逆行射入膀胱。原发性逆行射精较为罕见,继发性逆行射精可见于前列腺电切术后、尿道外伤等。逆向射精的诊断依据是射精后尿液中含大量精子。

(四)射精痛

性兴奋或射精时患者感阴茎根部或会阴部疼痛,被迫中止性交,或遗精时痛醒。射精痛的病因有精囊炎、前列腺炎、前列腺结石、附睾炎、尿道狭窄等。射精痛使患者畏惧射精,可能会发展成心理性 ED 或功能性不射精。

四、血精

血精是男科临床最常见的症状之一，指精液中混有血液。血精可呈鲜红色、咖啡色或暗红色，含血凝块，或仅在显微镜下有少量的红细胞。血精的常见病因：①精囊及前列腺疾病，如精囊炎，前列腺炎，前列腺及精囊的结核、结石、损伤等。②肿瘤，如精囊及前列腺的癌肿、精阜乳头状瘤。③血液病，如紫癜、白血病等。④其他，如精囊静脉曲张、会阴部长期反复压迫、精阜旁后尿道上皮下静脉扩张破裂等。

（李　博）

第三章　泌尿系统疾病常用实验室检查

第一节　性激素检查

一、睾酮

男性血中的睾酮(T)主要由睾丸 Leydig 细胞合成，肾上腺少量分泌。血液中，54%睾酮与血浆白蛋白结合，44%睾酮与性激素结合球蛋白(SHBG)结合，游离睾酮仅占 2%。只有游离睾酮能进入靶细胞，发挥生理效应。16 岁以后睾酮明显升高，40 岁以后逐渐下降。

血清睾酮浓度是临床确定性腺功能和监测睾酮替代治疗的最重要的实验室指标。正常情况下，由于促性腺激素释放激素(GnRH)脉冲式分泌的缘故，早晨血清睾酮浓度比夜间高出20%～40%。成年男性上午的血清睾酮浓度正常值为 12～40 nmol/L；10～12 nmol/L 需要进一步检测；低于 10 nmol/L 肯定是病理性的。青春期前的男孩和去势者的血清睾酮浓度低于4 nmol/L。

二、雌二醇

雌二醇(E_2)是雌激素中生物活性最强的一种，维持和促进女性特征的形成。男性少量的雌二醇主要由睾丸分泌。血清雌二醇测定是检查下丘脑-垂体-生殖腺轴功能的指标之一，主要用于青春期前内分泌疾病的鉴别诊断和闭经或月经异常时对卵巢功能的评价，也是男性睾丸或肝脏肿瘤的诊断指标。

三、黄体生成素

黄体生成素(LH)由腺垂体分泌。对于男性，则能促使睾丸间质细胞增殖并合成雄激素，以及促进间质细胞睾酮，协同卵泡刺激素促进精子成熟。正常情况下，下丘脑-垂体-性腺系统通过促性腺激素释放激素(GnRH)刺激黄体生成素与卵泡刺激素脉冲式释放。正常成人男性参考值：5～20 U/L。

四、卵泡刺激素

卵泡刺激素(FSH)由腺垂体分泌，是刺激卵泡发育的重要激素。对于男性，FSH 可刺激睾丸支持细胞发育，并促进产生性激素结合球蛋白(SHBG)，使发育的生殖细胞获得稳定又高浓度的雄性激素，促进生殖细胞发育、分化为成熟精子。FSH 一般与 LH 联合测定，是判断下丘脑-垂体-性腺系统功能的常规检查方法。正常成人男性参考值：5～20 U/L。

五、催乳素

催乳素(PRL)是由腺垂体分泌的一种蛋白质。对于男性，在睾酮存在的条件下，对前列腺及精囊的生长有促进作用，还可增强 LH 对 Leydig 细胞的作用，使睾酮合成增加。PRL 的分泌受下丘脑分泌的催乳素释放激素和催乳素释放抑制激素调控，呈脉冲式。PRL 的测定对诊断垂体疾病如垂体瘤和泌乳综合征有重要的价值，并对月经异常、男性性功能异常和不孕的诊断有重要意义。在正常情况下，PRL 浓度＜400 mU/L。

(李智伟)

第二节 尿液检查

一、尿液种类和收集

尿液标本种类的选择和收集取决于临床医师的送检目的、患者的状况和检查要求。临床常用尿液标本种类如下。

(一)晨尿

清晨起床后，在未进餐和做其他运动之前排泄的尿液，称为首次晨尿。住院患者最适宜收集此类标本。若采集后 2 小时内不能进行分析的，可采取防腐措施。晨尿常用于筛查、直立性蛋白尿检查和细胞学检查。

(二)随机尿

随时排泄，无须患者做任何准备的尿液，称为随机尿，适用于常规及急诊筛查，但是摄入大量液体或剧烈运动后将直接影响尿液成分，从而不能准确反映患者疾病状况。

(三)计时尿

收集一段时间内的尿液标本，如治疗后、进餐后、24 小时内全部尿液等。计时尿常用于定量测定和细胞学研究。

收集尿液时的注意事项：①使用清洁有盖、一次性容器，体积＞50 mL；②容器上应贴上标记，内容包括患者的全名、可识别患者的标本特异性编码和标本采集时间；③婴幼儿尿液标本的收集，可用黏附剂将收集袋黏附于婴幼儿的阴部皮肤；④尿液标本应避免经血、白带、精液、粪便等污染，以及烟灰、糖纸等异物混入；⑤标本留取后应 2 小时内送检，以免细菌繁殖、细胞溶解等。

二、尿液外观

正常尿液因含有尿色素可呈淡黄色。尿液浓缩时，颜色可呈深黄色，并受某些食物及药物的影响。病理性尿色较复杂，尿色深红如浓茶样见于胆红素尿；红色见于血尿、血红蛋白尿；紫红色见于卟啉尿；棕黑色见于高铁血红蛋白尿、黑色素尿；绿蓝色见于胆绿素尿和尿蓝母；乳白色可能为乳糜尿、脓尿。

三、尿比重和渗透压

尿少时，尿比重可升高，见于急性肾炎、高热、心功能不全、脱水等；尿量增多时尿比重增加，常见于糖尿病。尿比重降低时，见于慢性肾小球肾炎、肾功能不全、尿崩症等。连续测定尿比重比一次测定更有价值，慢性肾功能不全呈现持续低比重尿。常用的测定方法是试带法和折射计法。

尿渗透压是反映尿中具有渗透活性粒子（分子或离子等）数量的一种指标，是评价肾脏浓缩功能较理想的指标。尿液渗透压一般为 600～1 000 mOsm/(kg・H_2O)，24 小时内最大范围为 40～1 400 mOsm/(kg・H_2O)，血浆渗透压为 275～305 mOsm/(kg・H_2O)，尿与血浆渗透压比值为(3.4～4.7)：1.0。禁水 12 小时，尿渗透压＞800 mOsm/(kg・H_2O)，若低于此值，表示肾脏浓缩功能不全。正常人禁水 12 小时后，尿渗透压与血浆渗透压之比应＞3。急性肾小管功能障碍是尿与血浆渗透压之比＜1.2，且尿 Na^+＞20 mmol/L。

四、尿 pH

正常尿液可呈弱碱性，但因饮食种类不同，pH 波动范围可为 4.5～8.0。肉食者多为酸性，食用蔬菜、水果可致碱性。测定尿液酸碱反应时，标本必须新鲜，久置腐败尿或尿路感染、脓血尿均可呈碱性。磷酸盐、碳酸盐结晶见于碱性尿；尿酸盐、草酸盐、胱氨酸结晶多见于酸性尿。酸中毒及服用氯化铵等酸性药物时尿可呈酸性。尿液 pH 测定的方法目前有试带法、指示剂法和 pH 计法。

五、血尿

正常人尿液中红细胞＜3 个/高倍视野。当发现血尿时，先要在普通光镜下与血红蛋白尿、肌红蛋白尿相区别。

正常人尿液中血红蛋白阴性。当血型不合输血、急性溶血性疾病等引起体内大量溶血时，血液中游离血红蛋白(Hb)超过 1.35 g/L，即出现血红蛋白尿，为透明鲜红色（含氧血红蛋白）或暗红色（含高铁血红蛋白），严重者呈浓茶色或酱油色。尿沉渣中无红细胞，隐血试验呈阳性，可与血尿区别。此情况多见于肌红蛋白(Mb)和 Hb 一样，分子中含有血红素基团。肌红蛋白能溶于 80%饱和度的硫酸铵溶液中，而血红蛋白则不能，可以此来进行鉴别。肌红蛋白尿可见于下列疾病。①遗传性肌红蛋白尿：磷酸化酶缺乏、未知的代谢缺陷，可伴有肌营养不良、皮肌炎或多发性肌炎等；②散发性肌红蛋白尿：当发生肌肉组织变性、炎症、广泛性损伤及代谢紊乱时，大量肌红蛋白自受损的肌肉组织中渗出，从肾小球滤出而形成肌红蛋白尿。

血尿确定后，需明确是上尿路来源还是下尿路来源。来源于肾脏的血尿常伴有管型和明显的蛋白尿，一般为 1.0～3.0 g/L(＋＋～＋＋＋)，反映了肾小球和肾小管间质病变。离心后尿液红细胞形态也有助于鉴别血尿来源。多应用相差显微镜观察，源于肾小球的红细胞变形显著，而源于肾小管或其他部位的血尿红细胞形态基本无变化。

六、尿白细胞及亚硝酸盐

尿白细胞酯酶定性试验阳性提示尿路感染，表明尿液中白细胞数量＞20/μL。试带法原理是利用粒细胞的酯酶能水解吲哚酚酯，生成吲哚酚和有机酸，进一步氧化成靛蓝色，正常人呈阴性。阴道分泌物污染尿液标本时可致假阳性结果。尿蛋白质浓度（>5 g/L）增高、葡萄糖浓度（>30 g/L）增高或比重降低可致假阴性结果。

正常人尿亚硝酸盐定性试验阴性。当尿路感染，如大肠埃希菌属、克雷伯菌属、变形杆菌属和假单胞菌属感染者可呈阳性。亚硝酸盐定性试验时尿液必须新鲜，阳性结果与致病菌数量没有直接关系。试带法灵敏度约为 0.5 mg/L，相当于微生物含量 $>1\times10^{5}$/mL；高浓度维生素 C 可致假阴性结果。

七、尿病原微生物检查

（一）尿液培养标本的留取

正常人尿液是无菌的。为了避免尿道外口周围细菌对培养尿液的污染，应注意标本收集。①女性患者先用肥皂水或 1∶1 000 高锰酸钾水溶液冲洗外阴部及尿道口；男性患者应翻转包皮冲洗，用 2%红汞或 1∶1 000 苯扎溴铵消毒尿道口，再用无菌纱布或干棉球拭干后排尿。②将尿液分成三段，第一段排掉，用试管收集中段尿 10～15 mL，立即加塞盖后送检。③做结核分枝杆菌培养的尿液标本，应收集 24 小时全部尿液，并将沉淀部分盛于洁净瓶内送检。

（二）尿液细菌培养

尿液经处理后接种在不同培养基上，3～7 天后观察菌落形成情况。正常情况下，尿液是无细菌生长。如大肠埃希菌菌落数>100 000/mL 称为真性菌尿，<10 000/mL 为尿标本细菌污染。妇女一次清洁中段尿培养菌数>100 000/mL者，对尿路感染诊断的准确性为 80%，两次不同时间的中段尿培养结果，菌数均>100 000/mL，且为同一菌株，其准确性达 95%。在男性，其菌数>10 000/mL 也提示尿路感染。若尿培养球菌数>10 000/mL 也可诊断为真性菌尿。

尿液中培养、鉴定出致病菌后，一定要进行药物敏感试验。由于广泛滥用抗生素，导致耐药菌株不断出现。细菌抗生素敏感实验的目的是筛选有效的抗生素，提示所需剂量，帮助临床医师选用最佳药物及剂量，治疗感染性疾病，也可以进行流行病学调查，了解耐药菌株的流行情况，为抗菌药物的合理应用提供依据。

（三）尿液真菌检查

泌尿道致病真菌包括新型隐球菌、曲真菌种、组织胞浆菌、芽生菌等，多与导管置放有关。检查方法包括直接检查（包括不染色直接涂片镜检、负染色法、革兰氏染色法、荧光染色法）和真菌培养，需要新鲜尿液标本。涂片找到真菌菌丝和孢子时，提示真菌感染。真菌培养可以提高真菌检出率，同时鉴定菌种，便于选择敏感药物。

（四）尿抗酸杆菌检查

尿抗酸杆菌检查的阳性率一般为 70%～75%。留 24 小时尿或新鲜尿液（最好是晨尿），经沉淀后做涂片抗酸染色检查。前一种方法能收集 1 天内所排出的细菌，缺点是时间较长，特别是强酸性尿对结核分枝杆菌的生存不利；后一种方法能获得新鲜尿，结核分枝杆菌不受破坏。对诊断困难的病例，应重复检查或采用结核分枝杆菌培养或动物接种，后两者的阳性率可达 90%。

尿抗酸杆菌检查呈阳性时，有约 12%的假阳性，主要由包皮阴垢杆菌、非结核性分枝杆菌等所致。如果培养出结核分枝杆菌或聚合酶链反应（PCR）技术检测 TB-RNA 阳性即可确诊为结核病。荧光定量 PCR 技术尽管有少数假阴性与假阳性结果,但与常规细菌学方法互补使用可提高阳性检出率。

八、蛋白尿

蛋白尿分为功能性、体位性、偶然性和病理性蛋白尿。其中,病理性蛋白尿见于肾炎、肾病综合征等。试带法主要适用于正常人及肾病筛查,不适用于肾病患者的疗效观察,预后判断及病情轻重的估计。强碱性尿液可致试带法呈假阳性结果。

尿蛋白定量测定值参考区间为(46.5±18.1)mg/L,方法包括丽春红 S 法和双缩脲法,能准确反映尿中蛋白排泄量。

本周蛋白又称凝溶蛋白,是一种免疫球蛋白的轻链或其聚合体。肾淀粉样变、慢性肾盂肾炎及恶性淋巴瘤患者等,也可以出现本周蛋白。检测方法一般采用热沉淀反应法和对甲苯磺酸法的过筛法,确诊试验为电泳免疫分析法。

九、尿糖和尿酮体

尿葡萄糖定性试验有班氏定性法和试带法,目前常用试带法。尿液标本应新鲜,服用大量维生素 C 或汞利尿剂后可呈假阴性。强氧化剂或过氧化物污染尿液时可致假阳性结果。当尿中含高浓度酮体时,可降低试带法的灵敏度。

正常尿液中不含酮体。尿液检测必须新鲜。糖尿病酸中毒患者酮体可呈强阳性反应。妊娠剧烈呕吐、长期饥饿、营养不良、剧烈运动后可呈阳性反应。

十、尿胆原和胆红素

尿胆红素定性试验采用 Harrison 法和试带法。水杨酸盐、阿司匹林可引起假阳性反应。在肝实质性及阻塞性黄疸时,尿中均可出现胆红素。在溶血性黄疸患者尿中,一般不见胆红素。

尿胆原定性试验常采用改良 Ehrlich 法和试带法。尿胆原定性试验必须采用新鲜尿液,久置后尿胆原氧化为尿胆素,呈假阴性反应。正常人尿胆原定性试验为阳性反应。尿胆原阴性见于完全阻塞性黄疸。尿胆原增加常见于溶血性疾病及肝实质性病变。

十一、乳糜尿

乳糜尿是指乳糜微粒与蛋白质混合,致使尿液呈现乳化状态的浑浊。脂肪尿是指尿液中混有脂肪。乳糜尿定性试验原理是脂肪可以溶解于乙醚中,而脂肪小滴可通过染色识别。正常人乳糜试验为阴性。

乳糜尿来源于胸导管阻塞和腹部淋巴管阻塞,乳糜液不能进入乳糜池,使乳糜液进入泌尿系统淋巴管中而产生乳糜尿,多见于丝虫病。

十二、尿细胞学检查

尿细胞学检查是在光镜下观察尿液标本中有无来自泌尿系统的恶性肿瘤细胞。正常情况下不能找到肿瘤细胞。细胞学检查适用于普查及初步诊断,但观察不到组织结构。

与尿液相比，膀胱灌洗液可提高细胞学检查的敏感性。尿细胞学检查结果可报告为正常（阴性）、非典型或可疑、恶性（阳性）。当尿细胞学检查证实有癌细胞时，假阳性率较低；当尿细胞学检查结果为阳性，其总的敏感性接近60%。对分级较低的肿瘤，尿细胞学检查不敏感，而对分级较高的肿瘤，其敏感性却很高（G3肿瘤和原位癌接近80%）。

十三、尿肿瘤标志物检测

经尿液检测肿瘤标志物诊断膀胱癌的肿瘤标志物包括膀胱肿瘤抗原（BTA）系列、NMP22和FDP，正处于评估阶段的肿瘤标志物包括端粒酶、微卫星灶、细胞分裂周期蛋白6（CDC6）等。这些肿瘤标志物有助于检测出临床隐匿性膀胱癌并延长膀胱镜检查的时间。由于没有一种肿瘤标志物同时有着不同的敏感性和特异性，因而在临床应用时应根据不同目的选择不同肿瘤标志物。

（一）膀胱肿瘤抗原检测

BTA是膀胱肿瘤上分离下来的基膜复合物，一种独特的高分子量水解降解复合物，由特定的16和165 kD多肽组成，在肿瘤增殖过程中可在尿液里出现。BTA尿液检测法对膀胱癌复发的诊断比尿液细胞学检查更敏感，且特异性高达95.7%；对低度膀胱癌的诊断也比尿细胞学敏感。

目前有三种不同的BTA试验。最初的BTA试验检测的是基膜复合物，随后发现了一种新的检测抗原（人类补体因子H家族蛋白中的一员）。这种抗原是新的BTA stat试验和BTA TRAK试验的基础，与最初的BTA试验无关。前者为定性试验，后者则为定量试验。BTA stat试验明显优于细胞学检查，敏感性分别为72%和28%。而且，BTA TRAK试验比BTA试验更敏感。

（二）核有丝分裂蛋白

核有丝分裂蛋白（NMP）是支持细胞核的一种网状结构蛋白，在DNA复制、转录及基因表达过程中起重要作用。其中，NMP22是膀胱癌的诊断、术后复发有效的肿瘤标志物，通过双抗体夹心ELISA法检测。NMP22对膀胱癌复发者有很高的预测性，敏感性为73%，特异性为78.2%，准确性为76.9%，阳性预测率58.6%，阴性预测率87.8%。

（三）透明质酸及透明质酸酶

透明质酸是一种葡聚糖，是细胞外间质的一种主要成分，在人类肿瘤细胞中明显升高，参与肿瘤的浸润、转移。透明质酸酶还能降解透明质酸，促进血管形成。尿中透明质酸对膀胱癌症的诊断敏感性为91.9%，特异性92.8%。

（李　博）

第三节　精液检查

精液是精子和精浆的混合物。精浆中，精囊分泌液所占比例最大，达60%～70%，前列腺液为20%～30%。精子悬浮于精浆中，含量仅达精液总量的5%～10%。

一、精液收集

(1)精液检查前禁欲至少 3 天,但不超过 7 天;两次采样间隔应>7 天。

(2)采样后 1 小时内送检,保存温度 20～40 ℃。

(3)容器必须注明姓名或识别号,标本采集日期和时间。

(4)用清洁干燥广口塑料瓶或玻璃瓶收集精液,不宜采用避孕套内的精液。某些塑料容器具有杀精子作用,应用前必须有所选择。

二、精液分析

(一)一般性状检查

1.外观

正常精液呈灰白色或乳白色,不透明。长期不排精者,精液可呈淡黄色。而棕色或红色提示出血,称为血精,强烈提示前列腺精囊病变。

2.精液量

正常一次全部精液量为 2～5 mL,平均 3.5 mL。精液量每次>8 mL,称为精液量过多;每次<1 mL,称为精液量过少。精液量过多或过少是不育原因之一。

3.黏稠度

正常精液呈水样,形成不连续小滴。黏稠度异常时,形成丝状或线状液滴。

4.酸碱度

正常精液 pH 为 7.2～8.0。当附属性腺或附睾急性炎性疾病时,精液 pH 可以>8.0;而慢性感染性疾病时,精液 pH 常<7.2。

5.精液液化

新鲜精液呈稠厚胶冻状,约 5 分钟后精液开始转变成液体状态,需 15～20 分钟,称为精液液化。精液中的“凝固因子”由精囊腺分泌,而“液化因子”则由前列腺分泌。若在室温 25 ℃下 60 分钟不液化,称为精液不液化症,易导致男性不育。这可能与前列腺分泌的“液化因子”功能低下有关,导致蛋白水解酶缺乏。

(二)精子密度及精子总数

精子密度是指每毫升精液中的精子数目,一般成年男子精子密度应>2×10^{7}/mL。精子密度<5×10^{6}/mL 者称无精子症,>5×10^{6}/mL 而<2×10^{7}/mL 者为少精子症。精子总数则指一次射精后精液中总的精子数目,即精子密度乘以精液量。若精液量过高,精子总数正常,使精子密度降低,生育力随之下降;若精子密度正常而精液量过低也会引起生育力低下。因此,精子密度与精子总数之间存在着一定联系,这取决于精液量。

(三)精子的活力

精子活力包括表示活动精子比率的精子活动率,也包括表示精子活动程度的精子活动力,还包括精子离体一定时间后的精子存活率。

1.精子活动率

将液化精液涂片后置于显微镜高倍视野下观察,累计数上 200 个精子,得出活动与不活动精子的数目,算出活动精子百分率。正常情况下,排精后 30 分钟至 1 小时,精子活动率应在 65%

以上。

2.精子活动力

将液化精液置于玻璃片上，加盖玻片，显微镜低倍视野下观察 5～10 个视野或至少数上 200 个精子，观察记录精子活动状态。按 WHO 推荐的方法将精子活力定为 4 级。

a 级：精子活动良好，呈快速、活泼的直线前向运动。

b 级：精子能活动，呈迟钝的直线或非直线前向运动。

c 级：精子活动不良，原地打转或旋转移动，非前向运动。

d 级：精子不活动。

正常情况下，排精后 30 分钟至 1 小时，a 级＋b 级精子应达 50％以上。

3.精子存活率

正常情况下，排精后 30 分钟至 1 小时，精子存活率应在 75％以上，6 小时后应＞20％。

（四）精子形态学检查

精子形态是衡量男子生育力的重要指标。观察精子形态可采用精子涂片染色法，即苏木素-伊红染色，然后在光学显微镜下计算 200 个精子中正常及各类畸形精子所占百分率。

正常精子如蝌蚪状，由头、颈、体、尾四部分构成。头部必须是椭圆形，长 4.0～5.0 μm，宽 2.5～3.5 μm，长宽之比应在 1.50～1.75，顶体的界限清晰，占头部的 40％～70％。颈部与体部合起来与头部等长，体中段细长，与头纵轴呈一直线。尾部长约 45 μm，比中段细，能活动。正常精液中，形态正常的精子比例应超过 60％，而畸形精子的比例应小于 40％。

所有形态学处于临界状态的精子均列为异常。异常精子分为以下几类。①头部缺陷：大头、小头、锥形头、梨形头、圆头、无定形头、顶体过小头、双头等。②颈段和中段缺陷：颈部弯曲、中段非对称地接在头部、粗的或不规则的中段、异常细的中段等。③尾部缺陷：短尾、多尾、发卡形尾、尾部断裂、尾部弯曲、尾部宽度不规则等。

（薛　刚）

第四节　前列腺液检查

一、前列腺液常规检查

（一）标本采集

患者排尿后取胸膝卧位或右侧卧位，检查者右手示指按摩前列腺两侧叶，由外上方朝内下方进行，每侧 3～5 次，再自上而下挤压中央沟，如此反复，即可见尿道口有白色黏稠液体流出。用小试管或载玻片承接标本，及时送检，微生物培养等需无菌操作。若无前列腺液排出，可在按摩后排尿，取尿沉渣做镜检。如患者患生殖系统结核，则不适宜前列腺按摩，以免结核扩散。由于前列腺内呈分隔状，按摩时不一定能将炎性液体挤出，故前列腺液检查必须重复进行。

(二)临床意义

1.外观

正常前列腺液稀薄呈淡乳白色,量为0.5～2.0 mL,pH呈微酸性。炎症严重时分泌物浓厚,色泽变黄或呈淡红色,浑浊或含絮状物。

2.卵磷脂小体

正常前列腺内卵磷脂小体几乎布满视野,呈圆球状,与脂滴相似,发亮、折光性强、分布均匀。前列腺炎症时,卵磷脂小体减少,且有成堆倾向。这是由于炎症时,巨噬细胞吞噬大量脂类所致。

3.细胞计数

正常前列腺液内红细胞、白细胞数每个高倍视野一般不超过5个。如果超过10个或有成堆的白细胞,提示炎症。

4.巨噬细胞

巨噬细胞的出现,是前列腺炎特有的表现,多见于细菌性前列腺炎患者或老年人。

5.淀粉颗粒

淀粉颗粒为大小不一的分层状构造的嗜酸性小体,圆或卵圆形,微黄或微褐色。中央部分常含小体,系碳酸钙沉淀物质,如与胆固醇结合即形成前列腺结石。

二、前列腺液细菌学检查

(一)标本采集

嘱患者排尿后,取胸膝卧位或右侧卧位,消毒阴茎头和尿道外口,行前列腺按摩,弃去第一滴前列腺液,将后面的前列腺液收集于无菌容器内,进行细菌培养。如果培养阳性,可进一步做抗生素药物敏感试验。

(二)临床意义

细菌培养阳性时,以葡萄球菌最为常见,链球菌次之。结核分枝杆菌感染时,培养结果可受抗结核药物影响。由于前列腺液本身的杀菌作用以及有的患者因排菌呈间歇性或因感染局限,按摩时未触及病变区域,或因感染隐退等原因而找不到细菌时,应反复检查与培养。

(李富豪)

第五节　尿路结石检查

一、血液成分检测

(一)血钙

血清钙测定方法为邻甲酚酞络合酮比色法。参考值:儿童为2.50～3.00 mmol/L,成人为2.25～2.75 mmol/L。血钙浓度增高常见于甲状旁腺功能亢进、恶性肿瘤、代谢性骨病等疾病。血钙增高常伴有尿钙增高,后者是形成含钙尿结石的重要因素。

(二)血磷

血清磷测定方法为硫酸亚铁法。参考值:儿童为1.45～2.10 mmol/L,成人为0.87～1.45 mmol/L。甲状旁腺功能亢进者因肾小管重吸收磷受抑制而减弱,尿磷排泄增多,血磷常见降低。

(三)血镁

血清镁参考值:新生儿为0.75～1.15 mmol/L,儿童为0.70～0.95 mmol/L,成人为0.65～1.25 mmol/L。血清镁降低见于甲状腺功能亢进、晚期肝硬化、严重呕吐等。

(四)血尿酸

血尿酸参考值:儿童为0.12～0.32 mmol/L,成人为0.21～0.42 mmol/L(男)或0.15～0.35 mmol/L(女)。男性>0.42 mmol/L、女性>0.35 mmol/L为高尿酸血症。由于高尿酸血症常伴尿中尿酸排出增加,因而可形成尿结石。

二、甲状旁腺激素

甲状旁腺激素(PTH)由甲状旁腺的主细胞分泌,主要生理作用是加快肾脏排出磷酸盐,促进骨的转移,动员骨钙的释放;加快维生素D的活化和促进肠道对钙的吸收及减少尿磷的排泄等。正常参考值为1.6～6.9 pmol/L。

PTH升高常见于原发性甲状旁腺功能亢进,由于肾衰、维生素缺乏、长期磷酸盐缺乏和低磷血症等引起的继发性甲状旁腺功能亢进。骨质疏松、糖尿病、单纯性甲状腺肿、甲状旁腺癌也可有PTH的升高。PTH的降低见于甲状旁腺功能低下、甲状腺功能低下、暴发性流脑、高钙血症及类风湿关节炎患者。

三、24小时尿液检测

(一)pH

部分结石与尿的pH有关,如感染性结石患者的新鲜尿液pH常可高于7.0,尿酸结石患者的尿液pH常低于5.5。

(二)尿钙

参考值:低钙饮食时<3.75 mmol/24 h,一般饮食时<6.26 mmol/24 h,高钙饮食时约10 mmol/24 h。

临床意义:尿钙排泄量超过正常参考值称高尿钙,是形成尿结石的重要因素。含钙结石占全部结石的90%。尿钙排泄总量与饮食摄取、肠道吸收、肾脏功能、甲状旁腺作用和血钙水平有关。引起高尿钙的疾病很多,其中与尿石症关系密切的是伴高钙血症的原发性甲状旁腺功能亢进和不伴高钙血症的远端肾小管性酸中毒、糖皮质激素过多和特发性高钙尿等。

(三)尿磷

参考值:12.9～42.0 mmol/24 h。

临床意义:尿中无机磷排出增加,使磷酸盐易在尿中形成结晶,形成微小核心,导致草酸钙结石的形成或成为含钙尿结石的组成成分。

(四)尿镁

参考值:3.0～5.0 mmol/24 h。

临床意义：镁可以预防结石形成，镁缺乏可以促进结石形成。尿镁低于正常者为低镁尿，可能是尿结石形成原因之一。

(五)24 小时尿尿酸

参考值：2.4～4.1 mmol/24 h。

临床意义：尿酸为体内嘌呤的代谢产物。24 小时尿酸排出量超过正常参考值则为高尿酸尿，最常见原因是摄入过量的高嘌呤食物。部分尿酸结石和特发性含钙肾结石患者可出现高尿酸尿。

(六)尿枸橼酸

参考值：尿枸橼酸＞320 mg/24 h。

临床意义：枸橼酸可以降低尿钙饱和度，且可直接抑制钙盐结晶。低于正常值为低枸橼酸尿，是肾结石形成的重要致病因素。在肾小管性酸中毒和部分特发性含钙肾结石患者中，可见尿枸橼酸浓度明显降低。

(七)尿草酸

参考值：91～456 μmol/24 h。

临床意义：草酸是形成含钙结石的重要因素。尿中草酸的来源主要是内源性的，占 85%～90%，从食物中直接摄取的只占 10%～15%。尿草酸＞500 μmol/24 h为高草酸尿。尿草酸盐增加是形成结石最主要的致病因素。原发性高草酸尿是一种罕见的遗传性疾病，患者每 24 小时可排出＞1 000 μmol 的草酸。

(八)尿胱氨酸

参考值：83～830 μmol/24 h。

临床意义：尿中胱氨酸排泄量超过正常参考值时称为高胱氨酸尿。胱氨酸尿症是一种先天性遗传性疾病，是由肾近曲小管和空肠黏膜对胱氨酸吸收不良造成的。患者尿中胱氨酸含量远远高于正常值，尿中可出现胱氨酸结晶，易引起尿路复发性胱氨酸结石。

四、结石成分分析

目前结石成分分析的方法很多，包括化学分析、原子吸收光谱、发射光谱、X 线衍射、红外吸收光谱、热分析、扫描或透射电镜、偏光显微镜等技术手段。研究表明，泌尿系统结石的成分主要为晶体和基质两部分。其中，晶体成分占绝大部分，主要为草酸盐、磷酸盐、尿酸盐和胱氨酸等；基质主要来源于尿中黏蛋白、氨基葡聚糖等。

化学定性定量分析对深入探讨泌尿系统结石成因、诊治和预防结石复发有着极其重要的临床指导意义，而且化学方法具有快速、简便、费用低廉等优点，结果可靠，基层医院都有条件实施，符合我国国情，容易推广。将结石标本研成粉末，再逐步加入相应检测试剂。根据最常见类型所占比例的大小，只要测定碳酸盐、草酸盐、磷酸盐、钙、镁、铵、尿酸、胱氨酸这八种成分，就可检测尿结石的 99%，其中钙盐可占 97%。

（汪 照）

第六节 肿瘤标志物检查

一个理想的肿瘤标志物由肿瘤细胞产生，而在正常人和非肿瘤患者中不能检测到；与肿瘤的进展直接相关，能在无临床表现时被发现；与肿瘤的疗效有关。

一、前列腺特异性抗原

前列腺特异性抗原(PSA)是由前列腺导管上皮产生的一种丝氨酸蛋白酶，由 237 个氨基酸组成的多肽结构。正常时，PSA 主要分泌到前列腺液和精液中，以具有活性的游离形式(free PSA，fPSA)存在，含量高达 1 mg/mL。它能水解精液凝块，诱导阴道、子宫平滑肌收缩，利于精子的活动，与男性生育能力有关。

血清总 PSA(tPSA)是以游离状态(fPSA)与结合状态(cPSA)两种形式存在的，浓度＜4.0 ng/mL。fPSA 仅占 10%～20%，其他与血清中蛋白酶抑制剂，即 α1-抗糜蛋白酶(ACT)、α2-巨球蛋白(AMG)及 α1-抗胰蛋白酶(AAT)等结合形成复合物，其中以 PSA-ACT 为主。PSA 具有器官特异性，仅由前列腺上皮细胞合成，并受雄激素调控。tPSA＞10 ng/mL 时应高度怀疑有前列腺癌，tPSA＜4 ng/mL 时可以基本排除前列腺癌，4～10 mg/mL 为灰区，不排除前列腺癌，须结合其他指标来综合判断。

tPSA 检测方法有酶联免疫吸附分析(ELISA)、化学发光免疫分析(CLIA)、放射免疫分析(RIA)和金标记免疫渗滤法等，其中以 ELISA 法和 CLIA 法最常用。

(一)PSA 影响因素

血清 cPSA 半衰期为 2～3 天，经肝脏清除；而 fPSA 完全由肾脏清除，半衰期仅有 2～3 小时。tPSA 水平的影响因素如下。

1.前列腺损伤

直肠指诊及留置导尿管对 PSA 影响很小，但经直肠超声检查可使 tPSA 增高一倍，前列腺按摩可使 PSA 增高 1.5～2.0 倍，膀胱镜检查可增高 4 倍，前列腺穿刺活检或 TURP 可增高50 倍左右。所以，PSA 检测应在前列腺按摩后一周，直肠指检、膀胱镜检查、导尿等操作 48 小时后，射精 24 小时后，前列腺穿刺一个月后进行。

2.前列腺疾病

急性细菌性前列腺炎可使 PSA 显著增高，感染后 1 周达峰值，抗生素治疗约 8 周后才降至基础水平。非细菌性前列腺炎不会引起 PSA 增高。前列腺增生时，21%～47%的患者 PSA 高于正常值。

3.患者年龄和前列腺体积

tPSA 受年龄和前列腺大小等因素的影响，如 40～49 岁者 tPSA 值为 0～1.5 ng/mL，而≥80 岁者为 0～8.0 ng/mL。

4.性生活

射精后 1 天 tPSA 值明显降低。

5.药物

非那雄胺是一种 5α-还原酶抑制剂，用来治疗前列腺增生症时，导致约 25%的前列腺体积缩小，同时 tPSA 水平下降。因此，在判断 tPSA 值的临床意义时应问清患者的服药情况。

(二)PSA 相关指标

为了提高 tPSA 检测在前列腺癌诊断的特异性，PSA 密度（PSAD）、PSA 速度（PSAV）和游离 PSA/总 PSA（fPSA/PSA）等指标被引入，以提高 PSA 灰区前列腺癌患者诊断率。

1.fPSA

当血清 tPSA 介于 4～10 ng/mL 时，fPSA 水平与前列腺癌的发生率呈负相关。研究表明，如患者 tPSA 在上述范围，fPSA/tPSA＜0.1，则该患者发生前列腺癌的可能性高达 56%；相反，如 fPSA/tPSA ＞0.25，发生前列腺癌的可能性只有 8%。国内推荐 fPSA/tPSA＞0.16 为正常值。

2.PSAD

PSAD 即血清总 PSA 值与前列腺体积的比值。前列腺体积是经直肠超声测定计算得出。PSAD 正常值＜0.15，PSAD 可有助于区分良性前列腺增生症（BPH）和前列腺癌。当患者 PSA 在正常值高限或轻度增高时，用 PSAD 可指导医师决定是否进行活检或随访。PSAD 可作为临床参考指标之一。

3.PSAV

连续观察血清 PSA 水平的变化，前列腺癌的 PSAV 显著高于前列腺增生和正常人，其每年正常值为＜0.75 ng/mL。如果每年 PSAV＞0.75 ng/mL，应怀疑前列腺癌的可能。PSAV 比较适用于 PSA 值较低的年轻患者。在两年内至少检测三次 PSA。PSAV 计算公式：[(PSA2-PSA1)＋(PSA3-PSA2)]/2。

二、酸性磷酸酶

酸性磷酸酶（ACP）主要来源于前列腺上皮细胞。血清 ACP 水平升高提示前列腺病变，与 PSA 联合检查可提高前列腺癌的检出率。前列腺按摩后血清 ACP 可暂时升高，应避免按摩后立即做检查。前列腺癌伴骨转移患者血清 ACP 水平明显升高。大部分慢性前列腺炎及 20%～30%前列腺癌患者血清 ACP 可以正常。

三、碱性磷酸酶

碱性磷酸酶（ALP）主要来源于骨和肝脏，含数种同工酶。ALP 诊断前列腺癌的特异性不高。内分泌治疗时，血 ACP 下降，但 ALP 呈一过性上升，随后下降，如果这种变化较大，应该认为有治疗效果。前列腺癌发生骨转移时，观察骨型同工酶比观察总 ALP 活性更为准确，91%发生骨转移者，骨型 ALP 升高。如果血 ALP 显著升高，则治疗效果可能较差。

四、甲胎蛋白

血清甲胎蛋白（AFP）正常值应＜40 ng/mL。成年期时，AFP 主要来源于内胚层的恶性肿瘤，如肝癌及性腺肿瘤等。精原细胞瘤和绒毛膜上皮癌患者血清 AFP 值多正常，而 50%～70%睾丸胚胎癌和卵黄囊瘤患者 AFP 升高。AFP 值越高提示肿瘤恶性程度越高，且预后不良。

五、绒毛膜促性腺激素

绒毛膜促性腺激素(HCG)由胎盘合体滋养层细胞产生的一种糖蛋白激素，能影响睾丸的精曲小管和生精上皮发育。肿瘤组织主要以产生有缺口的游离 β-HCG。睾丸肿瘤中绒毛膜上皮癌患者血中 HCG 阳性率为 100%。非精原细胞瘤血中 HCG 阳性率为 66.6%～90%；精原细胞瘤 HCG 阳性率为 7.6%～10%。

(朱寒亮)

第四章 泌尿系统疾病常用手术方法

第一节 取 石 术

一、输尿管镜取石术

输尿管镜取石术尤其适合中、下段的输尿管结石。在对上段输尿管结石进行输尿管镜取石术时，结石常被冲入肾盂内，此时需进行输尿管软镜碎石取石或微创经皮肾镜取石术，或二期进行体外冲击波碎石。

(一)操作要点

(1)输尿管镜置入后，轻推镜体使其接近结石。

(2)用腔内碎石器击碎结石。如用弹道碎石器击打结石时应使碎石杆尽量击打结石的近端，这样可避免结石向上移位。而用钬激光碎石时可将频率设置稍少，一般为10～20次/分，避免结石上移。

(3)用取石钳将较大的结石块钳夹到膀胱内。钬激光碎石时可将结石击碎至3 mm以下，从而不需钳夹，可任其自行排出。

(4)术后根据术中情况决定是否留置输尿管内双J管。简单病例留置一根外支架管即可。

(5)术中结石被息肉包裹而影响视野时，可先钳夹部分息肉，或直接击打结石使其向上偏离息肉区而便于操作。

(6)术中输尿管腔较窄感觉镜体较紧时，应尽早结束手术，留置输尿管双J管，不能强行取石。

(二)并发症及其处理

1.血尿

输尿管镜检查后多数患者有血尿，一般不严重，能自愈。

2.发热

发热多见于有潜在泌尿道感染的患者，检查中腔内灌注压力过高是诱因。检查前应控制尿路感染，术后给予抗生素治疗。

3.输尿管损伤

输尿管损伤是输尿管镜检查的主要并发症，包括穿孔、撕脱、狭窄、坏死等，最常见的是穿孔。

损伤部位多在膀胱壁段及输尿管弯曲、狭窄处。预防方法：①术前详细了解病情，阅读尿路造影片，了解输尿管走行特点；②先放导丝再扩张；③操作轻柔，禁止使用暴力；④看清导丝及管腔后再推进输尿管镜。一旦发现输尿管穿孔或撕脱，应立即停止手术，镜体退至正常管腔内，放置导尿管引流约 2 周，并给予抗生素治疗。一般不需要手术修复。

4.输尿管口狭窄或反流

此类症状是晚期并发症，多见于取石术患者。

(三)改良微创经皮肾镜取石术特点

(1)穿刺点选第 10～12 肋下腋后线至肩胛线之间区域，入路仍经肾背侧 BrÖdel 切线，但着重考虑最接近肾脏及便于取石，因通道细小而无需刻意避开血管。

(2)多在中后组肾盏(从第 11 肋间与脊柱近垂直方向)穿刺，使通道较短，可向上、下盏及输尿管大范围摆动，可观察较多肾盏及同时处理肾盂输尿管连接部及输尿管远端梗阻。

(3)术中用 X 线或 B 超定位，简单病例可只做术前 B 超、X 线片定位，术中可不用辅助定位。

(4)常规输尿管逆行插管后注生理盐水，人为肾积水，使肾盏扩张以利穿刺成功。

(5)用 Fr 8～9.8 输尿管硬镜代替肾镜。

(6)常规一次取石，也可分次取石。

(7)扩张通道为 Fr 14～16，最大不超过 Fr 20，可一次建立多通道。

(8)高压脉冲灌注冲洗，辅以导管逆行冲洗，加快取石速度。

二、微创经皮肾穿刺取石术

(一)适应证

(1)肾结石，包括多发性结石、铸形结石、鹿角状结石。

(2)开放手术残留和复发肾结石。

(3)体外冲击波无法粉碎的结石和体外冲击波碎石术后残留结石，体外冲击波碎石后严重“石街”(结合输尿管镜取石术处理)。

(4)输尿管上段(第四腰椎以上)的大结石，长径＞1.5 cm。

(5)输尿管上段(第五腰椎以上)结石，息肉包裹或嵌顿体外冲击波碎石无效，或因输尿管扭曲输尿管镜手术失败。

(6)肾结石合并肾盂输尿管连接部狭窄。

(7)移植肾合并结石。

(8)蹄铁形肾合并结石。

(9)有症状的肾盏或憩室内结石。

(二)禁忌证

(1)全身出血性疾病未纠正。

(2)结石合并同侧肾肿瘤。

(3)严重心脏疾病和肺功能不全，无法耐受该手术。

(4)未纠正的重度糖尿病和高血压。

(5)极度肥胖，腰部皮肾距离超过 20 cm，建立皮肾通道有困难。

(6)服用阿司匹林、华法林等药物，需停药 2 周才可以进行手术。

(三)术前准备

(1)常规血、尿及生化检查与开放手术相同,术前尿路X线检查、静脉尿路造影、尿细菌培养。

(2)有必要者做三维CT重建。

(3)进行手术介绍与告知,并让患者做俯卧位适应性练习。

(四)基本设备与器械

1.经皮肾微创通道形成术器械

穿刺针、导丝、扩张器同经皮肾微造瘘通道形成术。

2.输尿管镜代替肾镜

输尿管镜多为纤维镜,镜体有一定的弹性,稍弯曲不会改变视野形状,Fr 8～11.5 输尿管镜,可通过Fr 14 口径以上的Peel-away 塑料薄鞘,能进入肾盂和狭窄、纤细的盏颈及输尿管上段,进行腔内碎石、取石。

3.碎石器与取石钳

临床常采用气压弹道碎石机或钬激光、铥激光、超声吸引等腔内碎石器械进行碎石。Fr 3～5 鳄嘴取石钳取石。

4.灌注泵

灌注液冲洗可使腔内视野清晰,并可冲洗出细小的碎石,加快取石速度。国产灌注泵可产生高压脉冲喷流,更能满足微创经皮肾镜取石术手术需要。

5.电视监视系统与电脑图文工作站

电视监视系统由摄像、视频转换装置、电视监视器组成,利于操作和教学,电脑图文工作站可把手术图像资料进行储存和整理。

(五)麻醉、体位与入路选择

1.麻醉

该手术通常采用连续硬膜外麻醉或全麻。简单的上尿路结石合并较严重肾积水者,可以在局麻+静脉镇痛下进行手术。

2.体位

体位常用俯卧位或侧卧位。

3.入路选择

微创经皮肾穿刺取石术对于输尿管上段结石、肾盂结石、肾下盏结石及合并肾盂输尿管连接部梗阻需同时做内切开者的入路均首选中盏途径,穿刺点常选第11肋间腋后线和肩胛下线之间的区域。

(六)手术步骤

先取截石位,向患侧输尿管内插入导尿管,术中经导管注水使肾盂积液便于穿刺成功。之后改平俯卧位,肾区腹部下垫一小枕使腰背成低拱形侧凸状。

1.定位穿刺

定位穿刺多在第11肋间腋后线交点作为穿刺点,穿刺针与患者脊柱几乎垂直、与水平面30°～60°方向进针,穿刺成功后,扩张方法同经皮肾微造瘘术。鹿角状结石、多发性结石需建立一条通道,碎石、取石及手术操作较慢,结石清除受限制,可根据实际情况,建立第二条或第三条皮肾通道,进行多通道碎石取石。

2.腔内操作

从 Fr 14 或 Fr 16 的 Peel-away 鞘中插入输尿管镜，进入肾集合系统观察、检查。从中盏后排肾盏入路进入肾盂，利于将输尿管镜向肾上盏和下盏及输尿管方向摆动，可同时处理较多肾盏及肾盂、输尿管上段结石和肾盂输尿管连接部梗阻。

(1)整个手术过程必须保持手术视野清晰。

(2)使用纤细的输尿管镜对肾脏集合系统进行观察、检查，由于视野较小，应转动和摆动输尿管镜的角度，向各个方向进行观察，接近肾盂输尿管连接部时可见术前留置的输尿管导管，可以到达肾盂和大部分肾盏，还可以到达输尿管上段近第四腰椎平面。

(3)根据术前的 X 线片，了解结石的位置、大小，转动和摆动镜子寻找并对准结石。调整 Peel-away 鞘的深浅与角度稍固定结石，利于气压弹道碎石或钬激光腔内碎石。

(4)碎石与取石中，气压弹道碎石机从结石一角或边缘，采用短促间断连击的方法碎石，能加快对结石的破碎。利用逆行导管和灌注泵高压脉冲往返灌洗，将细小的碎石从 Peel-away 鞘中冲出，稍大的用取石钳取出。

(5)结石清除后，输尿管镜从肾盂进入输尿管，拔除逆行导管，直视下将斑马导丝顺行送达膀胱，沿斑马导丝顺行放置双 J 管。

(6)使用输尿管镜再次观察检查肾盂和各肾盏，冲洗、钳取残留小结石及血凝块。必要时，进行 X 线检查，确认结石清除及双 J 管位置。

(7)对因角度太大、输尿管硬镜摆动无法到达的肾盏内结石，可用注射器升压冲出。如确不能冲出，不必强行取出，以后可配合体外冲击波碎石处理。对损伤出血明显，全身情况不允许继续手术的，应及时终止手术，留置 Fr 14～16 的造瘘管或硅胶导管引流，待二期微创经皮肾取石术取石。

(8)术毕，放置相应的微创经皮肾造瘘术肾造瘘管。常夹闭引流管 30～60 分钟，使肾盂有一定压力，减少术后出血。

(七)并发症的预防与处理

1.术中出血

术中出血影响视野及操作，可暂时封闭通道，使用止血药(如巴曲酶等)，等待 10～20 分钟继续手术；如出血未能停止，最好处理方法是终止手术，经 Peel-away 鞘插入相应口径的造瘘管，夹闭 30～60 分钟，出血一般可自行停止。等待 3～5 天进行二次取石。出血难以控制需介入栓塞止血或开放手术处理。

2.肾集合系统穿孔与撕裂伤

损伤较小，出血不多，可小心操作，继续取石。术后置双 J 输尿管支架和肾造瘘管引流。如果损伤较大，出血明显，应及时终止手术，经 Peel-away 鞘插入相应口径的造瘘管，夹闭 30～60 分钟，加强止血处理，待出血停止，等待 7～10 天再次手术。

3.术中寒战、发抖

除了麻醉药物吸收反应外，须注意菌血症或毒血症的可能。术前预防性使用抗生素，术中注意灌注液流出顺畅。在 Peel-away 鞘与镜体本身口径相近时，应适当降低灌注液压力，间歇拔出镜子排水减压。一旦出现寒战，需同时注意生命体征，如血压脉搏下降，查血常规和降钙素原。疑似为尿源性脓毒血症时，立即结束手术，同时静脉推注地塞米松 10～20 mg，应用培南等高级抗生素，补液纠正休克。天气寒冷或冬季，注意灌注液加温及手术间保暖。

4.邻近脏器的损伤

此类损伤主要指胸膜、肠、肝脾等的损伤。第 11 肋间上入路时如出现气胸可放置闭式引流。术中穿刺定位要准确，入针和扩张宁浅勿深。尽量在腋后线后背侧入针以避免腹腔脏器损伤。在穿刺中、上组肾盏时，应在呼气末闭气后入针以减少胸膜损伤的机会。术中注意观察患者全身情况、腹部和呼吸情况，以及早发现和处理并发症。如术中发现损伤结肠，可先保守处理，马上输尿管内置管引流，并将造瘘管置于结肠内，给予禁食，静脉给予广谱抗生素。术后 3～5 天做结肠造影，如结肠内壁瘘口已愈合，可将造瘘管拔出到结肠外，再等待 2～3 天拔除造瘘管。如感染不能控制，腹膜炎扩散，则需开放手术。

5.术后出血

轻微的出血或血尿多是引流管和支架管的刺激或手术碎石损伤黏膜所致，适当的抗炎、止血处理可缓解。如不缓解甚至增加，造瘘管尿血颜色深且不凝，应注意凝血功能异常或过多使用止血药物，消耗了凝血因子的缘故，及时补充红细胞和凝血因子，夹闭造瘘管压迫止血，切忌冲洗。术后突然的较大量出血称为继发或迟发出血，可在 500 mL 以上，多由于假性动脉瘤或动静脉瘘形成，应及早放射介入做高选择性肾动脉栓塞术。

6.肾盂输尿管连接部狭窄、闭塞

此类症状多为严重损伤肾盂输尿管连接部的远期后果，除手术操作轻柔预防外，对已发生肾盂输尿管连接部损伤者，应置较大直径输尿管支架或两条双 J 管 8～10 周，定期复查，必要时等待 3～6 个月做腔内切开或气囊扩张。

7.术中造瘘道脱出

最好的预防方法是术中留置一安全导丝于通道鞘外，如术中通道鞘脱出，可先试镜下找寻和恢复原通道，如不能成功，最好重新造瘘或输尿管内置管后 5～7 天再做二期手术。

8.肾皮质损伤

无并发症的经皮肾镜取石术后肾皮质损伤较小，瘢痕面积占不到整个肾皮质面积的 1%，但扩张通道越大，术中损伤叶间动脉的可能性也愈大，如损伤叶间动脉，术后该动脉供血区域就有可能形成瘢痕组织，从而丧失功能。

（陈又春）

第二节　体外冲击波碎石术

体外冲击波碎石术（extracorporeal shock wave lithotripsy，ESWL）是利用在体外产生的聚焦冲击波冲击体内的结石，使之粉碎后继而将其排出体外，从而达到治疗目的。

一、冲击波碎石的设备与原理

（一）冲击波碎石机的主要部件

主要部位包括冲击波波源和定位系统。

1.冲击波波源

冲击波波源产生聚焦冲击波。商品化冲击波波源共有三种。

(1)液电式波源:利用水中放电原理产生冲击波,由电能直接转变成机械能;液电式冲击波源原理简单,实现容易,爆发力强,冲击波形成充分,较易导致结石的破碎。缺点:焦点易发生漂移;冲击波的各波之间的均一性差;在 ESWL 过程中,随着电极间隙逐渐扩大,明显影响焦区的几何形状。

(2)电磁式波源:电能先转变成磁能,再从磁能转化成冲击波。其优点是冲击波的焦点不会发生漂移,对器官和组织损伤较轻;冲击波源的工作寿命大为提高,无更换电极之烦。电磁式冲击波的能量介于液电式和压电式之间。该波源的损耗成本相对降低,操作及维护更为方便。

(3)压电式波源:将压电元件置于一特定曲面,聚焦冲击波,达到碎石的目的。此波源能量及焦点控制是最为理想的,具有较高的安全系数。皮肤入射点的能量密度极低,很少引起痛感或不适。缺点是能量较低,因而碎石效率较低,临床复震率较高。

2.定位系统

通过影像技术将结石定位于冲击波的焦区。定位系统包括 X 线定位、B 超定位和 X 线/B 超双定位。

(1)X 线定位系统:最大优点是能够透视整个泌尿系统的含钙结石,其定位和跟踪方法易于掌握。缺点是潜在的 X 线辐射性损伤,不能定位 X 线透光性结石。

(2)B 超定位:最大优点是可检测出“阴性”结石,可以全程实时监控,而且无 X 线辐射性损伤。但由于超声诊断技术较难掌握,泌尿外科医师熟悉和掌握 B 超二维图像的切割方法通常需要一个过程。同时 B 超定位也存在一些难以克服的缺点:输尿管结石的定位较为困难;肥胖患者超声波衰减较大,结石影像可能不够清晰,有碍判断。

(3)X 线/B 超双定位:一台碎石机同时拥有两套定位系统,两者可取长补短,但其往往是在 X 线定位系统的基础上增加 B 超定位功能,故 B 超定位的灵活性不如单一 B 超定位的碎石机。

(二)冲击波碎石的作用机制

冲击波主要通过应力效应和空化效应粉碎结石。

1.应力效应

当冲击波在结石中传播时,结石随着波动而被压缩和拉伸,当结石分子所受到的压缩力和拉伸力超过自身应力的极限时,结石就会受到破坏。应力效应碎石特点是可将结石整体粉碎成较大碎块。

2.空化效应

冲击波在水中传导时会产生大量的空化气泡。这种空化气泡破裂导致的“微喷射”反复捶击结石,可使结石表面发生剥蚀。空化效应的碎石特点是可将较大结石碎块进一步粉化。

二、适应证

(一)肾结石

直径≤2 cm 的肾盂或肾盏单发结石,或总体积与之相当的多发性结石是 ESWL 的最佳适应证。直径 2～3 cm 的结石一般仍可选择 ESWL,但往往需要多期治疗,且术前常需放置输尿管导管或支架。对于难碎结石(胱氨酸结石等)或直径在 3 cm 以上的巨大结石,ESWL 只作为经皮肾镜碎石术或开放手术的辅助方法。

(二)输尿管结石

全程输尿管结石均可用 ESWL 治疗。其最佳适应证是结石直径≤1.0 cm,停留时间不超过半年，患肾功能良好。

（三）膀胱结石

直径≤2 cm 的原发性膀胱结石是 ESWL 治疗的最佳适应证。

（四）尿道结石

尿道结石较少采用此方法，可行原位 ESWL，亦可通过插导尿管或用尿道探子将结石推回膀胱再行 ESWL。

三、禁忌证

ESWL 的绝对禁忌证是妊娠期结石。相对禁忌证有两种含义，一是指在无充分准备的情况下不应行 ESWL，只有在控制或纠正基础疾病后方可慎行 ESWL；二是在 ESWL 后出现并发症时有相应的补救措施。常见的相对禁忌证：①结石远端尿路梗阻；②少尿期慢性非梗阻性肾功能不全；③泌尿系统感染；④出凝血功能障碍；⑤泌尿系统结核；⑥结石＞2.5 cm；⑦严重心律失常。

四、ESWL 技术

（一）术前准备

1.术前检查

目的是明确结石的诊断，评定 ESWL 的适应证，排除 ESWL 的禁忌证，评估患者耐受 ESWL 的条件。先要关注出血性疾病史和尿路感染史的询问，对育龄期女性患者应注意了解月经史和妊娠史。实验室检查包括尿常规、血常规、凝血三项和肝肾功能。对有尿路感染者应行尿培养。B 超、尿路 X 线检查、静脉尿路造影是常规性影像学检查项目，螺旋 CT 平扫、逆行尿路造影、磁共振尿路造影等是选择性检查项目。对于急性肾绞痛患者，可只检查血、尿常规和出凝血时间，尿路 X 线检查和 B 超结合应用可对多数结石做出定性和定位诊断，亦可行螺旋 CT 检查，而静脉尿路造影已不再是必要的检查项目。

2.术前用药

(1)抗生素的应用：ESWL 前无泌尿系统感染者没有必要预防性使用抗生素，对泌尿系统感染者，ESWL 前有必要给予足量有效抗生素。

(2)镇痛与麻醉：一般无须镇痛。对个别疼痛敏感者常用的镇痛药有哌替啶和曲马多。儿童 ESWL 常用氯胺酮进行基础麻醉。

(3)输液：碎石过程中静脉输入生理盐水 500 mL 及呋塞米 20～40 mg 有助于定位和提高碎石效率，并且具有保护肾脏的作用。

（二）定位技术

1.X 线定位技术

(1)定位技术操作：根据尿路 X 线检查、静脉尿路造影结果在相应的体表投影区做一标记（大致定位）。然后利用碎石机的定位系统，通过上下、左右、前后及斜形运动移动人体，最后将结石准确定位在焦点上（细致定位）。

(2)结石的辅助定位：对 X 线透光结石，B 超定位仍不奏效时，可选择以下辅助定位。①大剂量静脉尿路造影法：碎石前 5～10 分钟静脉注射 76%复方泛影葡胺或碘普罗胺注射液 40～80 mL，待集尿系统显影后将冲击波焦点定位于尿路充盈缺损处进行碎石。除上述方法外，有些患者在常规静脉尿路造影检查后，其透光结石可被造影剂“染色”并保持 1～2 天，在此期间结石

“变”为不透光性，可利用 X 线透视进行定位碎石。②输尿管插管法：方法是将带金属头的输尿管扩张条经膀胱镜逆行插入输尿管，受阻后即以金属头紧邻的上方为冲击标志。

(3)结石粉碎程度判断：①结石完整性的改变，结石分裂成小的碎块。②结石密度的改变：表现为结石的 X 线密度不断降低。③结石几何形状的改变或结石体积增大。④结石位置的改变：结石击碎后有的在原位不动，或一部分碎块分布到其他部位。同时有以上四种改变或前三种改变时，碎石效果良好。仅有结石密度改变时碎石效果一般，无结石密度改变则碎石效果不理想。

2.B 超定位技术

(1)定位前准备：术前应适度饮水和充盈膀胱。术前由操作者再次进行常规的泌尿系统B超检查非常重要，一为复核诊断，二可避免定位时的盲目性。

(2)术中结石粉碎程度的判断：治疗过程中应密切监控影像系统，当发现结石粉碎程度并不理想时需要检查定位是否准确、波源与皮肤接触面是否紧密、水囊内是否有气体、冲击频率是否过快，这些疗效的影响因素都是可以及时纠正的。①良好：可见结石被震动，结石分裂，形态完全改变。②一般：可见震动，但形态改变不明显。③差：结石震动不明显也无形态改变。

(三)治疗参数

1.脉冲能量

液电式碎石机单次脉冲能量为≤25 J，可通过输入电能计算，公式如下：

$$E=\frac{1}{2}CV$$

式中，E 为单次脉冲能量，单位是焦耳(J)；C 为电容，单位是法拉(F)；V 为电压，单位是伏特(V)。

由于电磁式冲击波碎石机在产生冲击波时的能量转换过程更为复杂，所需的输入电能要大得多，因此其电压值与液电式碎石机的电压值并无可比性。目前磁式碎石机的脉冲能量多使用厂家推荐的能级或强度水平。

2.冲击次数

冲击次数是指单期碎石的脉冲次数。国产冲击波碎石机的冲击次数上限应≤2 500。

3.治疗期数

同一部位肾结石 ESWL 的治疗一般不宜超过 3 期；同一部位输尿管结石 ESWL 不宜超过 4 期。

4.脉冲频率

碎石效率与脉冲频率成反比。脉冲频率以 1 Hz(60 次/分)为宜。

五、术后处理及随访

(一)一般处理

1.止痛

4%～9%的患者术后可出现肾绞痛，可使用麻醉性镇痛药哌替啶(1 mg/kg)联用阿托品。吲哚美辛之类的非甾体抗炎药可诱发出血，应慎用。

2.排石

ESWL 术后 12 小时内，多数患者可开始排出结石碎粒。ESWL 后服用枸橼酸盐可防止含钙结石的结晶及残石重新聚集，有利于结石的排出；α 受体阻滞剂，如坦索罗辛和萘哌地尔有助于输尿管下段碎石的排出。

3.抗生素的应用

术后不必常规使用抗生素。对原有感染的患者和有潜在感染因素的患者，应继续控制和预防感染。

(二)近期随访与复治

术后2～3周应常规随访，随访内容主要包括排石情况、影像学检查、收集结石标本进行结石分析。其中影像学检查是随访的主要手段，包括B超和尿路X线检查，必要时需要复查静脉尿路造影了解肾功能恢复情况。ESWL术后不良反应严重者应缩短随访时间、增加随访次数。需复治者，两期ESWL的间隔期限以2～3周为宜。

(三)疗效评定

末期ESWL术后3个月内结石排尽即可完成近期随访，若结石未排尽，国际上一般以3个月为限对患者进行疗效评定。疗效判定标准：①结石排净，尿路X线检查和B超显示体内无碎石颗粒；②完全粉碎，尿路X线检查和(或)B超显示残石长径<4 mm；③部分粉碎，尿路X线检查和(或)B超显示残石长径≥4 mm；④未粉碎，尿路X线检查和(或)B超显示结石主体变化不大。成功率是结石排净率与完全粉碎率之和，失败率是结石部分粉碎率与未粉碎率的总和。临床上ESWL失败的常见原因：①结石停留时间过长，导致嵌顿和息肉形成；②结石过大或结构致密；③结石下方输尿管梗阻；④肾功能严重受损。

六、影响冲击波碎石疗效的因素及对策

影响冲击波碎石疗效的因素较多，主要有三个方面。

(一)设备因素

冲击波源和定位系统的自身局限性或质量不佳可造成碎石效率下降。

(二)技术因素

术前检查不完善和ESWL指征掌握不严可致治疗失败。

(三)结石因素

结石因素：①结石体积过大；②结石嵌顿；③结石太硬或太韧，如二水磷酸氢钙结石、胱氨酸结石，均难粉碎。

七、并发症及其防治原则

(一)近期并发症

1.出血性并发症

肾脏出血，常表现为包膜下血肿；肾外脏器出血，如肺出血、胃肠道出血肝、胆、脾出血。其防治原则：①ESWL前应询问、查明和纠正患者的出凝血功能障碍，停用抗凝血药物两周以上；②ESWL中使用的脉冲能量不应过高；③ESWL复震间期不能过短；④在对肾上盏结石患者(特别是小儿)进行治疗时，可用泡沫塑料或海绵遮挡肺下界以保护肺脏，并嘱患者术中不做深呼吸等动作。

2.“石街”

“石街”是ESWL后大量碎石屑在短时间内沿输尿管腔堆积所致，因在尿路X线检查上宛如一条碎石铺就的街巷而得名，其严重程度取决于结石的体积及其粉碎后粉末的粒度和数量。通

常，直径≥2.5 cm 的肾结石 ESWL 后，30%～50%可形成输尿管“石街”，最长者可堵塞整段输尿管。其主要危险是引起尿路的持续性梗阻，进而因肾积水和肾内压增高导致肾损伤。“石街”形成 3 周，可致肾功能严重受损。此外，梗阻还可能诱发尿路感染，甚至尿源性败血症。

“石街”的预防措施：巨大肾结石（≥2.5 cm）不宜单用 ESWL，宜用 ESWL 和经皮肾镜碎石术联合治疗。ESWL 后不宜过早和剧烈活动。对于长度≤5 cm 的粉末型石巷，大量饮水、活动有助于碎石排出；较长或嵌顿型输尿管上段石巷，可令患者体位倒置，并叩击同一水平的脊柱部位，争取使石巷倒流回肾内；合并肾绞痛或发热者，应急诊行 ESWL，或行经皮肾穿刺引流。

3.尿路感染

ESWL 后肾结石患者出现尿路感染的可能性显著大于输尿管结石患者；有尿路感染史、畸形肾结石以及直径≥2 cm 的肾结石患者，碎石后菌尿症的发生率也较高。感染性结石本身往往含有大量细菌，碎石后细菌从结石中释放，成为尿菌的来源，极易造成术后尿路感染。防治原则：①结石伴有急性尿路感染者应先行抗菌治疗，待尿白细胞消失和细菌转阴后方可行 ESWL；②一旦发生尿路感染，应按急性肾盂肾炎的处理原则进行治疗。

(二)远期并发症

(1)高血压：ESWL 有导致高血压的潜在可能。

(2)慢性肾功能不全：冲击波引起的微血管损伤可能是导致慢性肾损害的主要原因，过度冲击可造成肾脏永久性损伤，如肾小球硬化、肾间质纤维化和肾萎缩。

(3)对儿童身高和肾发育的影响：ESWL 对儿童肾脏的生长是否有潜在影响，至今尚无定论。

(4)输尿管狭窄：输尿管对冲击波耐受力强，一般损伤较轻。但如果输尿管同一部位短时间内被反复超量冲击，则可能造成局部不可逆损伤，主要表现为输尿管黏膜被覆上皮增生、管腔狭窄甚至闭塞。

（李　博）

第三节　腹腔镜手术

腹腔镜技术将现代科技与传统外科手术技术融合在一起，既符合现行外科手术治疗的原则，达到与传统外科手术同样的治疗效果，又具有创伤小、疼痛轻、康复快和住院时间短等优点，得到了外科学界的普遍认同，开拓了外科手术的新境界。法国某学者在电视腹腔镜下完成了胆囊切除，外科手术史上具有划时代意义的微创伤手术时代真正开始。此后，腹腔镜技术在外科诸多领域如肝胆外科、胃肠外科、泌尿外科和妇产科等迅速推广开来。

一、腹腔镜手术应用基础

(一)基本设备

1.腹腔镜

(1)角度：0°、30°、45°。

(2)直径与长度：直径为 10 mm，长度为 280～300 mm。

(3)放大倍数:4～6 倍。

2.摄像系统

摄像系统由摄像头、光电信号转换器、电视监视器组成。

3.气腹机

自动二氧化碳气腹机、加温自动二氧化碳气腹机、自动排烟雾二氧化碳气腹机。

4.冲洗吸引系统

目前常用的是组合型冲洗吸引器,是自动二氧化碳气腹机带冲洗吸引器的组合机型。

5.能量系统

其组成基本与开放手术相同,包括高频电刀、超声刀、激光手术器、氩气刀、微波刀及等离子刀等。

6.常用手术器械

气腹针、腹腔镜穿刺套管、分离钳、抓钳、手术剪、冲洗和吸引管、牵开器、钛夹和施夹钳、Hem-o-lok 夹、缝合和结扎器械、腹腔镜穿刺针、活检钳和腹腔镜标本取出袋。

(二)适应证

肾上腺及肾上腺肿瘤切除术、肾切除术、肾部分切除术、肾癌根治术、活体供肾切取术、肾囊肿去顶减压术、肾下垂内固定术、肾盂输尿管癌肾输尿管全长切除术、肾盂输尿管成形术、肾蒂淋巴管结扎术、输尿管切开取石术、精索静脉结扎术、膀胱颈悬吊术、全膀胱切除术、根治性膀胱全切及回肠膀胱术、前列腺癌根治性切除术、盆腔淋巴结活检及清扫术、后腹膜淋巴清扫术及隐睾的腹腔镜诊断和治疗。

(三)禁忌证

(1)有严重出血性疾病、心肺疾病和不能耐受麻醉和手术的其他全身性疾病。

(2)手术通路、手术部位或器官急性感染时不应选用腹腔镜手术,如腹腔感染、肾周感染和泌尿系统感染等。既往肾周、肾脏感染或二次手术估计局部粘连较重。

(3)病态性肥胖脂肪组织较多,显露泌尿器官较困难。

(四)手术的经路和体位

1.腹膜后腔经路

90°侧卧位,目前采用水囊或气囊扩张方法,产生腹膜后腔隙。

2.经腹腔经路

腰部垫高 30°侧卧位。

3.经腹腔经路的盆腔手术

头低脚高 30°～45°平卧位。

4.经腹膜外经路的盆腔手术

头低脚高 15°～30°平卧位,主要用于前列腺癌根治性切除术,现也常采用经腹腔与其联合的手术途径。

两种手术经路的优缺点比较见表 4-1 和表 4-2。

表 4-1　两种手术经路优点比较

经腹	腹膜后
工作空间大，视野清晰 解剖标志明显，熟悉 工作通道间距离较大，互相干扰少	直接进入手术区域 不受或少受既往腹腔疾病/手术的影响 肠道干扰少，减少内脏损伤的可能 更易鉴别肾动脉 可以防止腹腔内被细菌、尿液污染 术后积液限于腹膜后，不致全腹扩散

表 4-2　两种手术经路的缺点比较

经腹	腹膜后
肠道干扰大 内脏损伤概率较腹膜后大 既往腹部有炎症/手术史者受限制	工作空间小 解剖标志欠缺，欠清晰 脂肪过多，影响视野 工作通道间距离近，相互干扰 一旦腹膜漏气，必须转换手术方式

(五)泌尿手术穿刺套管的放置选择

(1)A 点，髂嵴上缘 2 cm。

(2)B 点，腋后线至第 12 肋缘下。

(3)C 点，腋前线至第 12 肋缘下。

(4)必要时再添加一个穿刺套管。

(六)手术准备

(1)知情同意书。

(2)适当的肠道准备。

(3)较大手术需备血。

(4)术前留置导尿管、胃管。

(5)准备中转开放手术的器械。

(6)检查所有腹腔镜器械能正常运作。

(七)气腹气体的选择

气腹气体的选择应考虑其是否易燃，以及水溶性和经济性。一般使用二氧化碳作为注入气体，因二氧化碳无毒，容易被吸收和清除。

(八)气腹的压力与流量

(1)常规压力为 2.0 kPa(15 mmHg)，2 L/min。

(2)气腹针充气时压力为 2.0 kPa(15 mmHg)，1 L/min。

(3)有静脉出血时压力为 2.0～2.7 kPa(15～20 mmHg)，2 L/min。

(4)出现皮下气肿时压力为 1.6 kPa(12 mmHg)，2 L/min。

(5)放置首个穿刺套管时压力为 2.7 kPa(20 mmHg)，2 L/min。

(九)穿刺套管的类型与放置选择

(1)穿刺套管分为一次性和永久性。

(2)口径为 5 mm、10 mm、12 mm。

(3)穿刺套管放置于脐周的原因如下:①腹壁最薄弱处;②没有主要的血管通过;③术后美容考虑。

(十)麻醉

手术多采用全身麻醉,少数手术采用全麻复合硬膜外麻醉和区域阻滞麻醉。

(十一)与二氧化碳气体有关的并发症

1.皮下气肿

皮下气肿是腹腔镜手术最常见的气腹并发症,发生率为 0.3%～2.5%。防治:①开放性切口置入腹腔镜穿刺套管后,缝合该切口时,应缝合肌层和深筋膜,防止二氧化碳气体进入到皮下。②发生局部皮下气肿时可用双手将气体从穿刺口处挤出,或用粗针头穿刺抽吸;严重的皮下气肿,应终止气腹,必要时可切开皮肤排出气体。

2.气胸与纵隔气肿

气腹引起的气胸和纵隔气肿并不多见,但却是一种严重并发症。防治:①每次使用气腹机时应密切注意气腹机的工作状态。②腹腔镜手术中气腹压力应保持低于 1.9 kPa(14 mmHg),经腹膜后径路腹腔镜手术气腹压力应保持低于 1.6 kPa(12 mmHg)。③出现皮下气肿时应注意观察患者的呼吸情况以明确是否有气胸的存在。④术中发现气胸,但肺被少量压缩、血流动力学无明显异常时,可尽快完成手术,解除气腹后严密观察。⑤术中一旦发现有纵隔气肿和张力性气胸,应立即解除气腹,行胸腔穿刺或闭式引流术排除胸腔内气体。

3.气体栓塞

气体栓塞是腹腔镜手术极少见但可危及患者生命的极严重的并发症,气体可栓塞在肺动脉、脑动脉和冠状动脉等部位。防治:①确保气腹针正确穿入腹腔,防止误穿血管是避免气体栓塞的关键。②术中监测中心静脉压和肺动脉压等有助于气体栓塞的早期诊断。③一旦发生气体栓塞,应立即终止气腹,取头低左侧卧位,使气体不易进入肺动脉内,做好心肺复苏的准备,少量的气栓在二氧化碳溶解后可很快恢复,必要时实行中心静脉插管或开放手术排出大血管或右心房内的气体。

4.高碳酸血症

二氧化碳是建立气腹最常用的气体,其优点是无助燃性、血中高溶解性和缓冲系统良好反应性,但它在某些情况下可引起高碳酸血症和酸中毒。防治:①心肺功能障碍的患者,术前应评价全麻及气腹对患者心肺功能的影响,经过治疗仍然难以改善的严重心肺功能障碍的患者,行腹腔镜手术应慎重;②尽量缩短手术时间是预防高碳酸血症和低氧血症的关键;③术中行血氧饱和度监测、血气分析;④治疗可给予高浓度氧吸入、过度换气,静脉给予 5%碳酸氢钠。

二、腹腔镜肾上腺切除术

Gagner 率先报道了腹腔镜肾上腺切除术,介绍了侧位腹膜后肾上腺切除,现在,后腹腔镜下肾上腺切除术逐步显示出其明显的优势,并已成为肾上腺手术治疗的金标准。

(一)适应证

几乎所有需要手术治疗的肾上腺良性疾病都适合做腹腔镜肾上腺切除术。

(二)禁忌证

小儿、高龄患者、有明显出血倾向的患者、肾上腺恶性肿瘤患者,以及有其他严重疾病不能耐受手术者。

(三)术前准备

1.原发性醛固酮增多症

术前纠正低钾，口服补钾药物，应用螺内酯降压，减少肾脏排钾，待血压和血钾正常后再进行手术。

2.嗜铬细胞瘤

术前应给予足够疗程的药物准备，达到舒张血管、降低血压、恢复血容量、纠正心律失常、改善心功能的目的。

(1)控制高血压：口服酚苄明，剂量为每次 10 mg，从每天 3 次开始，直至血压平稳。通常需要 2～6 周，剂量为 40～80 mg/d；也可用哌唑嗪、特拉唑嗪、多沙唑嗪。部分患者应用 α 受体阻滞剂不能有效控制血压，可酌情加用钙通道阻滞剂、血管紧张素转换酶抑制剂等。

(2)改善心脏功能：常用的有普萘洛尔，初始剂量为 10 mg，每天 2～3 次；阿替洛尔，剂量为 50 mg，每天 2～3 次。如有心肌供血不足则应给予极化治疗，改善心肌供血和改善心功能。

(3)纠正低血容量：于术前 3 天开始扩充患者血容量，补充适量晶体和胶体溶液，2 500～3 000 mL/d，连续 3 天。

3.库欣综合征

该病患者须改善心血管功能状态，控制高血糖症，补充充分的蛋白质及维生素等，纠正体液、电解质及酸碱平衡失调，预防和治疗体内感染病灶。术前补充肾上腺皮质激素。

(四)麻醉与体位

气管内插管全身麻醉后取健侧卧位。

(五)手术步骤

(1)三点法置入穿刺套管：①取健侧卧位，腰桥抬高。于腋后线肋缘下做一长约 2 cm 切口，用血管钳钝性分开肌肉和腰背筋膜，示指探入腹膜后间隙推开腹膜，腹膜后放入自制气囊，注入空气 500～800 mL 扩张腹膜后腔隙，压迫 3～5 分钟，放气并取出气囊。②将示指探入已扩张的腹膜后间隙，并在其引导下分别在腋前线肋缘下、腋中线髂嵴上 2 cm 处做皮肤小切口，三切口各置入 5 mm 或 10 mm 穿刺套管并缝合封闭切口。③后腹腔间隙充入二氧化碳气体，压力为 1.3～2.0 kPa(10～15 mmHg)，腋中线穿刺套管放入内镜，另两孔放入操作器械。

(2)清理腹膜外脂肪，显露肾周筋膜及后腹膜返折，切开肾周筋膜，分离肾周前后间隙及肾上极，寻找肾上腺。

(3)沿膈下分离肾上腺上极，结扎肾上腺上动脉。

(4)游离肾上腺腹侧背侧面，从下侧缘轻轻提起肾上腺周围结缔组织，锐性分离肾上极和肾上腺之间的间隙，进一步分离肾上腺内侧缘。

(5)左侧在肾上腺下极，右侧在肾上腺内侧寻找到中央静脉，Hem-o-lok 夹夹闭肾上腺中央静脉。

(6)标本装袋，从第一切口取出，并放置引流管。

(六)注意事项

(1)三点穿刺通道的良好与否是手术顺利进行的第一步。第一个穿刺套管选点不能靠后，以免造成术中对肾脏的过分挤压；第二个穿刺套管不能离髂嵴太近，以免不易观察肾上腺上极及上动脉;第三个穿刺套管不能太靠近腹侧,以免引起腹膜损伤。三个穿刺套管在腔内不能太近,以免影响操作与观察。

(2)肥胖患者腹膜外脂肪较多,在切开肾周筋膜前,充分清理腹膜外脂肪便于观察与操作。

(3)掌握好肾上腺"小空间"与肾周"大空间"的关系。

(4)切开肾周筋膜后,不要急于寻找肾上腺,应将肾周脂肪囊整块从膈下向下分离,这样较易寻及肾上腺,切不可盲目在脂肪堆中寻找。

(5)肾上腺质脆易出血,游离时尽可能避免钳夹肾上腺组织,造成腺体破裂、渗血。

(6)对肾上腺周围的游离宜用吸引器轻柔分离成多条束状,如"蜘蛛腿"样,再用超声刀集中处理,可明显加快手术速度,并减少出血,基本可达到无出血手术的目的。

(7)肾上腺中央静脉的正确处理是手术成功的关键。

(8)对于不太大的肾上腺肿瘤,如有一定的腹腔镜操作经验,可将肾上腺上动脉、中动脉、下动脉和中央静脉分别给予钛夹钳夹而暂不切断,这样可以利于这几根血管将整个肾上腺"帮助"术者"固定"于操作空间,易于进行肾上腺游离。最后依次切断下动脉、中央静脉、中动脉和上动脉。

(9)嗜铬细胞瘤常常瘤体较大,表面血管丰富,肾周筋膜内往往有粘连,游离时需锐性、钝性相结合,由易到难。尽量避免用力挤压瘤体。

(10)嗜铬细胞瘤手术中应严密监察生命体征、心电图及血气的变化。必要时停止注气,等稳定后再开始手术。

(11)库欣综合征患者体质肥胖,寻找肾上腺困难,应遵循从膈下向肾上腺内侧的方向寻找的顺序,切不可在脂肪堆中盲目地寻找。加之腹膜较薄,容易受损,操作更应小心。

(12)醛固酮腺瘤位于上极或下极可行肾上腺部分切除,离断时可直接用超声刀,必要时加用钛夹处理。

(13)对瘤体较小的肿瘤,若不能分清肿瘤还是腺体,或怀疑是肾上腺结节状增生,宜行肾上腺全切除术。

(14)肾上腺皮质增生肾上腺大部切除,宜保留左侧肾上腺下极的一部分。

(七)并发症及其防治

后腹腔镜肾上腺手术的术中并发症主要有出血、腹膜破裂、皮下气肿等。

1.术中出血

对于出血的处理要沉着,在负压吸引的帮助下准确寻找、明确出血的部位,迅速判断能否通过腹腔镜来处理,特别是对腔静脉及肾血管的损伤,如果腹腔镜下处理有困难则应迅速中转开放手术处理;不太严重的腺体撕裂出血可暂不处理,继续分离它处,不要反复在原处止血;标本离断后仍有局部渗血者,可用止血海绵或生物胶处理,不宜用电凝盲目止血。

2.腹膜破裂

腹膜破裂的常见原因是腋前线套管针的盲目置入及切开肾周筋膜最上端时误伤,仔细操作多能避免。

3.皮下气肿

皮下气肿主要原因是第一个穿刺套管闭合不好。若在置入穿刺套管之前,预缝合肌层,放入穿刺套管后再打结,可使闭合牢靠。当膈下游离气体较多时,术中要注意血气及气道压力的变化,警惕纵隔气肿的发生。这是因为左右肾上腺后上方正对膈的腰肋三角,且此处为胸腔的薄弱部位,可能造成气胸和纵隔气肿。一旦发生气胸及纵隔气肿,应立即停止充气,寻找原因并做相应处理。

4.穿刺套管伤口感染或延期愈合

对于上述的肥胖患者要警惕腹膜后腔和皮下脂肪的液化渗出。

三、腹腔镜肾囊肿去顶减压术

对直径<4 cm 的无症状性肾囊肿,观察随访无须处理;对直径为 4～10 cm 的肾囊肿,大部分突出肾组织,多在 B 超引导下肾囊肿穿刺抽液并行硬化剂治疗;对直径>10 cm 的肾囊肿或者不宜进行穿刺治疗的直径为 4～10 cm 囊肿采取手术开窗引流术。腹腔镜肾囊肿切除术是手术开窗引流肾囊肿的首选方法。

(一)适应证

(1)经 B 超、CT 或 MRI 等影像学检查证实直径>4 cm 以上的有症状肾囊肿患者。

(2)经皮肾囊肿穿刺抽液并行硬化剂治疗无效或反复发作的患者。

(二)禁忌证

(1)有严重心肺疾病,出血性疾病,不能耐受麻醉和手术的患者。

(2)肾囊肿继发恶变或伴发肾肿瘤患者。

(3)肾囊肿导致肾严重感染、肾脏功能严重障碍患者。

(4)经腹腔途径手术,有腹腔内严重感染或手术史患者;经腹膜后途径手术,有肾周严重感染或手术史患者。

(三)术前准备

(1)全面检查,如三大常规检查、肝肾功能、心电图、胸部 X 线检查等。充分了解患者全身状况,有无手术禁忌证,评估手术危险度及可能发生的问题。

(2)泌尿系统检查如静脉尿路造影、B 超、CT 等。着重了解囊肿部位、大小、与周围肾组织的关系,尤其注意肾囊肿是否与肾盂、肾盏相通。

(3)常规术前备皮,术晨禁食。

(四)麻醉与体位

气管内插管全身麻醉,健侧卧位。

(五)手术步骤

(1)三点法置入穿刺套管。

(2)在腹膜后腔气腹的维持下,先辨别后腹膜腔的解剖关系,确认肾脏部位。分离肾周筋膜及肾脂肪囊,完全显露肾脏囊肿。

(3)用电凝钩切开囊壁,立即将吸引器吸净囊液,尽可能减少液体外溢,防止感染。剪开囊壁,距正常肾实质 0.5 cm 环形切除囊壁,并用电凝钩电凝切缘防止出血。

(4)放置橡皮引流管,经髂前上嵴穿刺孔引出并固定于腹壁。缝合各切口并覆盖小覆贴或创可贴。

(六)注意要点

(1)肾盏憩室:术前必须行静脉尿路造影检查明确诊断。若是肾盏憩室,在囊底沿交通口环形剪开囊壁,镜下用带针可吸收缝线封闭交通口,垫上一块肾周脂肪,再缝合囊壁包埋交通口于囊壁下。术后放置橡胶或硅胶引流管观察引流情况,同时经膀胱镜内置双J管。

(2)囊壁处理问题:切开囊壁后,用无水乙醇(或活力碘)棉球涂搽,或提起囊壁注入少许无水乙醇(或活力碘)数分钟后吸尽,再用生理盐水棉球搽(或冲洗液冲洗)干净,能够破坏残留囊壁的再分泌。

(七)术后处理

(1)术后常规应用抗生素预防感染。

(2)引流管一般放置1～3天,根据引流量的情况决定拔管时间。

四、腹腔镜前列腺癌根治术

腹腔镜前列腺癌根治术具有开放手术所不具有的良好解剖影像,更有利于术中操作,减少了术中出血,更好地保护重要解剖结构,术后恢复也更加迅速。

(一)适应证

(1)病例选择与开放手术相同,前列腺癌局限在前列腺包膜内,即T_{1b}～T_{2c}期。

(2)前列腺特异性抗原<20 ng/mL,Gleason评分≤7,预期寿命≥10年。

(3)健康状况良好,无严重的心肺疾病。

(二)术前准备

(1)术前常规做心、肺、肝、肾等重要器官检查。

(2)患者术前应至少禁食6小时。留置尿管和胃管。

(3)手术开始前1小时给予抗生素预防感染。

(三)麻醉与体位

手术在气管内麻醉下进行;患者仰卧位,两手放于躯干两侧,肩部放置软垫、肩托固定。两腿微张开,从肋弓下到阴部均备皮。腹部、阴茎、阴囊、大腿、会阴部消毒后铺巾,但大腿部则分别铺巾。患者取头低脚高位。手术可以选择经腹腔或经腹膜外途径进行。

(四)经腹腔途径手术步骤与要点

1.套管穿刺

位置在脐下缘的皱襞上切一个小口,将气腹针经此插入腹腔,注入二氧化碳至腹压为2.0 kPa(15 mmHg)。拔出气腹针,经此穿入二个10 mm穿刺套管。将腹腔镜插入腹腔,以此照亮腹壁,指引其余穿刺套管的穿入。在右麦氏点穿入另一个10 mm穿刺套管,然后将二氧化碳管接到此穿刺套管的进气口上(一个穿刺套管同时用于插入腹腔镜和注入二氧化碳时会增加镜头水雾的形成)。此穿刺套管也用于手术完成后前列腺标本的取出。在第二个与第一个穿刺套管之间再插入一个5 mm穿刺套管。在左侧麦氏点插入第二个5 mm穿刺套管。第三个5 mm穿刺套管置于脐和耻骨联合连线的中点。

2.腹腔探查

了解有无穿刺套管损伤、出血、转移和粘连等病变。寻找解剖学标志:脐正中韧带、脐内侧韧带、膀胱内的尿管气囊和尿管尖部的位置、输精管。如要行盆腔淋巴结清扫术,则在此时进行。

淋巴结清扫术的腹膜切口不需缝合。

3.游离精囊

在膀胱与直肠之间最下方的腹膜返折处，寻找精囊和输精管部。找到腹膜返折所形成的两个弓状线。Foley 尿管尖位于这两个弓状线之上。上方的那条弓状线是两条输尿管壁间段所形成的隆起，术中应注意保护。下方的弓状线是由左右汇合的输精管与精囊隆起所形成，左右精囊分别在左右输精管的外下侧。在下方的弓状缘上切开腹膜，找到输精管，用双极电凝电灼后横断之。输精管动脉与输精管伴行，走行于输尿管和精囊之间，这条动脉须给予电凝。如果患者肥胖，也可在内环口下方找到输精管或靠近直肠上缘切开腹膜寻找。输精管切断后，可通过牵拉其远端来暴露精囊。精囊的动脉向内走行，一条供应精囊尖部，一条供应基底部。小心电灼这两条动脉，游离精囊，仅留其基底部不作游离。在游离前列腺前，精囊必须完全游离。术中注意避免损伤输尿管。

4.切开狄氏筋膜

切开狄氏筋膜有助于术中切开膀胱颈后壁，游离前列腺血管蒂。狄氏筋膜呈现纵向(头尾方向)走行的纤维条索状。紧靠输精管壶腹部和精囊纵向切开狄氏筋膜，即可见到直肠前脂肪。这个脂肪层即是前列腺后壁与直肠间的安全分离平面。

5.游离膀胱

膀胱内注入 120 mL 生理盐水，以显露膀胱外形，便于术中往后牵拉。游离膀胱时用电钩或超声刀从膀胱外缘与脐内侧皱襞之间切开腹膜。再横断脐尿管，向耻骨联合处游离，经过膀胱前 Retzius 间隙内的疏松结缔组织向前列腺尖部游离。

6.耻骨后复合体的处理

用超声刀等切断耻骨前列腺韧带，耻骨前列腺韧带周围的小静脉可用双极电凝钳安全地电凝，便于结扎阴茎背血管复合体。持针钳夹住带有 2-0 倒刺线的弯针，针弯朝上，从阴茎背血管复合体一侧进针，另一侧出针，可作 8 字缝扎或两针分别缝扎。背深静脉丛可以在稍后切断。

7.切断膀胱颈与处理前列腺血管蒂

这一手术步骤是腹腔镜前列腺癌根治术中最困难的环节。确定膀胱颈的位置后，切开膀胱颈前壁，显露尿管并将尿管夹出，牵拉入腹腔后向上提起，以显露尿道的侧壁和后壁并切断，拔除尿管，助手牵起膀胱后壁的黏膜切缘，显露膀胱颈后面，小心切断膀胱颈。这种方法可以保证输尿管开口远离膀胱颈切口。

在切断膀胱颈和前列腺之间的组织时，术中切口应严格向后垂直。两者之间的平面不太清楚，如果切开时出血较多或见到肌肉组织，表明切口太靠近膀胱或是切开了膀胱逼尿肌；如果术者试图在此找到“自然平面”，则可能切入前列腺的腺瘤切除时的平面。如果切断膀胱颈进入的平面正确，则可以看到膀胱颈后壁，将其切断。进一步横行切开迪氏筋膜后，便可进入先前已游离过的膀胱后间隙。如果用上述方法分离膀胱颈有困难，可尝试下述方法：经尿道插入尿管，气囊内注水 20 mL。切开膀胱颈前壁及尿道黏膜，用分离钳夹住尿管并在远端切断尿管，将近端尿管往上提拉可以很容易地显露膀胱颈后壁。再用上述方法切开膀胱颈后壁及迪氏筋膜，进入膀胱后间隙。分离前列腺尖部有困难时也可采用上述技巧。

与耻骨后逆行前列腺切除术不同，腹腔镜下顺行前列腺切除术中，前列腺血管蒂在切断前已被完全游离。前列腺血管蒂内有明显可见的前列腺动脉。术中可用双极电凝或钛夹钳处理后切断。向上提拉精囊和输精管时，前列腺血管蒂也被牵拉向上，在腹腔镜的放大下，可明显发现正如传统解剖学所描述的一样，前列腺血管蒂由5点与7点处进入前列腺。处理前列腺动脉时，应小心不要伤及位于前列腺后外侧的海绵体神经血管束。

8.前列腺侧壁的分离

横断前列腺血管蒂后，可以看到走行于前列腺后外侧的海绵体神经血管束，它从前列腺基底部开始下行至尿道附近进入盆底肌肉之中。为保护此神经血管束，应在前列腺外侧小心切开覆盖血管束周围脂肪的薄层脏筋膜，切开脏筋膜后，可以显露神经血管束和垂直进入前列腺的包膜动脉。这些包膜上的小动脉应使用较小的双极电凝钳电凝，以免热传导损伤神经血管束。在前列腺血管蒂附近比前列腺尖处有更多血管，在此处应仔细分离。在前列腺尖部，用锐性方法将神经血管游离开。游离神经血管束时出血通常不多，但为了保护神经血管束，应尽量避免反复电凝止血。术中应将神经血管束从前列腺基底部开始一直游离到进入尿道后外侧盆底肌肉处。

9.尿道处理与切除前列腺

腹腔镜手术中尿道的游离方法与保留控尿功能的开放前列腺癌根治术一致，都是为了保护盆神经和生殖神经的盆内支。一部分患者，术中可发现这些神经在肛提肌表面跨过。因为背血管复合体已被结扎，前列腺血管蒂也已切断，所以在切断背血管复合体时出血不多。在已缝扎的背血管复合体下方，用弯剪切断或用双极电凝后切断，用钳将背血管复合体向前牵拉，暴露尿道前壁。剪刀剪开尿道前壁，将尿道探子经尿道切口伸入盆腔牵拉显露尿道侧壁和后壁，用同样方法切断。如果患者以前接受过开放性前列腺手术或经尿道前列腺电切术，游离前列腺尖部往往会非常困难，导致术后并发症概率升高或腺体残留。可用切断膀胱颈手术步骤中所介绍的先置尿管法来处理前列腺尖部和后尿道，能有效减少直肠损伤和术后尿失禁。

将前列腺向上轻轻地牵拉，显露前列腺后方，紧贴前列腺游离。切断附着在前列腺尖部附近的直肠尿道肌，将前列腺完全游离。整个前列腺切除后暂时装入自制标本袋内，待手术结束时取出。

10.膀胱尿道吻合

吻合时并不需要外翻膀胱黏膜，膀胱颈口较大时需要缩窄膀胱颈。结建议打在腔外。缝合和打结时，可采用连续或间断缝合法，连续缝合方法：应用强生2-0、5/8圈倒刺线先在膀胱颈3点处，自外向里进针，注意贯穿膀胱全层，沿逆时针方向连续缝合后壁3～4针后抽紧，继续连续缝合吻合口前壁，最后两针在11点和1点处缝合，但不立即打结，更换Fr 20三腔冲洗Foley尿管，确定位置正确后，再打结，完成膀胱尿道吻合。膀胱内注水检查有无漏尿。

11.完成手术

经10 mm穿刺套管置入拾物袋（可用手套或降落伞布自制），张开后将前列腺装入，收紧袋口。将拾物袋从右下方穿刺套管拉出体外，将腹压下降到0.7 kPa（5 mmHg）检查手术创面有无静脉出血。腹膜切口不用缝合。从左下腹最下方的戳口置入腹腔引流管，引流管做皮肤固定。拔除右下方10 mm穿刺套管，适当扩大切口，将前列腺连同精囊一起取出。拔除其他穿刺套管，缝合切口。切口盖好敷料，结束手术。

(五)经腹膜外途径手术步骤与要点

(1)消毒铺巾后,留置 Fr 16～18 双腔气囊导尿管。

(2)下腹部脐下正中切口约 3 cm 长的纵向切口,切开皮肤、皮下组织及腹直肌鞘,腹直肌后用手指钝性分离出膀胱前间隙,置入 10 mm 穿刺套管并固定,制备气腹,保持压力在 1.9 kPa (14 mmHg)左右,直视下于腹直肌外侧缘第一套管下一指水平分别置入 10 mm 穿刺套管,以及双侧髂前上棘内侧置入 5 mm 穿刺套管,呈扇形分布。进一步游离腹膜外间隙及耻骨后间隙,范围至双侧髂总动脉分叉处及前列腺耻骨韧带。

(3)行双侧闭孔淋巴结活检。

(4)分离 Retzuis 间隙,显露前列腺耻骨韧带及双侧盆内筋膜,仔细辨认盆内筋膜返折,部分患者该结构可能不清,尤其是行经尿道前列腺电切术后及新辅助治疗的患者,此时应尽量远离前列腺切开盆内筋膜,显露肛提肌,沿前列腺两侧向前列腺尖部继续分离,直至与尿道交界处,靠近耻骨切断前列腺耻骨韧带。

(5)缝扎阴茎背深静脉丛。于前列腺尖部用 2-0 可吸收线缝扎阴茎背深血管复合体。

(6)切断膀胱颈。清除前列腺、膀胱表面脂肪组织有利于对膀胱颈部的辨认,有时需将导尿管牵拉或抓钳的触碰帮助显示膀胱颈部。在膀胱颈部肌层纤维和前列腺包膜之间的少血管间隙锐性分离,应尽量减少钝性的撕扯使出血增加。显露尿道,切开尿道前壁,将导尿管气囊放空,助手应用抓钳向耻骨方向牵拉,切开膀胱颈后唇至完全游离,游离精囊及输精管。剪开狄氏筋膜前层并沿两层之间分离至前列腺尖部。

(7)前列腺两侧壁的游离。将双侧输精管及精囊向上方提起,在前列腺基底外侧紧贴前列腺包膜小心剪开覆盖神经血管束的薄层筋膜,使用 Hem-o-lok 夹闭前列腺包膜动脉并离断。将神经血管束从前列腺基底部游离到进入尿道后外侧的盆底肌处。应尽量减少电切或电凝,减轻对血管神经束的损伤。

(8)前列腺尖部的分离与重建膀胱颈等步骤与经腹膜外途径相同。

(六)并发症及其防治

1.出血

术中游离精囊、切断膀胱颈和分离前列腺尖部时常引起出血。

防治:前列腺穿刺活检后服用抗生素,2 周后可行手术。术中缝扎耻骨后血管复合体能有效地预防分离前列腺尖部过程中的出血。双极电凝钳在术中止血效果很好,特别是在处理精囊、前列腺尖部、前列腺血管蒂、前列腺包膜和膀胱颈部的出血。

2.脏器损伤

术中可出现直肠、输尿管和膀胱损伤。

防治:在炎症、粘连较重时或渗血较多时,避免盲目分离导致上述脏器损伤。直肠浆肌层的损伤腹腔镜下直接修补,严重时需行结肠造瘘。分离精囊时在靠近膀胱直肠交界部进行或沿输精管分离。若输尿管损伤需行输尿管膀胱吻合。

3.尿失禁

这是前列腺癌根治术后的最主要的并发症。

防治:分离前列腺尖部保留耻骨后血管复合体,在耻骨前列腺韧带内侧锐性分离前列腺尖部并保留盆底结构和有功能的尿道,能有效减少术后尿失禁的发生率。

(七)术后处理

(1)术后静脉补液、使用抗生素,注意观察患者腹部情况,保持导尿管引流通畅,避免尿外渗。肛门排气后改口服抗生素。

(2)术后 2~3 天拔除腹腔引流管,3 周拔除导尿管,也可术后 1 周内拔除。

(3)术后 3 个月每个月随访患者,定期复查血前列腺特异性抗原,前列腺特异性抗原 <0.1 ng/mL为阈值;若前列腺特异性抗原无法降至 0.1 ng/mL 以下,病检发现前列腺切缘癌细胞阳性、精囊或前列腺外脂肪组织有癌细胞侵袭,须对前列腺癌患者行辅助治疗。

五、腹腔镜精索静脉结扎术

相对开放手术而言,腹腔镜精索内静脉高位结扎术具有简便、安全和恢复快的优点。

(一)适应证

1.不适症状明显

患者有严重不适症状,保守治疗无效者。

2.合并不育症

精液检查显示精子少或死精率高者。

3.复发

开放手术或经皮静脉栓塞治疗后复发者。

4.双侧患病

双侧精索静脉曲张者。

(二)禁忌证

(1)腹腔镜手术的一般禁忌证。

(2)继发性精索静脉曲张。

(3)曾有腹腔、盆腔手术史,考虑腹膜及肠粘连严重。

(三)术前准备

(1)和开放手术相同。

(2)术前置导尿管。

(四)麻醉与体位

全麻,患者取平卧位。

(五)手术步骤

1.套管穿刺位置

选择 2 个或 3 个穿刺点放入套管针。如果仅选择 2 个穿刺点,第 1 点在脐下缘,第 2 点在腹正中线脐与耻骨联合连线中点。如果选择 3 个穿刺点,第 1 点仍在脐下缘,另两点分别在双侧腹直肌旁麦氏点上方。脐下为观察镜套管,其他为操作套管。为方便腹腔镜器械进入,应放置两个 10 mm 套管。

2.采用头低位

辨认腹股沟管内环、输精管和精索血管的解剖标志。必要时可牵引精索帮助辨别和寻找精索血管。距内环口 2 cm 以上于精索血管表面或两侧切开腹膜,进入腹膜后间隙。仔细分离精索血管,使之完全游离,然后将整束血管用 2~3 个钛夹夹闭,剪断或不剪断精索血管均可。检查创面及各穿刺点无出血后排空腹腔内气体，拔出套管，缝合切口。

(六)术中要点

术中注意不要损伤髂血管和输精管。

(七)术后处理

麻醉恢复后患者可以正常进食，早期下床活动。不育症患者术后4～6个月检查精液，每3个月检查1次，以评价手术效果。

六、腹腔镜肾癌根治术

(一)适应证

临床分期为T_1和T_2期且直径<10 cm的肿瘤。

(二)禁忌证

1.绝对禁忌证

患出血性疾病、心肺等脏器功能不能耐受者。

2.相对禁忌证

肿瘤突破肾周筋膜，或有过同侧肾手术史、肾周感染史、腹腔内大手术史。

(三)术前准备

(1)术前进行腹部CT扫描和肾脏B超检查，了解患肾肿瘤的位置、大小及范围；进行MRI检查排除肾静脉和腔静脉癌栓；同时可进行ECT检查了解对侧肾脏功能。

(2)进行胸部CT、骨扫描等检查，了解有无转移性病灶。

(3)术前6小时禁饮食，术前一晚普通灌肠。术前留置导尿管。

(四)麻醉与体位

气管内插管全身麻醉；患者取健侧卧位，腰部抬高。

(五)手术步骤与要点

1.套管穿刺位置与后腹腔建立

(1)在肋棘角腰大肌外缘纵行切开皮肤1.5～3.0 cm，以刚好能伸入术者的示指为宜。用尖长弯血管钳钝性撑开肌层及腰背筋膜，伸入示指由外向内钝性分离腹膜后间隙。

(2)经该皮肤切口放入后腹腔扩张气囊，注入空气500～800 mL扩张腹膜后腔隙，压迫3～5分钟，放气并取出气囊。

(3)在手指的引导下，分别与腋正中线髂嵴上缘1～2 cm穿刺置入一个10 mm的穿刺套管、腋前线肋缘下置入5 mm的穿刺套管(若为右侧手术，需用10 mm的穿刺套管)。肋棘角切口放入10 mm套管，缝合皮肤密闭切口。

2.手术操作

(1)后腹腔内充入二氧化碳气体，压力为1.7～2.0 kPa(13～15 mmHg)。用监视镜检查后腹腔有无腹膜和脏器损伤，并鉴别几个重要的解剖标志物，如膈肌脚、腰大肌、腹膜返折线、肾周筋膜及重要血管等。

(2)在腰大肌与肾周筋膜间分离肾周筋膜的背侧面，上至膈肌、下至髂血管水平。近肾门处剪开背侧的肾周筋膜，右侧一般可以显露下腔静脉。游离骑跨在下腔静脉表面的肾动脉。左侧可直接显露主动脉和肾动脉。用Hem-o-lok夹结扎并切断肾动脉。

(3)仔细辨认肾周筋膜腹侧面的腹膜返折线。用抓钳和吸引器头分离腹膜和肾周筋膜腹侧面的间隙。

(4)完全游离肾脏上极,若为肾中上极肿瘤,需要同时切除同侧肾上腺,从肾周筋膜外整体分离肾脏上极包括肾上腺。右肾肿瘤在游离过程中可以遇见汇入上腔静脉的肾上腺中央静脉,给予 Hem-o-lok 夹结扎后切断。

(5)从肾上极肾周筋膜外向下游离肾内侧面,完全离断肾内侧所有粘连组织,直至肾蒂血管。

(6)分别沿肾周筋膜的背侧面和腹侧面向下游离肾脏下极,约在髂血管平面互相融合。在游离过程中多能遇上同侧输尿管和性腺血管,可分别用钛夹结扎后离断,也可保留性腺血管。从肾周筋膜下方的游离间隙沿肾周筋膜内侧缘向上游离至肾蒂部位,暴露肾蒂血管。

(7)游离肾蒂血管,若有明显的肿大淋巴结则分别取出送病检。用 Hem-o-lok 夹结扎肾静脉并切断。也可用直线切割吻合器分别或同时结扎和切断肾蒂血管。

(8)经 10 mm 套管将一个回收袋放入后腹腔间隙,将肾周筋膜及其内容物放入回收袋中,暂时将回收袋放在髂窝处。降低气腹压,检查手术视野有无活动性出血并止血。经肋棘角套管用抓钳收紧袋口,沿腰大肌外侧延长该处切口,将回收袋直接经此切口取出。

(9)撤除各穿刺套管,经肋中线套管穿刺点留置腹膜后橡皮引流管一根,分别缝合伤口。

(六)术后处理

(1)记录引流管引流量及引流液性质,无引流液 24 小时后拔除引流管。

(2)注意监测尿量和肾功能,第 2 天拔除导尿管,并可进流质饮食,并逐渐向正常饮食过渡。

(3)术后鼓励早活动,若下肢血栓风险高,术后 24 小时后应用肝素预防血栓。

七、腹膜后腹腔镜肾盂癌根治术

(一)适应证

肾盂癌及输尿管癌。

(二)术前准备

(1)常规术前准备,做胸部 CT 排除肺转移。

(2)强化 CT 了解局部及远处肿瘤转移情况,明确临床分期。静脉尿路造影及 ECT 了解患侧病变部位及肾功能情况。必要时可行磁共振了解肿瘤侵犯深度,膀胱镜检查排除膀胱转移。

(3)术前留置导尿管。

(三)麻醉与体位

气管内插管全身麻醉。取健侧卧位,腰部抬高。

(四)手术步骤

1.套管穿刺位置与后腹腔建立

同腹腔镜肾癌根治术。

2.手术操作

游离肾脏和上段输尿管如肿瘤位于肾盂或输尿管中上段,须于肾筋膜外进行分离,将脂肪囊完全切除。随后依次分离显露肾脏背侧、肾上极、腹侧、下极、肾动静脉及输尿管上段。如切除脂肪囊时应注意保留同侧肾上腺。充分游离显露肾动脉及静脉 2～3 cm,以 35 mm Endo-GIA、Endo-cut 或 Hem-o-lok 分别切断肾动脉和静脉。进一步游离切断肾周残余连接的组织,完全游离肾脏，继续向下游离显露患侧输尿管，达骨盆入口处。冲洗肾周间隙，止血无误，于其中一切口留置引流管后，缝合各小切口。然后患者改平卧位，重新消毒铺巾，取下腹麦氏切口长 5～6 cm，入侧后腹膜腔，在髂血管处找到输尿管并继续向下游离输尿管达膀胱壁。分离膀胱侧壁，切除壁间段输尿管和部分膀胱壁。由下腹切口取出切除的肾脏和输尿管及袖状膀胱壁。2-0 白肠线缝合膀胱壁切口，冲洗右下腹伤口，止血无误，留置伤口引流管后缝合切口，尿道内留置 Fr 22 Foley 三腔尿管，必要时可予冲洗。

(五)术中要点

处理肾蒂血管时一定要可靠，应充分游离显露后再上 Endo-GIA 或 Endo-cut，避免夹闭不全或不确切导致大出血。注意观察发现并处理异位血管，分离时不宜过度暴力，由于肾周血管较丰富，要认真止血，否则影响视野，造成操作困难。

(六)术后处理

(1)术后监测尿量和肾功能。术后 24 小时内即刻膀胱灌注一次化疗药物。

(2)记录引流管引流量及引流液性质，无引流液 24 小时后拔除引流管。

(3)第 3～5 天拔除导尿管，并可进流质饮食，并逐渐向正常饮食过渡。

(4)术后常规使用抗生素 3 天。

(陈又春)

第五章　泌尿系统感染

第一节　膀　胱　炎

一、急性膀胱炎

膀胱炎与尿道炎统称为下尿路感染。膀胱炎是膀胱黏膜发生的感染，高发人群包括学龄期少女、育龄妇女、男性前列腺增生者、老年人等。

（一）临床表现

（1）膀胱炎多发生于新婚或妊娠期，或有导尿、应用尿道器械等病史。

（2）突然或缓慢发生，全身症状不明显，主要表现为尿频、尿急和尿痛等症状。部分患者有终末血尿或全程血尿。有的患者出现尿液混浊或脓尿。

（3）耻骨上区有明显压痛。

（二）实验室检查

1.尿常规

白细胞＞5/HP 即有临床意义。

2.尿培养

晨尿沉淀涂片细菌数 15～20/HP，中段尿培养菌落数＞10^5/mL。

（三）治疗

1.一般治疗

急性发作时应注意休息，多饮水，碱化尿液。解痉剂解除痉挛，以减轻症状。

2.抗生素应用

应用抗生素前需做新鲜中段尿培养及药敏试验，根据培养结果选用适当的抗生素，若未做细菌培养则选用较广谱的抗生素。喹诺酮类抗生素为广谱抗菌药，是目前治疗单纯性膀胱炎的首选，单纯性膀胱炎提倡 3 日短程疗法。第 1 次发病的治疗要彻底，防止细菌产生耐药性或病情转为慢性。

二、慢性膀胱炎

(一)临床表现

(1)病史:慢性膀胱炎常为继发感染,多有泌尿系统其他疾病病史,部分患者有急性膀胱炎病史。

(2)病程较缓慢,尿路刺激症状较轻,但常反复发作,时轻时重。肉眼血尿少见。

(3)耻骨上区可有压痛。

(二)辅助检查

1.尿常规检查

尿常规检查可发现少数白细胞。

2.尿液细菌学检查

中段尿培养可有致病菌生长。

3.膀胱镜检查

膀胱三角区和膀胱颈部有充血和水肿,无溃疡,常伴有轻度尿道炎。

(三)治疗

(1)一般对症处理。

(2)消除原发病灶,如解除尿路梗阻、祛除结石等。

(3)选用敏感的抗生素,连续应用 10～14 天。复查尿培养,如为阴性,则剂量减半,维持 1～2 周或更长。再次复查尿培养,如为阴性方可停药。

三、间质性膀胱炎

间质性膀胱炎亦称膀胱黏膜下纤维化或 Hunner 溃疡,是一种非细菌性的累及膀胱全层的炎性疾病,多见于女性,我国少见。其发病原因和发病机制尚不清楚。

(一)诊断标准

1.必需条件

(1)膀胱镜检见膀胱壁有 Hunner 溃疡或点状出血。

(2)膀胱区疼痛伴有尿急。出血点形成应当是在麻醉下膀胱灌水膨胀[压力为 7.8～9.8 kPa (80～100 cmH_2O),持续 1～2 分钟]后出现。膀胱镜观察应当在膀胱膨胀 2 次以上之后进行。出血形成部位为弥漫型,至少在膀胱有 3 个象限存在,并且每个象限至少有 10 个病灶。

2.排除条件

(1)非麻醉条件下膀胱容量大于 350 mL。

(2)膀胱灌水速度为 30～100 mL/min 条件下,进水至 100 mL 内未出现明显尿急。

(3)在上述条件下,未见逼尿肌无抑制性收缩。

(4)发病不足 9 个月。

(5)无夜尿增多。

(6)抗生素、抗胆碱能药物或抗痉挛药物可以缓解症状。

(7)白天排尿次数小于 8 次。

(8)3 个月内患者曾被诊断为细菌性膀胱炎或前列腺炎。

(9)膀胱或输尿管下段结石。

(10)活动性生殖器疱疹。

(11)子宫、宫颈、阴道或尿道肿瘤。

(12)尿道憩室。

(13)环磷酰胺等药物所致的膀胱炎。

(14)结核性膀胱炎。

(15)放射性膀胱炎。

(16)良、恶性膀胱肿瘤。

(17)阴道炎。

(18)年龄不足 18 岁。

(二)治疗

1.膀胱水扩张

一般主张先行膀胱镜检查,在 7.8 kPa(80 cmH_2O)压力下持续扩张 1～2 分钟,重新注水进行诊断,然后再进行水扩张 8 分钟,达到治疗目的。最明显的效果发生在扩张后的短期内,一般能持续 6 个月。麻醉下膀胱扩张的容量低于 200 mL 时,其治疗效果不佳。

2.药物治疗

免疫抑制剂、抗抑郁药、钙通道阻滞剂等药物治疗,可以暂时缓解症状,但长期效果不佳。

3.膀胱内灌注

硝酸银、二甲基亚砜、肝素等药物膀胱灌注。输尿管反流为本方法的禁忌证。

4.神经刺激

经皮神经刺激(TENS)和针灸可以缓解症状。

5.外科手术

(1)适应证:症状严重、病期较长、药物治疗不佳,或膀胱功能受限出现膀胱挛缩及输尿管反流、肾积水等。

(2)手术方式:根据患者病情决定手术方式,包括经尿道膀胱溃疡电灼或电切、肠道膀胱扩大术或尿流改道术等。

(3)手术并发症:经尿道电切术可能出现的并发症有术中出血、膀胱穿孔、经尿道电切(TUR)综合征等;肠道膀胱扩大术或尿流改道术可能出现的并发症有吻合口尿漏、输尿管反流、输尿管狭窄、肠粘连、肠梗阻等。尿流改道术术式不同,可能出现的并发症也不同。

四、腺性膀胱炎

腺性膀胱炎是一种黏膜增生性、化生性病变,发病病因不明,可能与膀胱感染、梗阻、结石等慢性刺激有关。近几年发病率有增高趋势,好发于中年人,女性多于男性。大部分学者认为腺性膀胱炎是一种癌前病变。

(一)诊断标准

1.病史

患者常有膀胱慢性炎症、结石、肿瘤或膀胱出口梗阻等病史。

2.临床表现

腺性膀胱炎与一般慢性膀胱炎相似，早期主要表现为尿频、尿急、尿痛、排尿困难，发展到一定阶段可出现无痛性全程肉眼血尿。

3.影像学检查

(1)B超检查：膀胱壁出现不同程度的增厚或膀胱内占位性病变，并可确定部位、大小、是否有并发症等，检出率较高，对早期诊断及病变的随访有一定的参考价值。

(2)静脉肾盂造影：表现为膀胱内占位性病变及出现单侧或双侧肾盂积水。

4.膀胱镜检查

膀胱镜检查是诊断本病的主要依据。根据膀胱镜检结果，可将腺性膀胱炎分为4种类型。

(1)乳头状瘤样型：可见带蒂的乳头状肿物或散在的聚集的小乳头状突起。通过观察其乳头透亮及少血管或无血管，可初步区别于乳头状瘤。

(2)滤泡样水肿型：增生病变呈绒毛样或呈片状浸润型滤泡样水肿隆起。滤泡可呈圆形，透明或半透明的囊性隆起，临床上以此型最为常见。

(3)慢性炎症型：表现为局部黏膜粗糙，血管纹理增多，局部充血，或有小的糜烂灶。

(4)黏膜无显著变化型：膀胱黏膜大致正常。此型因容易漏诊，故检查时要充分引起注意。

5.病理组织学检查

膀胱黏膜组织活检及病理检查是确诊依据。腺性膀胱炎的主要病理组织学特征是黏膜固有层中存在Brunn巢、囊及腺体。通常的上皮来源于正常尿路上皮间变和内胚层组织的胚胎残留。此外，还有淋巴细胞和浆细胞浸润。腺性膀胱炎的腺体可分为3种类型：移行细胞型、肠腺型和尿道或前列腺型。

(二)治疗

本病的治疗方法有多种，但目前尚无确切的治疗办法。

1.去除诱发因素

如膀胱结石、前列腺增生、膀胱颈硬化等。

2.膀胱灌注治疗

灌注药物有抗炎药、化疗药、10%硝酸银等。

3.外科手术治疗

经尿道电灼、电切或激光治疗，术后定期复查。如病变广泛且病理证实为恶变者，可考虑行膀胱全切术。

(彭成华)

第二节　细菌性前列腺炎

一、急性细菌性前列腺炎

急性前列腺炎的发病根源在于细菌感染，而一系列内外因素会助推疾病的发生。生活中，长期疲劳、罹患感冒、大量饮酒以及性生活不节制等情况，都可能打破机体防御平衡，增加患病几率；在医疗场景下，尿路器械检查的实施，或是针对慢性细菌性前列腺炎患者的前列腺按摩操作，都可能成为前列腺炎急性发作的触发点。其致病微生物种类丰富，大肠埃希菌、变形杆菌、假单胞菌属、链球菌、肠球菌及金黄色葡萄球菌在感染案例中较为多见。

从感染路径来看，急性前列腺炎主要通过三种方式致病。直接蔓延作为最主要的感染途径，是指携带病原菌的尿液逆行进入前列腺导管，进而侵入腺体引发炎症；血源性感染则是由于身体其他部位的感染灶释放入血的致病菌，随着血液循环抵达前列腺，造成腺体感染；淋巴感染过程中，直肠内的细菌会沿着淋巴循环系统扩散，最终侵袭前列腺组织，导致炎症反应的发生。

(一)诊断标准

1.临床表现

(1)全身症状：急性发病时，多数患者呈现典型全身性感染中毒表现，骤然发热、寒战，伴肌肉关节疼痛、周身不适，常并发恶心、呕吐、纳差等消化系统症状。

(2)局部症状：腰骶与会阴区域疼痛是突出症状，同时伴随尿路刺激征，包括尿频、尿急、尿道灼热及排尿困难，夜尿显著增多。病情严重者可见终末血尿，个别病例可出现急性尿潴留。急性细菌性前列腺炎常合并膀胱炎，且症状程度不一。

2.辅助检查

(1)直肠指诊：通过直肠指诊，可发现前列腺肿大饱满，触压疼痛剧烈，局部温度升高，腺体质地坚韧、形态欠规则，部分存在结节。若已形成脓肿，触诊可感知波动感。

(2)前列腺液检查：前列腺液镜检可见大量炎性细胞，包含白细胞、脓细胞及巨噬细胞，细菌培养呈现阳性，存在大量致病菌。

(3)尿常规检查：在尿常规分析过程中，白细胞与红细胞计数的升高，是泌尿系统炎症的重要警示信号。而尿培养检测则可深入探究，精准锁定引发炎症的病原菌种类，为临床制定针对性治疗方案奠定基础。

(4)超声检查：经超声检查评估，前列腺炎患者的腺体解剖结构呈现以下特征。腺体体积：多数病例腺体大小无显著改变，少数病例表现为轻度增生，腺体形态保持对称性。包膜特征：前列腺包膜局部增厚，但声像图上仍显示连续完整，提示包膜未发生断裂或破坏。内部回声：腺体回声呈现非均质性，以低回声为主，与炎性细胞浸润及腺体组织水肿相关。脓肿声像：若合并脓肿，超声可见边界不清的无回声或低回声区，病灶内可见分隔光带，为鉴别感染程度及指导治疗提供关键影像学证据。

(二)治疗

1.抗感染治疗

急性细菌性前列腺炎的治疗重点在于抗感染。治疗起始阶段，需迅速采集尿液和血液样本，同步开展常规检查与细菌培养。常规检查可获取尿液、血液中细胞指标异常信息，辅助病情判断；细菌培养则能明确致病菌种类，为精准治疗创造条件。

多数情况下，急性细菌性前列腺炎对抗菌药物反应积极。米诺环素、左氧氟沙星、复方新诺明、氟诺沙星等口服药物，可有效对抗常见致病菌，适合轻症且身体状况良好的患者，口服给药操作简便、疗效确切。若患者高热不退、全身中毒症状显著，则需及时转为静脉抗生素治疗。在致病菌未确定时，可采用青霉素、链霉素、氨基糖苷类等广谱抗生素进行经验性治疗，以快速遏制病情恶化。

致病菌明确后，必须依据药敏试验精准选择抗生素。不同细菌对药物敏感度不同，比如肠杆菌科或假单胞菌属感染，氨基糖苷类抗生素效果突出；肠球菌感染则以氨苄西林治疗为宜。需特别注意，急性期严禁前列腺按摩，防止细菌入血引发菌血症。发病 7～10 天后，可进行前列腺按摩并镜检前列腺液，若白细胞数量仍高，需持续用药，直至炎症彻底消除。

2.一般治疗

急性前列腺炎治疗中，全身支持疗法至关重要。补液利尿可纠正发热导致的体液失衡，加速毒素代谢；退热镇痛能有效缓解患者不适。热水坐浴通过温热刺激，改善前列腺局部血运，促进炎症吸收，但需将水温控制在 40～42 ℃，防止烫伤。患者需严格忌口，避免酒精及辛辣食物，以防加重前列腺充血。

维持大便通畅同样关键。便秘会使腹内压升高，压迫前列腺加重症状，患者可通过调整饮食、增加膳食纤维摄入量，必要时使用缓泻剂，保障排便顺畅。卧床期间，应定时协助患者更换体位，预防压疮。

针对急性尿潴留，优先选择耻骨上膀胱穿刺吸尿或造瘘术引流，快速解除梗阻，防止感染扩散。尽量避免器械导尿或经尿道留置尿管，因其易引入外源细菌，增加感染风险，影响病情恢复。

二、慢性细菌性前列腺炎

作为前列腺炎症性疾病中的特殊类型，慢性细菌性前列腺炎具有“低患病率、高复发率”的临床特点，流行病学调查显示其占前列腺炎总体发病率的 5%左右，中青年男性为主要受累人群。其发病机制呈现显著异质性：仅少数病例（15%～20%）存在急性炎症迁延史，多数患者（80%以上）起病隐匿，部分无症状者（约 10%）甚至因健康筛查发现菌尿而确诊。病原学检测显示，革兰氏阴性杆菌占据主导地位（大肠埃希菌约 60%、克雷伯菌属 20%），革兰氏阳性球菌（如表皮葡萄球菌）及混合菌群感染亦可见于临床。病原微生物定植途径：①尿道黏膜上行性侵袭；②血液循环播散；③前列腺结石生物膜相关感染。解剖学缺陷（如尿道狭窄）与行为学危险因素（酒精滥用、性行为相关损伤）导致的前列腺充血状态（血流量增加 50%～70%），显著降低局部组织防御能力。

慢性细菌性前列腺炎的典型临床表征，体现为同一致病菌对泌尿系统的持续性侵袭。即便患者严格遵循标准化、足剂量的抗生素治疗方案，前列腺液中依然存在病原菌的持续定植，这种难治性的感染状态，本质上归因于前列腺特殊的解剖构造与复杂的生理防御机制。

从解剖角度而言，前列腺导管呈现细长、迂曲形态，开口极为狭窄，且与尿道形成特殊夹角。这种独特结构使得排尿期间尿道内压力产生波动时，细菌能够轻易地沿着导管逆行侵入前列腺腺泡。更为棘手的是，大量临床病例显示，患者前列腺导管内普遍存在生物膜，这种由细菌分泌的物质形成的保护性结构，显著降低了药物的杀菌效能与机体的免疫清除能力。此外，细长的导管导致腺体分泌物排出不畅，炎性物质在腺管内不断聚积，改变了内部微环境的酸碱平衡，为细菌的生长繁殖创造了有利条件。

前列腺上皮脂膜犹如一道坚固的天然屏障，严重影响药物的渗透效果。其特殊的脂质双层结构，使得水溶性药物难以穿透；而前列腺液的酸性特质，又会削弱部分弱碱性药物的活性，致使药物无法在前列腺组织内部达到有效的杀菌浓度。临床研究表明，部分常用抗生素在前列腺液中的浓度显著低于血浆浓度，难以实现对病原菌的彻底清除。

理想状态下，用于治疗慢性细菌性前列腺炎的药物，需具备高脂溶性、适宜的离解常数以及低血浆蛋白结合率等特性。然而，目前临床应用的抗生素，多数难以完全契合这些要求。以常见药物为例，即便部分药物具备较好的脂溶性，但在前列腺的特殊生理环境中，依然无法充分发挥抗菌作用，且长期使用还可能引发一系列不良反应。

长期持续的慢性炎症刺激，会促使前列腺内成纤维细胞活化，进而引发纤维组织过度增生。这种纤维化改变进一步加剧了药物向病灶扩散的难度。与此同时，前列腺组织内炎症细胞大量浸润、腺管堵塞等病理改变，导致腺管逐渐狭窄、腺体质地变硬，最终形成“炎症－纤维化－药物渗透障碍”的恶性循环，使得疾病的治疗面临巨大挑战。

（一）诊断标准

1.临床表现

慢性细菌性前列腺炎的临床特征呈现为病程迁延与症状复发性，部分患者可出现症状急性加重。其临床表现可系统归纳为以下内容。

（1）下尿路症状群：尿频、尿急、尿痛构成核心症状谱，夜间排尿次数较健康人群增加 2 倍以上，排尿过程可见尿流动力学异常（尿线变细、排尿踌躇）。晨起或排便时尿道外口异常分泌物（稀薄水样或乳白色黏液）检出率达 78%，部分病例伴有尿道烧灼感。

（2）慢性盆腔疼痛：疼痛呈放射性分布，累及膀胱三角区、会阴部及肛周区域，向耻骨上、腰骶部、腹股沟及阴囊区域扩散，疼痛性质以钝痛或坠胀感为主，部分患者诉睾丸内部及尿道深部不适。

（3）性功能异常：射精痛（发生率 12%～15%）、血精（8%～10%）为典型表现，同时可伴发早泄（IELT<1 分钟）、遗精频次增加（>2 次/周）、性欲减退（IIEF-5 评分<17 分），严重病例出现器质性勃起功能障碍（NPT 监测异常）。

（4）神经精神症状：头晕、乏力、入睡困难及多梦构成核心症状群，Epworth 嗜睡量表评分显著降低，匹兹堡睡眠质量指数（PSQI）>7 分者占 65%，上述症状导致患者社会功能损害（SF-36 量表评分下降）。

2.辅助检查

（1）直肠指诊：通过直肠指诊可评估前列腺的解剖学及触诊学特征。腺体形态：体积可表现为病理性增生（前列腺体积增大）、生理性正常或萎缩性改变（腺体缩小）。质地改变：腺体表面触诊呈非均质性，可触及结节样或弥漫性硬结。触痛表现：约 40%患者存在局限性压痛，提示局部炎症浸润。

（2）前列腺液镜检：前列腺液镜检是确诊的核心依据，诊断标准如下。白细胞计数：每高倍视野（HPF）白细胞>10 个。脓细胞与卵磷脂小体：若白细胞计数为 10 个/HPF，但伴脓细胞簇集（≥5 个/HPF）且卵磷脂小体密度<1＋（<10 个/HPF），可诊断感染性炎症。镜下特征：可见大量炎性细胞浸润，偶见吞噬脂质的巨噬细胞（泡沫细胞）。

（3）尿常规检查：尿液常规检测显示以下异常时，提示泌尿系统感染可能。白细胞计数：尿液中白细胞>5 个/HPF（正常参考值<3 个/HPF）。亚硝酸盐试验：阳性结果提示革兰氏阴性菌感染。细菌计数：清洁中段尿细菌培养>10^3 CFU/mL（未离心尿）可辅助诊断。

(4)细菌学检查:前列腺液细菌培养阳性是确诊的金标准,临联合培养结果可指导抗菌药物选择,避免经验性用药的盲目性。

(二)治疗

慢性细菌性前列腺炎的治疗需遵循个体化、阶梯式策略:初发阶段,基于经验选用敏感抗生素,疗程依病情灵活调整;病情再发时,需足量应用抗生素;若反复复发,则推荐小剂量、长周期的预防性抗生素疗法;对于常规治疗无效的顽固病例,可审慎评估后选择尿道手术。

(1)患者管理方面,充分的健康宣教至关重要。需告知患者疾病具有慢性、易复发的特点,强调坚持规范治疗的必要性。同时,指导患者通过改善生活方式辅助治疗,如增强机体免疫力、戒烟、避免辛辣刺激性食物、合理规划性生活等。

(2)慢性细菌性前列腺炎的治疗方案中,抗菌药物治疗始终处于核心地位,但治疗效果却显著逊色于急性前列腺炎。究其原因,一方面是病原菌在反复的抗生素作用下,耐药基因不断累积,形成了较高的耐药水平;另一方面,前列腺独特的生理屏障使得药物难以充分渗透,无法彻底清除病灶内的细菌,进而导致停药后疾病复发率居高不下。对于单疗程治疗效果不佳的患者,低剂量持续抑制疗法成为临床优选方案,该疗法通过小剂量、长时间给药,持续抑制细菌生长,同时降低了药物不良反应的发生率。在药物选择上,复方新诺明、米诺环素、左氧氟沙星、氟诺沙星、红霉素、多西环素等均为常用药物,它们凭借各自不同的抗菌谱和作用特点,为临床医生提供了灵活的用药策略,以应对复杂病情。

(3)物理治疗在慢性细菌性前列腺炎的综合干预方案中占据核心地位。其中,传统疗法里,规律的前列腺按摩可促进腺体排空,减少炎性分泌物潴留;热水坐浴借助温热效应,改善前列腺局部血运,有效缓解疼痛与不适症状。

现代物理治疗手段丰富多样,经直肠前列腺微波热疗、经尿道射频热疗、经会阴前列腺注射、经直肠野菊花栓药物灌注及离子透入疗法,均在临床实践中证实了治疗的有效性。此类理疗的温度参数通常设定为 41～42 ℃,单次治疗时长 30～60 分钟,特别适用于病程迁延、常规治疗效果欠佳的难治性病例。多数病情稳定的心血管、肺部及脑血管疾病患者,可安全耐受射频治疗。

1)微波治疗基于致热与非致热双重作用机制。致热效应通过提升组织温度,引发血管扩张、代谢加速,从而实现炎症物质清除与肌肉松弛;非致热效应则在无显著温升情况下,利用电磁波调节神经细胞功能,改变细胞膜脂质结构与离子通道特性。但该疗法明确禁用于出血性疾病及急性尿路感染患者。常见轻微并发症如导管相关性黏膜创伤性血尿(多可自愈),以及尿频、尿急等尿道刺激症状(可通过对症药物缓解)。

2)射频热疗在 42 ℃以下低温环境中,可有效改善前列腺血液循环,激活酶促反应,增强机体免疫功能,同时松弛肌肉组织。不过,体内植入心脏起搏器或金属假体、处于感染急性期(需先控制炎症)及存在出血倾向的患者,严禁采用该治疗方式。

3)针对保守治疗无效、病情反复且合并前列腺结石的患者,经尿道前列腺电切术可作为备选治疗方案。手术需完整切除至包膜层,以确保彻底清除感染病灶与结石,术后需连续进行 6～8 周抗生素治疗。但考虑到手术可能引发尿失禁、性功能损伤等风险,患者对该治疗手段的接受意愿普遍较低。

(常鹏程)

第六章　泌尿系统结石

第一节　肾　结　石

一、诊断标准

(一)病史

病史在诊断上有很大帮助,特别是一侧肾区疼痛或绞痛合并血尿,有排石史就可以诊断有尿石症。

(二)体格检查

肾绞痛发作静止期,仅有患侧肋脊角叩击痛。肾绞痛发作期,患者躯体屈曲,腹肌紧张,患侧肋脊角可有压痛和局部肌紧张,并发肾积水时,腹肌放松可触及肿大、有压痛的肾脏。多数没有梗阻的肾结石,可无明显体征。

(三)影像学检查

1.肾脏-输尿管-膀胱X线平片检查

90%以上的肾结石在X线平片上显影。

2.静脉肾盂造影

静脉肾盂造影可以了解肾盏、肾盂形态和肾功能,并帮助寻找有无结石。不显影的结石在造影剂阴影内表现为透明区。在肾功能较差,显影欠佳时,可试用大剂量造影剂做延缓造影。

3.B超

对无症状较大的铸状结石及肾脏-输尿管-膀胱X线平片检查(KUB)不显影的结石有帮助,并能了解肾脏积水情况。

4.膀胱镜检查和逆行性肾盂造影

膀胱镜检查有一定的痛苦,并有继发感染的可能性,所以不作为常规检查。它适用于静脉肾盂造影(IVP)后仍诊断不明确的病例。

5.CT检查

CT检查不受结石成分、肾功能和呼吸运动的影响,而且螺旋CT还能够同时对所获取的图像进行二维及三维重建。因此,CT能够检出其他常规影像学检查中容易遗漏的小结石。CT诊断结石的敏感性比尿路平片高，尤其适用于急性肾绞痛患者的诊断；另外，结石的成分可以通过双源 CT 下结石的 CT 值来进行初步判定，从而对治疗方法的选择提供参考。增强 CT 能够显示肾脏积水的程度和肾实质的厚度，从而反映了肾功能的改变情况。

(四)实验室检查

1.尿常规检查

镜检可见到红细胞，合并感染时可见到白细胞。

2.电解质和肾功能检查

电解质和肾功能检查可查钙、磷、尿酸、肌酐等。

二、治疗

(一)一般疗法

1.大量饮水和解痉止痛

尽可能维持每日尿量在 2 000～3 000 mL。大量饮水，配合利尿解痉药物，可促使小的结石排出。在感染时，大量饮水及利尿可促进引流，有利于感染的控制。

2.针灸及应用排石药

针灸有解痉止痛作用。排石药可利尿解痉，促进输尿管蠕动，有利于小结石的排出。

(二)体外冲击波碎石术

1.治疗方法

(1)治疗电压及轰击次数：湛江 HB-ESWL-V 型电压为 4～9 kV，每次治疗轰击次数不超过 3 500 次。小儿肾结石电压应调低，轰击次数应减少。

(2)治疗间隔时间：两次治疗间隔时间应大于 7 天，孤立肾结石、异位肾结石、小儿肾结石应大于 10 天。

2.ESWL 的疗效

ESWL 的疗效与结石的大小、位置、化学成分以及解剖异常有关。

(1)结石的大小：结石越大，需要再次碎石的可能性越大。结石直径小于 20 mm 的肾结石应首选 ESWL 治疗，结石直径大于 20 mm 的肾结石和鹿角形结石可采取经皮肾镜取石术(percutaneous nephrolithotomy，PCNL)或 PCNL 联合 ESWL 治疗。建议 ESWL 之前插入双 J 管，防止“石街”形成阻塞输尿管。

(2)结石的部位：肾盂结石较输尿管结石容易粉碎，这是由于位于肾盂内的结石周围有空隙，易于碎结石的扩散，从而易于结石的排出。在肾结石体外碎石中，肾中盏和肾上盏的结石较肾下盏结石效果好。对于肾下盏漏斗部与肾盂之间的夹角为锐性、漏斗部长度较长和漏斗部宽度较窄的患者，体外碎石后结石不易排出。

(3)结石的成分和结构：感染性结石最容易粉碎，其次是草酸钙、尿酸结石，最不容易粉碎的是胱氨酸结石；粒晶状结构的结石容易粉碎。

(4)停留时间：结石在泌尿道停留时间过长，结石不易被粉碎，这是结石刺激引起局部炎症、水肿、增生，导致炎性肉芽肿，甚至纤维包绕。结石在泌尿道停留时间过长可诱发鳞状上皮癌，治疗前应考虑到。

（三）经皮肾镜取石术

1.适应证

（1）所有需开放手术干预的肾结石，包括完全性和不完全性鹿角形结石、≥2 cm 的肾结石、有症状的肾盏或憩室内结石、体外冲击波难以粉碎及治疗失败的结石。

（2）输尿管上段 L_4 以上、梗阻较重或长径＞1.5 cm 的大结石；或因息肉包裹及输尿管迂曲、ESWL 无效或输尿管置镜失败的输尿管结石。

（3）特殊类型的肾结石，包括小儿梗阻明显的肾结石，肥胖患者的肾结石，肾结石合并肾盂输尿管连接部梗阻或输尿管狭窄，孤立肾合并结石梗阻，马蹄肾并结石梗阻，移植肾合并结石梗阻以及无积水的肾结石等。

2.禁忌证

（1）未纠正的全身出血性疾病。

（2）严重心脏疾病和肺功能不全，无法承受手术者。

（3）未控制的糖尿病和高血压者。

（4）盆腔游走肾或重度肾下垂者。

（5）脊柱严重后凸或侧弯畸形、极肥胖或不能耐受俯卧位者亦为相对禁忌证，但可采用仰卧、侧卧或仰卧斜位等体位进行手术。

（6）服用阿司匹林、华法林等抗凝药物者，需停药 2 周，复查凝血功能正常才可以进行手术。

3.治疗原则

（1）PCNL 应在有条件的医院施行，由有经验的医师根据具体的情况采用大小不同的通道和不同类型的器械进行手术。

（2）复杂或体积过大的肾结石手术难度较大，不排除开放手术处理。

（3）合并肾功能不全者或肾积脓者可先行经皮肾穿刺造瘘引流，待肾功能改善及感染控制后再行二期取石。

（4）完全鹿角形肾结石可分期多次多通道取石，但手术次数不宜过多，每次手术时间不宜过长，需视患者耐受程度而定。

（5）多次 PCNL 后仍有直径＞0.4 cm 的残石，可联合应用 ESWL。

4.术前准备

虽然 PCNL 是一种微创手术，但它仍然有一定的侵入性和风险，必须将术中和术后可能发生出血、周围器官损伤、情况严重时需中转开放手术，甚至需要行肾切除等情况充分告知患者及其家属。

其术前准备与开放手术大致相同。若尿培养有细菌存在，应该选择敏感的抗生素治疗，即使尿培养为阴性，手术当天也应选用广谱抗生素预防感染。

5.手术步骤

（1）定位：采用 B 超或 C 形臂 X 光机定位目标肾盏。为了显示肾集合系统，可行逆行输尿管插管造影。

（2）穿刺：穿刺点可选择在第 12 肋下至第 10 肋间腋后线到肩胛线之间的区域，穿刺经后组肾盏入路，方向指向肾盂。对于输尿管上段结石合并肾盂输尿管连接部（ureteropelvic junction，UPJ）狭窄需同时处理者，可首选经肾后组中盏入路，通常选第 11 肋间腋后线和肩胛下角线之间的区域作穿刺点。穿刺上、下组肾盏时，须注意可能会发生胸膜和肠管的损伤。

(3)扩张:肾穿刺通道可以用筋膜扩张器、Amplatz 扩张器、高压球囊扩张器或金属扩张器扩张。但是,具体使用哪种扩张器以及扩张通道的大小,必须根据医师的经验、当时具备的器械条件以及治疗费用等情况来决定。

(4)腔内碎石与取石:结石可通过激光、气压弹道、超声等不同方法击碎后取出。术后部分患者可采用"无管化"处理,但放置双 J 管和肾造瘘管较为安全,肾造瘘管可以压迫穿刺通道、引流肾集合系统、减少术后出血和尿外渗,有利于再次处理残石,而且不会增加患者疼痛和延长住院时间。

6.术后并发症

(1)出血:出血为 PCNL 最常见、最严重的并发症,可先试行夹闭肾造瘘管,静脉出血多可达到止血目的;如血压难以维持或超过 24 小时,则要怀疑大的动脉出血或动静脉内瘘形成,可进行动脉造影,行选择性动脉栓塞。

(2)感染:可给予敏感抗生素治疗,保持造瘘管通畅。

(3)导管的脱落及移位。

(4)邻近脏器的损伤。

(5)结石残留。

(四)输尿管镜碎石术(URS)

逆行输尿管镜治疗肾结石以输尿管软镜为主,其损伤介于 ESWL 和 PCNL 两者之间。

1.适应证

(1)ESWL 定位困难的、X 线阴性肾结石(<2 cm)。

(2)ESWL 术后残留的肾下盏结石。

(3)嵌顿性肾下盏结石,ESWL 治疗效果不好。

(4)极度肥胖、严重脊柱畸形,建立 PCNL 通道困难者。

(5)结石坚硬(如一水草酸钙结石、胱氨酸结石等),不利于 ESWL 治疗。

(6)伴盏颈狭窄的肾盏憩室内结石。

2.禁忌证

(1)不能控制的全身出血性疾病。

(2)严重的心肺功能不全,无法耐受手术。

(3)未控制的泌尿系统感染。

(4)严重尿道狭窄,腔内手术无法解决。

(5)严重髋关节畸形,截石位困难。

3.操作方法

采用逆行输尿管插入导丝,经输尿管硬镜或者软镜镜鞘(10~13 F)扩张后,直视下放置输尿管软镜,随导丝进入肾盏并找到结石。使用激光将结石粉碎成易排出的细小碎粒。

钬激光配合 200 μm 的纤维传导光纤是目前逆行输尿管软镜治疗肾结石的最佳选择。综合文献报道,结石清除率为 71%~94%。逆行输尿管软镜治疗肾结石可以作为 ESWL 和 PCNL 的有益补充。

(五)手术治疗

常用的治疗方法以 ESWL 和腔内泌尿外科为主,只有少数病例行手术治疗。随着 ESWL 和腔内泌尿外科技术的发展,特别是经皮肾镜和输尿管镜碎石取石的应用,泌尿系统结石的治疗取得了突破性进展,开放手术在肾结石治疗中的运用,已经变得越来越少,但是开放手术进行肾结石取石在某些特殊情况下仍具有极其重要的临床应用价值。

1.适应证

(1)ESWL、URS 和(或)PCNL 作为肾结石治疗方式存在禁忌。

(2)ESWL、URS、PCNL 手术治疗失败,或上述治疗方式出现并发症需要开放手术处理。

(3)存在有需要同时行开放手术处理的疾病。

2.开放手术方式

(1)单纯性肾盂或经肾窦肾切开取石术:肾外型肾盂较肾内型肾盂更适宜行此手术。

(2)肾盂肾实质联合切开取石术:多用于不能通过肾窦切开取出的多发性或铸状结石。

(3)无萎缩性肾实质切开取石术。

(4)放射状肾实质切开取石术。

(5)肾部分切除术:对局限于一极的尤其是肾下盏的多发结石,或有肾盏颈部狭窄的多发结石与肾盏黏膜严重粘连的结石,可采用此术式。

(6)肾切除术:对一侧肾结石合并肾积脓或肾功能丧失而对侧肾功能正常时,可考虑行此手术。

(7)肾造瘘术:适用于双肾结石并发急性梗阻引起无尿、少尿,应尽早解除肾功能较好一侧的梗阻。

(六)溶石治疗

溶石治疗是通过化学方法溶解结石或结石碎片,以达到完全清除结石的目的,是一种有效的辅助治疗方式,常作为体外冲击波碎石、经皮肾镜取石、输尿管镜碎石取石以及开放手术取石后的辅助治疗,特别是对某些部分或完全鹿角形结石的患者,溶石和取石手术联合治疗是一种安全、有效、可行的治疗选择。

(七)鹿角形结石的处理

鹿角形结石也称铸状结石,指肾盂结石较大,且结石已深入肾盏,形状似鹿角而称鹿角形结石。

1.单独应用 ESWL 治疗

单独应用 ESWL 治疗适用于肾内型肾盂患者,结石虽为鹿角形结石,但结石总的体积较小,且无大的积水。治疗顺序依次为肾盂、下盏、中盏及上盏,力争将结石击碎成 2 mm 的小颗粒以利于结石的排出,减少输尿管内“石街”的形成;如治疗前在患侧放置双 J 管,也可减少输尿管内“石街”的形成。

2.ESWL 与 PCNL 联合治疗

ESWL 与 PCNL 联合治疗适用于巨大的鹿角形结石的患者。结石过大常需反复多次碎石,既增加了费用,又加重了肾组织的损伤和造成泌尿系统梗阻的机会。因此,应先行经皮肾镜,配合超声、激光、气压弹道等碎石技术将肾盂内的结石尽可能取尽,2~4 天后再行 ESWL 治疗,将剩余的结石粉碎。如发生输尿管内“石街”,用 ESWL 治疗无效时,可行输尿管镜取石。孤立肾术前应放置双 J 管,以减少输尿管内“石街”的形成。

3.鹿角形结石的复打

由于鹿角形结石均较大,为了保证患者的安全,减少肾组织及肾周组织和血管的损伤,应严格控制碎石的工作电压和冲击次数及两次治疗的间隔时间,避免肾组织的严重损伤和肾周血肿的发生。

4.肾造瘘

肾脏鹿角形结石一般均较大，经 ESWL 治疗后多半极易在输尿管内形成“石街”，但多数能自行排出，少数形成泌尿系统梗阻而影响肾脏功能或出现严重的泌尿系统感染，甚至全身的感染。因此，当出现输尿管内“石街”时，如无症状应积极观察，1 周后仍无变化，可先行 ESWL 治疗，由“石街”的下端开始向上治疗，绝大多数有效；在观察期间如出现梗阻感染症状，应积极采取减压措施，在 B 超引导下行患侧经皮肾穿刺造瘘术，待结石排出后再拔管。

5.抗感染问题

肾脏鹿角形结石多半合并有感染，治疗前 1～2 天即开始应用抗生素，ESWL 治疗后再应用 3～4 天。

6.治疗前输尿管内置管问题

为了防止输尿管内“石街”对上泌尿系统的梗阻，术前在患侧输尿管内置一双 J 管，可以达到内引流的目的。但在实际临床工作中，由于鹿角形结石均较大，充满肾盂，双 J 管很难进入肾盂内而无法固定，导致双 J 管脱落。

(陈又春)

第二节　输尿管结石

输尿管结石 90%以上是在肾内形成而进入输尿管，原发于输尿管的结石很少见，输尿管双侧结石约占 5%。

一、诊断标准

(一)临床表现

同肾结石表现，输尿管膀胱壁段结石可出现尿频、尿急、尿痛。

(二)KUB 检查

90%输尿管结石可在 X 线片上显影。

(三)IVP 检查

IVP 对诊断帮助最大，能了解结石的大小、部位、肾功能损坏程度及梗阻情况，并可以了解对侧肾功能。

(四)膀胱镜检查和逆行性肾盂造影

膀胱镜检查和逆行性肾盂造影不作为常规检查，如有以下情况仍需采用：①如 IVP 对梗阻部位了解不清时，膀胱镜检查和逆行插管可以对梗阻部位进行了解；②可以鉴别输尿管下端结石是否已降入膀胱；③经膀胱镜剪开输尿管口或插入输尿管套石导管有可能套出下段的结石。

二、治疗

治疗输尿管结石的方法有 ESWL、输尿管镜碎石取石、经皮肾镜碎石取石、腹腔镜和开放手术、溶石治疗和药物治疗等。绝大多数输尿管结石通过 ESWL 和输尿管镜、经皮肾镜碎石取石治疗均可取得满意效果。腹腔镜手术是微创的，可作为开放手术的替代方法，也可用于ESWL、输尿管镜治疗有禁忌时，如结石位于输尿管狭窄段的近端。

（一）保守疗法

输尿管结石的全身治疗同肾结石。输尿管结石的总攻疗法效果较好，每周 2～3 次，每两周为 1 个疗程。大多直径小于 0.4 cm 的结石常能自行排出，直径为 0.4～0.6 cm 或个别 1.0 cm 的结石经总攻疗法，有可能排出。

（二）手术治疗

适应证：①结石直径大于 1.0 cm 或表面粗糙呈多角形；②结石嵌顿时间较长，输尿管发生严重梗阻和上尿路感染；③非手术治疗无效；④输尿管镜下取石发生穿孔或狭窄。

（三）ESWL 治疗

大多数输尿管结石行原位 ESWL 治疗即可获得满意的治疗效果，且并发症和不良反应的发生率较低。

1.适应证

（1）输尿管结石的远端无器质性梗阻。

（2）孤立肾结石落入输尿管，引起无尿或少尿应急诊行 ESWL。

（3）双侧输尿管结石同时发生梗阻引起无尿，应先对近期发作一侧的结石进行 ESWL，待结石梗阻解除、肾功能恢复后再治疗另一侧。

（4）输尿管结石发生急性肾绞痛应用解痉药无效的患者可急诊行 ESWL。

（5）同侧输尿管多发结石应先治疗输尿管积水端结石，待结石粉碎后再治疗远端结石。

（6）对于较大的结石、结石在输尿管同一部位停留时间较长，肾功能较差时，在实行 ESWL 治疗 1～2 次无效后，应及时改用其他治疗手段。

（7）输尿管内“石街”形成应及时行 ESWL，促进“石街”碎石屑排出。

（8）输尿管结石伴同侧肾急性感染时，应先行肾造瘘置管引流，控制感染后再行 ESWL 治疗，待结石排净后再拔管。

2.治疗方法

（1）工作电压：4～9 kV。

（2）轰击次数：每次治疗不超过 4 500 次。

（3）间隔时间：两次治疗间隔时间应不少于 7 天。

3.并发症

（1）血尿：血尿较轻且 1～2 天后自行消失，无须处理。

（2）绞痛：在排石过程中少数患者会出现输尿管绞痛，应用解痉镇痛药可缓解。

（四）输尿管镜碎石取石术

1.适应证

（1）输尿管下段结石。

（2）输尿管中段结石。

（3）ESWL 失败后的输尿管上段结石。

（4）ESWL后的“石街”。

（5）结石并发可疑的尿路上皮肿瘤。

（6）X 线阴性的输尿管结石。

（7）停留时间长的嵌顿性结石而 ESWL 困难。

2.操作方法

(1)输尿管镜有硬性、半硬性和软性三类。硬性和半硬性输尿管镜适用于输尿管中、下段结石的碎石取石;而输尿管软镜则多适用于输尿管中、上段结石,特别是上段碎石及取石。

(2)患者取截石位,先利用输尿管镜行膀胱检查,然后在安全导丝的引导下,导入输尿管镜。输尿管口是否需要扩张取决于输尿管镜的粗细和输尿管腔的大小。硬性或半硬性输尿管镜均可以在荧光屏监视下逆行插入上尿路。输尿管软镜需要借助一个 10～13 F 的输尿管镜镜鞘或通过接头导入一根安全导丝,在其引导下插入输尿管。在进镜过程中,利用注射器或者液体灌注泵调节灌洗液体的压力和流量,保持手术视野清晰。

(3)对于输尿管中、上段结石或者输尿管肾盂连接部(UPJ)处结石或较大的结石碎片,为防止或减少结石滑落回肾盂或者肾盏,可采取以下方法:应尽量减小灌洗液体的压力;调整体位如头高脚低位;减少碎石的能量和频率;采用套石篮固定结石后,再行碎石;碎石从结石一侧边缘开始,尽量将结石击成碎末,结石输尿管粘连的一面留至最后碎石。

(4)经输尿管镜窥见结石后,利用碎石设备(激光、气压弹道、超声等)将结石粉碎成 3 mm 以下的碎片。而对于那些小结石以及直径≤5 mm 的碎片,也可用套石篮或取石钳取出。

3.术后放置双 J 管

输尿管镜下碎石术后是否放置双 J 管,目前尚存在争议。遇有下列情况,建议放置双 J 管。

(1)较大的嵌顿性结石(>1 cm)。

(2)输尿管黏膜明显水肿或有出血。

(3)输尿管损伤或穿孔。

(4)伴有息肉形成。

(5)伴有输尿管狭窄,有(无)同时行输尿管狭窄内切开术。

(6)较大结石碎石后碎块负荷明显,需待术后排石。

(7)碎石不完全或碎石失败,术后需行 ESWL 治疗。

(8)伴有明显的上尿路感染。一般放置双 J 管 1～2 周,如同时行输尿管狭窄内切开术,则需放置 4～6 周。

4.并发症及其处理

并发症的发生率与所用的设备、术者的技术水平和患者本身的条件等有明显关系。有文献报道并发症的发生率为 5%～9%,较为严重的并发症发生率0.6%～1%。

(1)近期并发症及其处理。①感染:应用敏感抗生素积极抗感染治疗。②黏膜下损伤:放置双 J 支架管引流 1～2 周。③假道:放置双 J 支架管引流 4～6 周。④穿孔:为主要的急性并发症之一,小的穿孔可放置双 J 支架管引流 2～4 周,如穿孔严重,应进行手术修补(输尿管端端吻合术等)。⑤输尿管黏膜撕脱:为最严重的急性并发症之一,应积极手术重建(自体肾移植术、输尿管膀胱吻合术或回肠代输尿管术等)。

(2)远期并发症及其处理:输尿管狭窄为主要的远期并发症之一,其发生率为 0.6%～1.0%,输尿管黏膜损伤、假道形成或者穿孔、输尿管结石嵌顿伴息肉形成、多次 ESWL 致输尿管黏膜破坏等是输尿管狭窄的主要危险因素。①输尿管狭窄:输尿管狭窄内切开或狭窄段切除端端吻合术;②输尿管闭塞:狭窄段切除端端吻合术或输尿管膀胱再植术;③输尿管反流:轻度者建议随访观察,重度者须行输尿管膀胱再植术。

（五）经皮肾镜碎石术

详见肾结石经皮肾镜相关内容。

（六）开放手术和腹腔镜治疗

开放手术仅用在ESWL和输尿管镜碎石、取石治疗失败的情况下。此外，开放手术还可应用于输尿管镜取石或ESWL存在着禁忌证的情况下。后腹腔镜下的输尿管切开取石可以作为开放手术的另一种选择。

（七）溶石治疗

详见肾结石相关内容。

（李富豪）

第三节　膀胱结石

膀胱结石主要见于幼年男性和老年患者，女性极少见。

一、病因

（一）营养不良及代谢异常

营养不良及代谢异常致膀胱结石的发生率增加。

（二）下尿路梗阻

尿道狭窄、先天畸形、前列腺肥大、膀胱颈部梗阻、肿瘤、膀胱膨出、膀胱憩室等，均可使肾和输尿管的小结石及尿盐结晶，沉淀积聚在膀胱而形成结石，这也是膀胱结石主要见于幼年男性和老年患者的最常见原因。

（三）膀胱异物

膀胱内的异物可作为核心，使尿盐沉积于周围而形成结石。

（四）感染

感染继发于下尿梗阻或膀胱异物的感染，可使pH升高，促使磷酸钙、铵盐和镁盐的沉淀而形成膀胱结石。

（五）寄生虫

虫卵可作为核心，伴发膀胱结石。

二、诊断标准

（一）临床表现

临床表现有排尿困难、排尿中断、血尿、排尿疼痛等。

1.排尿困难

结石可在膀胱内活动，排尿困难症状时重时轻，有时出现排尿中断，必须改变体位才能继续排尿。

2.排尿疼痛

疼痛向会阴部及阴茎放射，前列腺梗阻伴发的结石患者疼痛常不明显。

3.血尿和排尿刺激症状

结石的刺激可产生膀胱炎症和膀胱黏膜的损害，从而导致血尿和尿频、尿急等排尿刺激症状。

4.肾功能损害

部分膀胱结石引起的梗阻，可以造成肾积水和肾盂肾炎，导致肾功能的损害。

5.膀胱癌

长期的结石刺激导致膀胱黏膜鳞状化生，严重者可引起膀胱鳞状上皮癌。

(二)辅助检查

1.尿常规

尿中红细胞、白细胞计数明显增多。

2.双合诊检查

较大的结石可以触及。

3.尿道探子检查

尿道探子触及结石时，可有触及感和碰撞声。

4.KUB 检查

KUB 检查可显示结石的大小、数目、形态和位置，同时可了解上泌尿系统有无结石。

5.B 超

B 超检查对诊断膀胱结石很有价值，可显示结石的大小、数目、形态和位置，区分膀胱结石及膀胱憩室结石，同时也可了解上泌尿系统有无结石、积水等。

6.膀胱镜检查

膀胱镜检查是诊断膀胱结石最可靠的方法，同时可以观察膀胱内的其他病变等。

三、治疗

(一)腔内治疗

(1)经尿道机械碎石术：在尿道放置器械将结石夹碎、击碎后再将碎片冲出；对结石较大、多发、结石过硬及有膀胱镜检查禁忌证的患者，应考虑其他手术治疗方式。

(2)经尿道气压弹道碎石术。

(3)经尿道激光碎石术。

(4)经尿道超声碎石术。

(二)耻骨上膀胱切开取石术

术前应考虑有无原发梗阻病因，前列腺肥大合并结石时，取出结石后，应同时行前列腺摘除术。开放手术治疗的相对适应证如下。

(1)较复杂的儿童膀胱结石。

(2)巨大结石。

(3)严重的前列腺增生或尿道狭窄患者。

(4)膀胱憩室内结石。

(5)膀胱内围绕异物形成的大结石。

(6)同时合并需要开放手术的膀胱肿瘤。

(三)ESWL 治疗

适应证、治疗方法、并发症及处理详见“体外冲击波碎石术”相关内容。

(彭成华)

第四节　尿道结石

尿道结石较少见,多数来源于其上方的泌尿系统,以男性为主。常见于膀胱结石排出时停留嵌顿于尿道,好发部位为前列腺部尿道、球部尿道、舟状窝及尿道外口。少数为发生于尿道狭窄处、尿道憩室中的原发性尿道结石。

一、诊断标准

(一)临床表现

1.排尿困难

结石突然嵌入尿道时,可发生突然尿流中断、尿线变细、分叉、无力,甚至滴沥,出现尿潴留。

2.疼痛

结石突然嵌入尿道时,可发生局部剧烈疼痛或排尿时刀割样疼痛。

3.尿道分泌物

患者常有终末血尿或初血尿,有时有血性分泌物,严重者可以有尿道溢血,继发感染时会有脓性分泌物。

(二)辅助检查

1.尿道探子检查

尿道探子接触到结石并能感到有摩擦声。

2.X 线检查

尿道造影可以发现有无尿道狭窄和尿道憩室,X 线平片可以证实尿道结石诊断,并可以发现上尿路结石。

3.尿道镜检查

尿道镜检查可以直接观察到结石及尿道并发症。

二、治疗

(一)前尿道结石取出术

(1)尿道外口和舟状窝的尿道结石可以用细钳夹出或用探针钩出。

(2)剪大尿道外口,向尿道内注入无菌石蜡油,边挤边夹,将结石取出。

(二)后尿道结石取出术

大部分后尿道结石的治疗可以采取类同膀胱结石的腔内治疗方法。

(1)钬激光碎石治疗:既可以碎石,同时也可以汽化切除尿道内的瘢痕组织,解除尿道狭窄。

(2)气压弹道碎石。

(3)ESWL 治疗尚有争议。

(张玉军)

第五节　前列腺、精囊与包皮结石

一、前列腺结石

前列腺结石是指发生于前列腺腺管和腺泡内的结石，在泌尿外科门诊患者和健康体检人群中有一定的检出率，大多见于50岁以上的男性。前列腺结石的病因一直存在争议。前列腺增生和前列腺炎患者更常发生前列腺结石，而这两种前列腺良性疾病密切相关，大部分前列腺增生患者存在慢性的前列腺炎症。目前认为，前列腺结石可能是由炎症状态下前列腺分泌物成分的沉淀或淀粉样小体的钙化而形成；也有研究认为生理性衰老、尿液反流等是前列腺结石的成因。前列腺结石的成分主要为磷酸钙，部分病例为碳酸钙或草酸钙。因调查的标准不同，相关研究对前列腺结石发病率的报道差异较大，随年龄的增长发病率有所增加。

（一）临床表现

前列腺结石数量不定，大小、形态不一，大多没有症状，有“静石”之称。有症状的前列腺结石主要表现为梗阻、感染和疼痛。

前列腺结石凸向尿道、前列腺结石合并前列腺增生或尿道狭窄时，以排尿困难症状为主。前列腺结石是病原菌持续存在和感染复发的重要原因之一，二者互为因果。前列腺结石合并急性下尿路感染时主要表现为下尿路刺激征，细菌入血者可有发热、寒战等全身症状；前列腺结石合并慢性前列腺炎时，可有较明显的盆底神经痛症状。前列腺结石随尿液排出时可导致会阴部放射痛。部分患者可有尿道分泌物、终末血尿等表现。

（二）诊断和鉴别诊断

1.直肠指检

直肠指检可以较快诊断，按压结石所在的前列腺腺体时可有捻发感，或可摸到多个小结石。

2.超声

经腹或经直肠超声是诊断前列腺结石首选的影像学检查，前列腺结石在声像图中表现为内腺多个散在小光点，合并前列腺增生者可见增生的内腺将结石推移到内、外腺之间排列成弧形。

3.X线

大多数前列腺结石为阳性结石，X线片上显示为耻骨上的高密度影。

4.CT

CT是诊断前列腺结石的最佳检查，前列腺结石在CT下主要有3种表现：①前列腺内弥漫致密影；②马蹄形或以尿道为中心的环形影；③孤立结石。

5.MRI

MRI对诊断前列腺结石不敏感，必要时可行膀胱尿道造影、尿道探子、尿道镜检查等有创检查。

前列腺结石一般容易诊断，有时需要与尿道结石、前列腺癌、前列腺结核、前列腺炎症的钙化灶等疾病相鉴别。

（三）治疗

无症状的前列腺结石不需要治疗。对于症状明显的前列腺结石，可予解除梗阻、抗感染、镇痛等保守治疗。少数患者保守治疗效果不佳时,可考虑手术切除感染的前列腺组织和结石。

1.经尿道手术

经尿道前列腺电切术是治疗前列腺增生的金标准,也是治疗前列腺结石合并前列腺增生的首选方法。该手术方式简单,并发症较少,在术中于外科包膜平面可见大小不等的黄褐色或黑色结石。应用于临床的经尿道前列腺汽化术、经尿道前列腺激光手术,在疗效上与经尿道前列腺电切术相近,结合手术适应证,也可用于前列腺结石合并前列腺增生的治疗。经尿道前列腺电灼术因难以清除所有结石且复发率较高,现已不常用。

2.开放手术

经会阴或耻骨后切口行前列腺切开取石术适用于较大的单发前列腺结石,但术后复发率高。耻骨上前列腺结石摘除术适用于较大的多发前列腺结石合并前列腺增生者。经会阴部全前列腺连同结石切除术适用于深部的多发前列腺结石,该手术方式创伤大,易导致尿失禁、性功能障碍等并发症,应慎重选择。

3.腹腔镜手术

腹腔镜前列腺摘除术对前列腺增生的治疗效果在理论上与开放前列腺摘除术相近,并具有住院时间短、出血少、恢复快的优势,但暂无将该手术方式用于前列腺结石治疗的报道。

二、精囊结石

精囊结石是指发生在精囊内的结石,大多见于 40 岁以上并患有精囊炎的男性。精囊结石病因尚不明确,可能与射精管梗阻、尿液反流、精囊炎、高钙血症等有关。精囊结石作为一种罕见疾病,较难统计其发病率。精囊结石的核心为上皮细胞、黏液样蛋白等,外层主要为磷酸钙、碳酸钙、尿酸钙、磷酸镁铵等。

(一)临床表现

精囊结石多无症状,有症状的精囊结石患者多因血精或射精痛就诊,其他常见症状包括阴茎勃起痛、会阴或睾丸痛、射精量少等,部分患者表现为尿路刺激征、排尿困难、间断性血尿等。同时,精囊结石可致精囊及射精管的感染、阻塞,双侧射精管完全性阻塞时表现为梗阻性无精子症。

(二)诊断

1.直肠指检

精囊结石较大时可于精囊表面触及固定的硬结,有压痛。

2.经直肠超声

经直肠超声是诊断精囊结石最常用的无创检查,声像图表现为精囊后壁前方大小不等强光团,较大光团后方伴声影。如伴有慢性精囊炎,声像图可见精囊表面迂曲状变直,壁毛糙增厚,回声增强,精囊内精液透声差,可有细小强光点,彩色多普勒超声示血流分布不均。

3.X 线

X 线是诊断精囊结石的传统方法,精囊结石于 X 线片上表现为膀胱区中线一侧或两侧斑点状密度增高影。

4.CT 与 MRI

CT 在了解精囊结石的大小、部位、数量等方面有较大优势,精囊结石在 CT 下表现为精囊斑点状高密度影。MRI 具有可三维成像、软组织对比度好等优点,且对某些成分精囊结石的诊断有优势,在伴有顽固性血精的精囊结石患者中可与 CT 结合应用,精囊结石于 T_1WI 多呈低或等信号，T_2WI 也呈低信号，信号均匀。

5.其他

静脉尿路造影、精囊造影等检查。

(三)治疗

无症状的精囊结石不需要治疗。如精囊结石出现症状或梗阻加重，可给予抗感染等对症治疗。对于精囊结石导致精道不完全梗阻、睾丸生精功能正常的未生育者，可于感染早期应用少量泼尼松，以消退炎症、改善精子质量。

病程迁延、反复发作、保守治疗效果差的精囊结石患者可考虑进行手术治疗。对于射精管梗阻较重的患者，可行尿道镜下后尿道切开或精阜切除，一定程度上可改善精子质量，但术中要避免损伤尿道和直肠。精囊镜现已逐渐应用于临床，经尿道精囊镜激光/气压弹道碎石术是治疗精囊结石的有效方法，该方法创伤小，发生直肠损伤、逆行射精和尿失禁的风险较低。另有研究显示，对于没有生育要求的精囊结石患者，经腹腹腔镜精囊切除术也是一种有效的治疗方式。

三、包皮结石

包皮结石是指包皮腔内的结石，多继发于包茎或包皮过长，现已罕见。包皮结石多无明显症状，发生感染时可致包皮龟头炎，长期慢性的刺激可致恶变。

局部检查和触诊可明确诊断，发现后应尽早处理，避免发生并发症。治疗上，一般应进行包皮环切和取石。如并发急性感染，则应先做包皮背侧切开术，取出结石、引流并抗感染，感染消退后再行包皮环切术。

(李　博)

第七章　泌尿系统梗阻

第一节　输尿管梗阻

一、病因

引起输尿管梗阻的常见原因详见表 7-1。在人群中确切的输尿管梗阻的发病率尚不清楚，但是存在输尿管结石和针对结石的治疗均为输尿管梗阻的危险因素。Roberts 等对 21 例有输尿管结石嵌顿的患者进行研究，发现结石嵌顿时间超过 2 个月，输尿管梗阻发生率为 24%。任何针对输尿管的腔内操作都有可能引起输尿管梗阻。随着输尿管镜技术的进步，现在临床上应用的输尿管镜内径越来越小，可以弯曲且有良好的成像效果，在应用输尿管镜进行操作时对输尿管的损伤越来越小。目前，由于输尿管镜的检查和治疗，输尿管损伤的发生率已降至 1%以下。此外，颈部、乳腺、大肠、前列腺和卵巢的恶性肿瘤的转移病变也可引起输尿管梗阻。其他可造成输尿管梗阻的良性病变包括感染性疾病(结核、血吸虫感染等)、创伤(包括在腹部或盆腔手术过程中发生的医源性损伤)、腹主动脉瘤、子宫内膜异位症、放疗后等。如果考虑患者的输尿管梗阻是特发性的，应进一步行 CT 检查，明确是否有输尿管恶性肿瘤或外源性压迫引起的损害。

表 7-1　可能引起输尿管梗阻的原因

类别	疾病
先天性疾病	输尿管狭窄
	输尿管囊肿
	输尿管瓣膜
	异位肾
	腔静脉后输尿管
	梨状肌综合征
	输尿管膀胱反流
肿瘤	原发输尿管肿瘤
	炎症：输尿管结核
	血吸虫感染
	脓肿

续表

类别	疾病
其他疾病	子宫内膜异位症
	囊性输尿管炎
	创伤
	妊娠
	尿性囊肿
	囊性淋巴管瘤
	主动脉瘤
	盆腔脂肪增多症
	腹膜后纤维化

二、临床表现

(一)症状

主要是上尿路梗阻引起的症状,如腰腹部疼痛,多为不同程度的持续性钝痛,大量饮水后可使症状加重。长时间的梗阻可使肾盂、肾盏和输尿管积水。同时,易合并尿路感染、结石和血尿,严重者可引起肾实质损害。继发感染时,可出现寒战、高热、腰痛、尿路刺激征等。此外,部分患者还伴有原发疾病的症状,如泌尿系统结石引起的肾绞痛、血尿和膀胱刺激征等。少数患者可有肾性高血压、贫血等症状。

(二)体征

一般较少出现。在输尿管梗阻引起严重的肾积水时,可在患者腹部触及囊性肿块,为积水增大的肾脏。

三、诊断

根据病史,结合影像学检查一般可以明确诊断,主要内容为梗阻原因和梗阻部位,同时评估患侧肾脏的功能情况。

(一)实验室检查

慢性感染或双侧输尿管梗阻导致肾积水晚期,出现尿毒症的患者可出现贫血。急性感染期白细胞数升高。白细胞数升高不明显通常提示慢性感染。

一般情况下不会出现大量蛋白尿,很少出现管型。镜下血尿提示可能为结石、肿瘤、炎症。尿液中可有细菌和脓细胞。

严重的双侧肾积水时,尿液流经肾小管变缓,尿素被大量重吸收,但是肌酐没有被吸收。血生化检查提示尿素/肌酐比值大于正常值。尿毒症期,血肌酐和尿素氮水平明显增高。

(二)影像学诊断

输尿管梗阻的诊断主要依靠影像学检查。输尿管梗阻影像学检查的目的在于确定梗阻的部位、程度、原因、并发症及肾功能状态等。一般情况下,确定有无梗阻并不困难,但应注意早期梗阻的征象,证实尿流受阻。影像学检查应明确梗阻的平面,梗阻的部位位于扩张的尿路远端。确定梗阻的程度、原因和性质。输尿管梗阻的影像学表现可分为直接和间接征象。直接征象指梗阻端的影像学表现。间接征象指梗阻病变导致的继发改变，如肾盂的扩张积水、梗阻近端的输尿管扩张等。常用于输尿管梗阻诊断的影像学方法包括B超、排泄性尿路造影、逆行尿路造影、磁共振水成像、放射性核素检查等。

1.B超检查

B超检查是一种简单、无创的检查方法。可以发现患侧肾脏积水、输尿管在梗阻段上方的扩张，并了解输尿管梗阻的大致位置，同时，B超检查是输尿管梗阻患者治疗后随访的重要手段。输尿管梗阻的超声表现取决于梗阻的部位和程度。如果梗阻的部位在肾盂输尿管交界处，则主要表现为肾脏集合系统的扩张。如果梗阻发生在输尿管壁内段，肾脏的集合系统和输尿管全程明显扩张。输尿管扩张在B超上表现为输尿管的增宽，宽度多在1 cm以上，重度积水可在2 cm以上。输尿管的结石、肿瘤、结核等均可引起输尿管积水，在声像图上除表现出输尿管梗阻、积水的特征外，还有各自原发疾病的不同表现，在此不详述。输尿管积水可引起肾脏积水，肾窦回声分离，肾形增大和肾实质变薄是肾积水超声显像的三个特点。

超声检查在诊断输尿管梗阻上也有其局限性。由于肾脏和充盈膀胱的声窗作用，对邻近肾盂的输尿管起始段和邻近膀胱的终末段输尿管显示较好，对这两个部位梗阻的定位诊断准确率比较高。而位于中间部位的输尿管由于位置较深，且腹部探查时易受肠道内容物和气体的干扰，常使输尿管显示不清，不易确定梗阻的部位，定位准确性较差。尽管腔内超声检查在临床很少使用，但是它有助于明确梗阻的部位、特性，并指导治疗。

2.排泄性尿路造影和逆行尿路造影

X线尿路造影是临床诊断输尿管梗阻常用的检查方法。如果患者肾功能较好，排泄性尿路造影显影满意，不但可以明确显示梗阻的部位，而且可以直接显示梗阻的形态及患肾积水的程度，对输尿管梗阻的定位、定性诊断符合率高。造影检查还可以观察对侧肾脏和输尿管以及膀胱的形态、功能。此外，可以根据对侧肾脏代偿情况评估患侧肾积水的程度及功能状态。对于肾功能差，排泄性尿路造影输尿管显影不满意或不宜做静脉肾造影的患者，建议行逆行尿路造影。逆行尿路造影对输尿管狭窄定位、定性诊断符合率达94.4%。

将超声和X线尿路造影两种检查方法结合应用，各取所长，可提高输尿管梗阻的诊断符合率。超声具有简便、无痛苦、易重复和不受肾功能影响的特点，可以判断有无肾积水及积水的严重程度。对于超声提示肾积水较轻，估计肾功能无明显损害，可采用常规静脉肾盂造影；对于超声提示有重度肾积水者，应采用大剂量静脉肾盂造影和(或)适当延长造影时间，尽量使输尿管显影。对输尿管仍未显影者行逆行尿路造影，以显示输尿管梗阻的部位及病因。对于严重肾积水，肾功能严重损害者，可考虑采用超声引导下经皮肾盂穿刺造影，不但可以明确诊断，而且可以引流积水，减轻肾盂压力，改善肾脏功能。

3.磁共振尿路成像

如果患者梗阻严重，肾脏无法显影，输尿管梗阻导致逆行插管失败，可考虑磁共振尿路成像(MRU)以明确诊断。这一技术无放射性损伤，不需要插管和注射造影剂，安全可靠，患者无任何痛苦。输尿管良性梗阻多见于输尿管结石、结石取石术后、肉芽肿性炎症、结核和外伤等。MRU可满意地显示输尿管全程和梗阻段的特征，狭窄段梗阻端一般呈光滑的锥形。MRU还可同时显示间隔的两段以上的输尿管梗阻。结核、原发输尿管癌引起的输尿管梗阻在MRU上均有其特征性表现。泌尿系统外的病变常可导致输尿管梗阻，包括盆腔肿瘤放疗后、转移性肿瘤、子宫内膜异位症和卵巢囊肿等。这些病变均可压迫输尿管，引起输尿管的梗阻。盆腔肿瘤放疗后的放射性反应和纤维化，导致输尿管梗阻，在 MRU 上表现为输尿管受压移位，发生狭窄。狭窄段附近有不规则的混杂信号的软组织影。腹膜后是恶性肿瘤转移的好发部位之一，恶性肿瘤腹膜后转移引起输尿管梗阻，在 MRU 上可表现为不同程度的肾盂、输尿管扩张。部分情况下，梗阻段较长，粗细不均，有时可见弧形压迹。梗阻附近的输尿管周围有片状、分叶状或多纹状软组织影。有的表现为输尿管梗阻端受牵拉和压迫征象。结合原发肿瘤可做出正确的诊断。卵巢囊肿、子宫内膜异位症时，MRU 除可显示输尿管狭窄，还可显示输尿管腔外的病理情况。囊肿发生粘连时，可见梗阻的输尿管周围有片状混杂的信号，有时可见囊性区。

4.放射性核素检查

肾图是应用放射性核素检查分侧肾功能最简单且常用的方法，肾图检查常用于各种疾病状态下总肾及分肾功能的监测。输尿管腔内治疗需要治疗侧肾功能不低于正常的 50%，才能保证治疗的成功率，因此，输尿管梗阻治疗前利用肾图对分侧肾功能的评估是十分重要的。利尿肾图有助于鉴别机械性上尿路梗阻与单纯肾盂扩张。

(三)输尿管镜检查

任何病因不明的输尿管梗阻患者建议行输尿管镜检查，必要时活检以明确诊断。

四、治疗

对于输尿管梗阻的患者，应在寻找病因的基础上解除梗阻，最大限度地保护肾功能，控制感染，防止并发症的发生。慢性不完全性输尿管梗阻，如果患者肾功能在正常范围内，应尽快明确梗阻的原因和部位，解除梗阻和病因治疗同时进行。如果解除梗阻和病因治疗不能同时进行，先解除梗阻，待梗阻解除病情稳定后再进一步针对病因治疗。如果患者肾功能已有明显损害，应立即解除梗阻，治疗并发症，恢复肾功能，然后再针对病因进一步治疗。慢性不完全性输尿管梗阻一般不需要急诊处理，但是在下列情况下需要急诊解除梗阻：①反复的泌尿系统感染。②有明显症状(如腰痛)。③反复进行性肾功能损害。一侧急性完全性输尿管梗阻，应尽快解除梗阻，尽可能保护患侧肾功能。急性完全性输尿管梗阻引起的无尿需要急诊治疗，解除梗阻。如无法接受手术治疗的患者可经皮肾穿刺留置造瘘管或逆行插管暂时解除梗阻，待病情稳定后再针对病因治疗。对于一时无法解除梗阻的重症患者，可考虑行血液透析治疗。

通常情况下，对局部病变严重，肾功能有进展性损害，肾脏形态学上变化明显，出现并发症的患者，应积极手术治疗。输尿管梗阻的手术治疗方式主要根据患肾受损的程度而定。如果患者患侧肾脏积水不严重，肾功能尚可，常用腔内方法或外科修复治疗输尿管梗阻。

(一)腔内治疗

1.输尿管支架植入术

植入输尿管支架能够迅速有效地治疗大多数的输尿管梗阻，尤其是输尿管内在病变引起的梗阻。一般情况下，内在病变引起的输尿管梗阻适于腔内治疗，而外部病变压迫输尿管造成的梗阻，可考虑经皮穿刺造瘘缓解肾积水或手术治疗。如果患者其他治疗方法都无效或本身疾病预后很差，例如，恶性肿瘤全身多处转移，可考虑植入输尿管支架，并定期更换输尿管支架，缓解由于梗阻引起的积水对肾脏功能的损害。Yohannes 等针对一根输尿管支架引流不畅的输尿管梗阻的患者留置 2 根输尿管支架，可保证良好的内引流作用。

2.球囊扩张术

(1)逆行球囊扩张术:逆行球囊扩张术曾经是泌尿外科医师治疗输尿管梗阻的重要方法,这项技术没有明显的局限性,只是需要定期扩张。在20世纪80年代,在血管造影中应用的球囊被引进应用于泌尿外科的临床治疗中。随后,应用球囊扩张后暂时植入输尿管支架的方法成为大多数泌尿外科医师和输尿管梗阻患者均可以接受的治疗方法。对于输尿管梗阻的患者,如果已引起明显的梗阻,都可接受逆行球囊扩张治疗。下列情况被视为禁忌:活动期感染、输尿管狭窄长度超过2 cm。因为在上述情况下,单独应用球囊扩张治疗梗阻很少能取得成功。

应用经尿道逆行技术在临床中较容易通过输尿管梗阻段。首先,应用逆行造影明确输尿管梗阻的部位和长度。然后在输尿管导管引导下置入一根柔软的金属导丝,通过梗阻处,在肾盂处盘绕。在导丝引导下置入带球囊的导管,在X线动态监视下,调整球囊的位置在输尿管梗阻处,使X线可以监测到球囊的位置。接着,使球囊膨胀扩张,对梗阻段进行扩张。球囊膨胀达到的程度为在球囊膨胀前,X线可见金属导丝,随着球囊膨胀,最终无法看见金属导丝。经过10分钟治疗后退出球囊导管。用于引导的金属导丝仍留在输尿管内,引导留置输尿管支架。输尿管支架留置时间一般为2～4周。拔除输尿管支架大约1个月后,复查排泄性尿路造影、B超和利尿肾图,了解治疗效果。随后,每6～12个月复查一次。少数情况下,X光无法准确定位,可在输尿管镜直视下置入金属导丝后再置入球囊。部分球囊扩张术可在输尿管镜下直视操作。

(2)顺行球囊扩张术:当逆行插管失败时,可考虑顺行球囊扩张术。经皮肾穿刺建立顺行通道。应用X光或联合输尿管镜引导金属导丝到达输尿管梗阻处,其余步骤与逆行球囊扩张类似,在此不详述。只是在放置完输尿管支架后,应留置肾造瘘管。在术后24～48小时行X线检查,了解输尿管支架的位置是否正确。如果输尿管支架位置无问题,可拔除肾造瘘管。如果患者术前有明显感染或肾功能明显受损,可先留置肾造瘘管引流,待感染控制、肾功能明显改善后,再治疗输尿管梗阻。

顺行和逆行球囊扩张术治疗梗阻长度和持续时间短的输尿管狭窄有良好的效果。应用球囊扩张治疗输尿管梗阻的总有效率为50%～76%,治疗效果最好的是非吻合口狭窄造成的医源性损伤(如输尿管镜检查),有效率可达到85%。Ravery等对输尿管炎症引起的输尿管梗阻进行逆行球囊扩张治疗,随访16个月,发现总有效率为40%。Richter等对114例输尿管梗阻患者进行球囊扩张治疗,随访2年以上,发现球囊扩张对梗阻段较短的患者有较好的疗效。良好的输尿管血供是手术成功的重要条件。对于长段的输尿管梗阻和输尿管血供不太好的患者,建议行腔内狭窄段切开术。在实验动物模型中,由于球囊扩张可以形成纵行裂纹,可能可以解释为什么球囊扩张可用于治疗输尿管梗阻。

3.腔内输尿管切开术

腔内输尿管切开术是球囊扩张术微创治疗输尿管梗阻的延伸,方法类似于球囊扩张术。在输尿管镜直视下或借助X光定位,应用逆行或顺行的方法通过输尿管梗阻段,施行梗阻段切开。因为创伤较小,一般建议应用逆行方式。患者在术后3年内应定期随访,行利尿肾图检查,了解是否存在远期并发症。

(1)逆行腔内输尿管切开术:逆行腔内输尿管切开术最早借助X光定位,应用带有软尖端的引导导丝通过输尿管梗阻段。假如导丝在X光定位下无法通过梗阻段，可联合应用半硬性或软性输尿管镜引导。通过梗阻段后，输尿管镜退出，导丝仍留在输尿管内。

输尿管切开的部位应根据输尿管梗阻的部位而定。一般情况下，低位的输尿管梗阻选择前内侧切口，避免损伤髂血管。高位的输尿管梗阻选择侧方或后外侧切口，避免损伤大血管。

输尿管切开可选用冷刀、电刀或钬激光，切开的范围从输尿管管腔一直切到脂肪组织。无论近端还是远端输尿管切开，切开范围应包括正常2～3 mm输尿管。在特定的情况下，输尿管梗阻段可先用球囊扩张，再行内切开术。同样，也可以先内切开，再应用球囊扩张。完成内切开后，通过留置金属导丝引导置入输尿管支架。一般情况下，置入的支架直径最好在12F，利于提高治疗效果。Wolf等发现在内切开后应用肾上腺皮质激素注射到梗阻段输尿管有利于提高疗效。糖皮质激素和其他生物反应调节剂可能在未来治疗输尿管梗阻方面发挥重要的作用。

(2)顺行腔内输尿管切开术：通过逆行途径无法使输尿管镜到达梗阻处时，可考虑顺行的方法。建立经皮通道，留置造瘘管，缓解肾积水和控制感染后，扩大通道至能通过输尿管镜，剩下步骤与逆行方法基本一致。始终留置安全导丝在输尿管内，远端盘绕在膀胱内。

(3)联合应用逆行和顺行腔内输尿管切开术：在少数情况下，输尿管梗阻的部位已完全闭锁，金属导丝无法通过输尿管闭锁段，无法施行球囊扩张或内切开术。这种情况下可以考虑联合应用逆行和顺行的方法行输尿管闭锁段的切开。在治疗前，同时施行逆行造影和顺行肾盂造影，了解闭锁段的情况。通过经皮顺行通道和逆行输尿管途径同时插入输尿管镜，输尿管闭锁的两端借助输尿管镜和X线尽量在一条直线上靠近。然后关闭一侧的输尿管镜的光源，让对侧的输尿管镜光源透过闭锁段照到关闭光源侧，从关闭光源侧应用金属导丝沿着光源的指引通过闭锁段，或应用钬激光、小的电刀边切边通过闭锁段，使输尿管再通。一旦输尿管再通，扩大通道，置入输尿管支架8～10周。与其他腔内治疗输尿管梗阻方法类似，该方法的成功率与输尿管闭锁的长度密切相关。Knowles等报道10例远端输尿管闭锁的患者，其中3例用该方法，总的有效率达到90%。

(二)外科修复

在施行任何类型的外科修复之前，必须仔细评估患者的肾脏功能，输尿管梗阻的部位、长度和程度。术前评估包括排泄性尿路造影(或顺行肾盂造影)、逆行尿路造影(必要时)、放射性核素检查、输尿管镜检查和活检等。完成上述术前评估后，才开始为患者制定相应的手术治疗方案。

1.输尿管输尿管吻合术

(1)开放输尿管输尿管吻合术：输尿管上段和中段的梗阻，如果梗阻长度在2～3 cm，首选输尿管输尿管吻合术。吻合口的张力会影响输尿管的血供，导致术后再发梗阻，因此，输尿管输尿管吻合术适于短的输尿管梗阻。对于输尿管长度是否满足输尿管吻合要求，只有在手术中才能最终做出决定。

开放输尿管输尿管吻合术的手术成功率很高，可达90%以上。假如出现吻合口漏，首先行腹部平片了解输尿管支架的位置，出现移位，调整支架位置。如果吻合口处正在使用负压装置，应停用。因为吻合口部位的负压吸引不利于吻合口的愈合。尿液反流以及膀胱痉挛也可能影响吻合口愈合，可延长尿管留置时间和使用抗胆碱药物对症处理。吻合口漏持续时间较长，可留置肾造瘘管，引流尿液。

(2)腹腔镜下输尿管输尿管吻合术:Nezhat 等首次报道应用腹腔镜行输尿管输尿管吻合术治疗由于子宫内膜异位症导致输尿管梗阻的患者。该学者系统回顾了 8 例接受腹腔镜下输尿管输尿管吻合术的患者,其中 7 例患者术后吻合口通畅。总体而言,临床上对腹腔镜下输尿管输尿管吻合术应用例数较少,在这方面的临床经验不多。但是,对于有经验的腹腔镜泌尿外科医师,该项技术仍不失为一种治疗长度较短的输尿管狭窄的微创方法。

2.输尿管膀胱吻合术

(1)开放输尿管膀胱吻合术:输尿管下段短的狭窄首选输尿管膀胱吻合术。用于治疗膀胱输尿管反流的输尿管膀胱吻合术在此不讨论。单纯开放输尿管膀胱吻合术不同时行膀胱腰肌悬吊术或膀胱瓣修复术适用于输尿管下段长 4～5 cm 的输尿管梗阻。假如术后的膀胱输尿管反流是可以接受的,可直接吻合输尿管膀胱,不需要抗反流。否则,应行远端隧道再植术抗反流。对成年患者接受输尿管膀胱吻合术的回顾性研究发现,输尿管膀胱吻合口是否抗反流并不影响患者术后肾功能的恢复,输尿管再发梗阻的危险性也无差异。但是,目前尚不清楚在成年患者直接行输尿管膀胱吻合术是否能减少肾盂肾炎的发生。

(2)腹腔镜下输尿管膀胱吻合术:已有多位学者报道成功施行腹腔镜下输尿管膀胱吻合术。对于输尿管下段的梗阻,腹腔镜下输尿管膀胱吻合术通常应用经腹腔联合体内缝合技术。常规放置输尿管支架。目前该手术的例数报道仍较少,经验尚欠缺。但是,从已有的文献报道来看,该手术方式较开放手术对患者的创伤要小,术后恢复时间短。

3.膀胱腰肌悬吊术

(1)开放膀胱腰肌悬吊术:膀胱腰肌悬吊术能有效治疗输尿管下段较长的梗阻、缺损以及输尿管膀胱吻合术后持续反流或梗阻的患者,一般推荐输尿管梗阻的长度在 6～10 cm 施行该手术。膀胱腰肌悬吊术也被应用于断离的输尿管两端与对侧输尿管作端侧吻合术,治疗复杂的输尿管梗阻。如果膀胱容积小,不易游离,则不适合施行膀胱腰肌悬吊术。术前除了行排泄性尿路造影、输尿管镜检查外,应加做尿流动力学检查,了解膀胱容积和顺应性。一旦发现膀胱出口梗阻或神经源性膀胱,应先治疗,再行膀胱腰肌悬吊术。相比简单的输尿管膀胱吻合术,膀胱腰肌悬吊术可提供大约 5 cm 的额外长度。而相比膀胱瓣修复术,膀胱腰肌悬吊术操作更简单,减少了血管损伤和排尿困难的危险。该手术对于成人和儿童的成功率均在 85%以上,并发症很少见,主要包括输尿管再发梗阻、肠管损伤、髂静脉损伤、吻合口漏和尿脓毒症。

(2)腹腔镜下膀胱腰肌悬吊术:Nezhat 等报道成功应用腹腔镜行输尿管膀胱吻合+腰肌悬吊术。术前常规放置输尿管支架,手术过程经腹腔完成。该手术的例数报道很少,经验欠缺。但是从短期和中期随访的结果看,临床的疗效令人满意。

4.膀胱瓣修复术

(1)开放膀胱瓣修复术:当输尿管梗阻的部分太长或输尿管游离比较困难,输尿管输尿管吻合术和输尿管膀胱吻合术无法保证吻合口无张力的情况下,可考虑施行膀胱瓣修复术。Boari 在犬上成功应用该项技术。膀胱瓣可以替代 10～15 cm 长的输尿管,在一定的条件下,螺旋形膀胱瓣一直可以连接到肾盂,尤其在右侧。与膀胱腰肌悬吊术相似,术前患者需接受排泄性尿路造影、输尿管镜检查以及尿流动力学检查,了解膀胱容积和顺应性。发现膀胱出口梗阻或神经源性膀胱,应先治疗,再行膀胱瓣修复术。膀胱容积过小,不宜行膀胱瓣修复术。接受膀胱瓣修复术的患者数目较少,但只要膀胱瓣的血供良好,术后效果令人满意。最常见的并发症为术后再发梗阻，梗阻复发的原因大多为缺血或吻合口张力过大。偶有假性憩室形成。

(2)腹腔镜下膀胱瓣修复术：腹腔镜下膀胱瓣修复术已有成功的报道，但手术例数很少。Kavoussi 等报道了 3 例远端输尿管梗阻成功经腹腔施行腹腔镜下膀胱瓣修复术。手术过程与开放手术类似，制成膀胱瓣，与输尿管行无张力吻合。手术持续时间为 120～330 分钟，术中出血量为 400～600 mL。2 名患者术后 3 天恢复出院，1 名患者因术后出现难治性芽孢杆菌性结肠炎，住院 13 天。患者随访时间超过 6 个月，影像学检查吻合口通畅。在该报道中未提及腹腔镜下膀胱瓣修复术适合治疗的输尿管梗阻长度。在另一项研究报道中认为腹腔镜下膀胱瓣修复术适合治疗的 8～12 cm 的输尿管梗阻。

5.肾脏移位术

肾脏移位术最早由 Popescu 报道。该手术能为输尿管上段缺损提供额外的长度，同时可以减少输尿管修复的吻合口张力，提供额外长度为 8 cm。在这类手术中，肾脏血管尤其是肾静脉限制肾脏游离的范围。作为解决的方法，可将肾静脉切断，重新吻合在更低位置的腔静脉。该方法现在已很少使用。

6.输尿管切开插管术

由于其他外科手术的发展，该技术已很少使用。该手术一般用于传统的输尿管输尿管吻合术和输尿管膀胱吻合术无法施行的 10～12 cm 长的输尿管梗阻。目前，该方法有新的改进，即联合口腔黏膜移植于梗阻处。

7.断离的输尿管两端与对侧输尿管做端侧吻合术

断离的输尿管两端与对侧输尿管做端侧吻合术由 Higgins 首次报道。该术式适于输尿管长段梗阻，剩余正常的输尿管无法吻合到膀胱上。对于残留的正常输尿管长度无法与对侧输尿管吻合，为本术式的绝对禁忌证。相对禁忌证包括既往有肾结石病史、腹膜后纤维化、输尿管恶性肿瘤、慢性肾盂肾炎和腹部-盆腔放疗史。如果接受移植的输尿管存在反流，应进一步证实并纠正。应在术前完成排尿期膀胱 X 线检查、其他相关影像学检查、输尿管镜检查，以评估双侧输尿管的功能。

多位学者报道断离的输尿管两端与对侧输尿管做端侧吻合术的治疗效果，结果令人满意。腹腔镜下施行该手术尚未见报道。

8.回肠代输尿管术

对于长段的输尿管梗阻或缺损，尤其是近段的输尿管，外科治疗始终具有挑战性。应用膀胱尿路上皮替代输尿管，重建输尿管是理想的方法，因为尿路上皮不吸收尿液，而且可以抵抗尿液的腐蚀及致癌作用。在无法应用膀胱尿路上皮替代输尿管的情况下，才考虑应用其他组织替代输尿管。回肠代输尿管术被认为是一种令人满意的治疗复杂的输尿管长段狭窄的方法，而输卵管和阑尾并非可靠的输尿管替代物。

(1)开放回肠代输尿管术：Shoemaker 等首次报道为一例患泌尿系统结核的女性患者施行回肠代输尿管术。之后，有学者应用犬对回肠输尿管的代谢和生理功能进行研究。当一段回肠直接吻合到膀胱上，膀胱输尿管反流以及肾盂的压力增高只在排尿时出现。比较犬逐渐变细和没有逐渐变细的替代肠管发现肾脏内压力以及相关代谢无差异。膀胱内压力的逆行传导取决于替代输尿管的回肠长度以及排尿时压力。Waldner 等报道如果替代输尿管的回肠长度大于15 cm，无尿液反流到肾盂。

Boxer 等对 89 例接受回肠代输尿管的患者进行随访，发现术前肾功能正常的患者仅有 12% 术后出现明显的代谢问题，因此认为术前患者的肾功能是评估预后的重要因素。在另一项研究中，接近一半的术前血肌酐水平在 176.8 μmol/L 之上的患者，术后发展为代谢性酸中毒，需要再插管引流尿液。在该项研究中，同时发现膀胱功能障碍或出口梗阻的患者术后并发症明显增高。尚无研究资料表明抗反流的吻合口、肠代输尿管的长度缩短优于标准的肠代输尿管术。综上所述，肠代输尿管术的禁忌证包括患者基础的血肌酐水平在 176.8 μmol/L 之上、膀胱功能障碍或出口梗阻、炎症性肠炎、放射性肠炎。

在围术期，与替代输尿管的回肠有关的并发症包括早期尿外渗或尿性囊肿、肠壁水肿引起的梗阻、黏液栓、肠管扭转，尤其是肠管缺血坏死应引起临床医师的高度重视。如果患者术后出现急性腹痛，应排除肠坏死。患者术前肾功能正常，一般术后很少出现肾功能不全、电解质紊乱。假如患者术后出现明显的代谢异常，合并替代输尿管的肠管膨胀、扩张，应考虑存在膀胱尿道功能障碍。远期并发症主要是可能使替代输尿管的肠管恶变概率升高。推荐患者接受定期术后随访，手术后 3 年开始行输尿管镜检查，以利于早期发现恶变。但是，Bonfig 等对 43 例接受开放回肠代输尿管术的患者进行平均长达 40.8 个月的随访，未发现恶变。

(2)腹腔镜下回肠代输尿管术：Gill 等报道成功施行腹腔镜下回肠代输尿管术。整个手术过程包括吻合口缝合和打结均在腹腔镜下完成。尽管整个手术持续的时间比较长，达到 8 小时，但是手术创伤小，患者术后第 5 天就出院。

9.自体肾移植

Hardy 首次应用自体肾移植治疗了一例近端输尿管损伤的患者。之后，自体肾移植手术被逐渐应用于治疗多种疾病，包括严重的输尿管损伤及缺损。通常情况下，自体肾移植主要适用于患侧输尿管严重梗阻，对侧肾脏缺如或丧失大部分功能，其他方法如肠代输尿管手术无法施行的情况下使用。肾脏有较长的血管，适于自体移植术。腹腔镜下自体肾移植手术已被成功应用于严重的输尿管缺损和梗阻。腹腔镜下自体肾移植一般采用经腹途径，也有学者尝试经腹膜后途径，均取得较好的疗效。先将待移植的肾脏切除，方法同腹腔镜下供体肾切除术，然后将移植的肾脏置于髂窝处，吻合血管，近端正常的输尿管吻合于膀胱，也可以直接将肾盂与膀胱吻合。腹腔镜下自体肾移植较常规的开放自体肾移植，术后应用镇痛药物的剂量明显减少，恢复明显较开放手术快，具有微创的优势。

如果患者病情较重，输尿管梗阻暂时无法解除，可行经皮肾穿刺造瘘，引流尿液，以利于感染的控制和肾功能的改善；待患者一般情况好转后，再治疗输尿管梗阻。如果输尿管梗阻无法解除，则永久保留肾造瘘。如果患者患肾积水严重，肾实质显著破坏、萎缩或合并严重的感染，肾功能严重丧失。同时，对侧肾脏功能正常，可考虑施行肾输尿管切除术。否则，应尽可能保留肾脏，尤其是儿童和年轻患者。

（陈又春）

第二节　膀胱出口梗阻

膀胱出口梗阻(BOO)是发生于膀胱颈部及其周围的任何病变导致膀胱尿液排出障碍的一种病理状态的统称。常见的病因有前列腺增生症、前列腺肿瘤、前列腺切除术后瘢痕挛缩、膀胱段切除术后吻合口狭窄、膀胱颈部纤维化、先天性膀胱颈部梗阻、膀胱颈部炎症、膀胱颈部结核、膀胱颈部肿瘤、输尿管间嵴肥大、正中嵴肥大及膀胱颈部周围疾病压迫或累及膀胱颈部引起梗阻,如子宫颈癌、直肠癌等。

BOO 一旦发生,对上尿路的影响为双侧性,故肾脏的损害出现较晚,一般无上尿路损害的急性表现,但有明显的排尿困难症状。一旦引起双侧肾脏损害,其代偿能力差,易出现肾衰竭。

一、女性膀胱颈部梗阻

女性膀胱颈部梗阻可发生于任何年龄,以老年者居多,年龄越大发病率越高。病因、发病机制复杂,可能为膀胱颈纤维组织增生、膀胱颈部肌肉肥厚、慢性炎症所致的硬化以及老年女性激素平衡失调导致的尿道周围腺体增生等。

(一)临床表现

由于女性尿道比较短直的解剖特点,并非所有的膀胱颈部梗阻患者均表现出典型的排尿困难,而表现为排尿迟缓和尿流缓慢者不在少数。随着病情进展患者尿流变细,逐渐发展为排尿费力,呈滴沥状;后期出现残余尿增多、慢性尿潴留、充盈性尿失禁。合并尿路感染的病例会出现膀胱刺激症状,梗阻严重者可有双肾输尿管积水及慢性肾衰竭。

(二)诊断

任何年龄女性如出现尿频、尿急等下尿路症状,特别是出现进行性排尿困难应想到该病的可能,并进行下列针对性检查。

1.膀胱颈部触诊

部分成年妇女经阴道触摸膀胱颈部,可感到有不同程度的增厚,特别是尿道内置有导尿管时,膀胱颈部增厚更为明显。

2.残余尿量测定

残余尿量测定可用 B 超或导尿法测定。导尿法测定残余尿量最为准确,排尿后即刻在无菌条件下导尿,放出的全部尿液即为残余尿。正常人残余尿在 10 mL 以下。通过插入导尿管,亦可直接了解尿管在膀胱颈部受阻情况。残余尿量与梗阻程度成正比。残余尿量的多少也有助于治疗方法的选择。

3.X 线检查

排尿期膀胱尿道透视和拍片可了解排尿时膀胱颈部的活动情况。并可了解膀胱输尿管反流及程度。

4.膀胱镜检查

(1)膀胱的增生肥厚性病变(如小梁、憩室等)。

(2)膀胱颈部黏膜僵硬水肿,可见滤泡性增生。

(3)颈口后唇突起,形成一堤坝样改变;有时可见膀胱颈呈环形狭窄,膀胱内口呈领圈样突起。

(4)膀胱镜检查时,嘱患者做排尿动作,正常时膀胱后唇退出视野之外,而颈部梗阻者则失去此能力,其收缩运动减弱或消失,并可排除膀胱结石、肿瘤等原因引起的排尿梗阻。

5.尿流动力学检查

虽然尿流动力学检查在男性BOO诊断的价值已得到公认,但在女性尚无相应的诊断标准。最大尿流率检查被认为是一种最好的筛选方法,虽然尿流率低不能区别是膀胱颈梗阻引起或是逼尿肌无力引起,但如果同时做逼尿压力及尿流率,便可准确地确定有无膀胱颈梗阻。排尿时,如平均最大逼尿肌压高而最大尿流率(Q_{max})低,则提示存在梗阻;如平均最大逼尿肌压与Q_{max}均低,则表明逼尿肌收缩无力。

6.上尿路检查

对疑有上尿路损害者,均应做分泌性尿路造影或放射性核素检查。

7.肾功能及血液生化检查

双肾功能明显受损者才出现氮质血症(血非蛋白氮、尿素氮、肌酐等升高),故此检查不能早期揭示肾功能损害情况。酚红(PSP)排泄试验能较早地提示肾盂积水及肾功能状况。对肾脏已有损害的病员,还应检测钾、钠、氯及二氧化碳结合力等,以判断有无电解质平衡失调,有无酸中毒。

鉴别诊断上,该病主要应与神经源性膀胱、尿道狭窄、尿道息肉、尿道结石等疾病鉴别,可通过影像学检查、膀胱尿道镜结合尿动力学检查等进行鉴别。

(三)治疗

1.保守治疗

保守治疗适用于症状较轻,排尿困难不明显者或无剩余尿者或无膀胱输尿管反流及肾功能损害者,治疗方法包括选择性α受体阻滞剂,尿道扩张术等。合并尿路感染者,应在充分引流尿液的同时,选用有效的抗生素控制感染。

2.手术治疗

(1)经尿道膀胱颈电切术:适用于有明显膀胱颈梗阻及保守治疗无效者。手术要点:切除部位从截石位6点开始,先用钩形电刀切至膀胱肌层,切开狭窄的纤维环,再以此为中心半月形电切5～7点的组织。手术过程中切除范围不要过大、过深,以长度1～2 cm、宽度0.5～1.0 cm为宜,使后尿道与膀胱三角区在电切后接近同一平面。手术时仅可切除膀胱颈部的环形狭窄组织,而不可切除和损坏尿道括约肌环,否则可发生尿失禁或膀胱阴道瘘等并发症。

(2)膀胱颈楔形切除成形术:手术要点包括打开膀胱后,在膀胱颈远侧约1 cm处的尿道前壁缝一标志,在标志近侧至膀胱前壁做倒Y形切口,各壁长2～3 cm,交角恰位于膀胱颈上方,将V形膀胱瓣与切口远端创缘缝合,再依次将膀胱颈做V形缝合。

二、男性膀胱颈部梗阻

男性膀胱颈梗阻是一种常见病及多发病,分为功能性膀胱颈梗阻和膀胱颈挛缩。

功能性膀胱颈梗阻是由膀胱颈自主神经功能失调引起的一种疾病,但神经系统检查无阳性体征。根据国际尿控协会的规定：排尿时有逼尿肌收缩，但膀胱颈开放不全或完全不能开放；内镜检查及尿道探子检查无器质性膀胱下尿路梗阻证据，且无明确神经病变者称为功能性膀胱颈梗阻。其病因可能与交感神经、膀胱颈部 α、β 受体兴奋性改变有关。

膀胱颈挛缩多认为是由膀胱颈部及其周围脏器的慢性炎症导致膀胱颈部纤维化所致；亦可由各种前列腺手术时的损伤所致，以 TURP 术和前列腺摘除术后的膀胱颈挛缩发生率最高。

(一)临床表现

主要症状为下尿路梗阻症状：排尿困难、排尿迟缓、尿流变细、尿频和夜尿增多及排尿不尽感、急或慢性尿潴留、尿失禁甚至血尿等。

(二)诊断

1.病史

有排尿困难等下尿路症状，或于各种前列腺手术后出现排尿困难的病史。仔细分析临床症状和询问病史，对于确定梗阻的类型和估计梗阻的程度有重要价值。

2.体格检查

除了进行系统的体格检查外，应特别强调直肠指诊和尿道探子检查。

3.实验室检查

尿常规检查、血液生化检查，以了解尿液质量的改变和肾功能情况。

4.X 线检查

排泄性尿路造影能发现主要并发症和了解上尿路功能情况。尿道膀胱造影可从造影片上清晰显示出梗阻部位、程度和长度。

5.膀胱镜检查

膀胱镜检查可以直接观察梗阻部位并对梗阻的原因进行诊断，膀胱镜检查时可见内括约肌呈环状狭窄，把尿道和膀胱明显分开；膀胱颈抬高，膀胱颈呈苍白色或有玫瑰色，其表面通常光滑，缺少血管分布。

6.尿流动力学检查

普通尿流动力学检查和影像尿动力学检查对诊断有重要参考价值，应用该项检查在临床上有助于早期诊断。简单的自由尿流率测定可提供初步判断，最大尿流率＜15 mL/s，提示存在下尿路梗阻的可能。在普通尿流动力学检查中，压力流率测定是公认的诊断手段，判断指标有A-G 图和 LinPURR 图等方法。与 A-G 图相对应的是 A-G 数的应用，A-G 数＝最大尿流率时的膀胱逼尿肌压力－2 倍的最大尿流率。A-G 数大于 40，表示有膀胱出口梗阻存在，数值越大表示梗阻越严重；A-G 数在 15～40 表示有梗阻可疑；A-G 数小于 15 表示无梗阻存在。

(三)鉴别诊断

1.尿道狭窄

患者多有尿道炎、尿道器械检查或外伤史。行尿道造影或尿道镜检查可明确尿道狭窄的部位和程度。

2.后尿道瓣膜

后尿道瓣膜主要见于男童，排尿性膀胱尿道造影对鉴别诊断有重要价值。在膀胱颈部梗阻患者，瓣膜处有很薄一层充盈缺损，尿道镜检查可直接观察到瓣膜存在。

3.精阜肥大

先天性精阜肥大的临床表现与膀胱颈部挛缩相同，在排尿性膀胱尿道造影时可见到梗阻以上后尿道扩张，后尿道填充缺损。尿道镜检查可见到肥大隆起的精阜。

4.神经源性膀胱

患者多有神经受损病史，如脊髓炎、多发性脊髓硬化症、脊椎外伤等。神经系统的检查可鉴别此病，膀胱压力测定显示各类神经源性膀胱功能障碍的图像。

5.逼尿肌无力症

逼尿肌无力症通过尿动力学检查可鉴别。

6.前列腺增生症

前列腺增生症为老年人常见疾病，直肠指诊和尿道膀胱造影可鉴别。

(四)治疗

1.保守治疗

保守治疗适用下列情况：①没有残余尿或残余尿少(10～20 mL)。②无慢性肾功能不全。③无反复的尿路感染。④输尿管反流不明显。主要有 α 受体阻滞剂、糖皮质激素、抗生素等的应用。对合并有感染和使用尿道扩张器者，应使用抗生素治疗。

2.手术治疗

(1)膀胱颈部扩张术：对先天性和原发性膀胱颈部挛缩，单纯应用尿道扩张术治疗效果多不满意，对前列腺增生切除术及经尿道前列腺电切术后的膀胱颈部梗阻，可应用尿道扩张治疗。

(2)膀胱颈切开术：楔形切开膀胱颈肌层，破坏其狭窄环。

(3)膀胱颈切除术：该术式适用于各种原因引起的膀胱颈部挛缩和小儿膀胱颈梗阻。方法是在膀胱颈后唇将黏膜弧形切开，于黏膜下潜行分离，显露膀胱颈肌层，将膀胱肌层做楔形切除。

(4)膀胱颈 Y-V 成形术：经耻骨后途径显露膀胱颈部及膀胱前壁，于膀胱前壁做 Y 形切口，将 V 形膀胱瓣与切口远端创缘缝合，以扩大膀胱颈部管腔。

(5)经尿道膀胱颈部电切术：切断环形缩窄环，使梗阻得以解除，有主张切开部位以膀胱颈截石位 12 点最佳，也有主张切开范围在 5～7 点位置；深度为切除膀胱颈部全层，至见到脂肪组织。术后持续尿管引流尿液 2～3 周，拔除尿管后行尿道扩张术，初时每周 1 次，连续 3 次后改为每 2 周1 次，之后改为 4 周、2 个月、3 个月、6 个月至 1 年扩张 1 次后，即可停止扩张。

(李　博)

第三节　尿道狭窄

尿道狭窄是指尿道因某种原因导致管腔变细，可发生于尿道的任何部位，以男性为多见。女性尿道因短而宽大，故不易发生损伤与狭窄。

男性尿道的结构比女性复杂，分为前尿道与后尿道两部分。前尿道被尿道海绵体和球海绵体肌所包绕，血流丰富；后尿道的膜部尿道位于尿生殖膈之间，是后尿道最狭小和最固定的部分，在尿生殖膈与前列腺尖部之间有一段称之为膜上部尿道是最薄弱的部分，此处常在骨盆骨折时受到损伤。

正常尿道的口径：1 岁幼儿可通过 10 Fr，5 岁时可通过 15 Fr，10 岁时可通过 18 Fr，而成年男性可通过 24 Fr 的尿道探子。

男性尿道括约肌的控制与下述三部分有关：①膀胱颈部。②膜部尿道由横纹肌所构成的外括约肌。③位于外括约肌内层受 α 肾上腺素能受体控制的环形平滑肌。因此手术时要避免损伤血管神经及重要的环形括约肌，尿道嵴远端和外括约肌之间的不随意肌是在外括约肌损伤后保持括约功能的部分术中应注意保护。

一、病因

病因可分为先天性与后天性两大类，在后天性中以损伤及感染为常见，值得注意的是医源性尿道狭窄并不少见，应引起重视。

（一）外伤性尿道狭窄

大都为外来暴力所致，也可以是由尿道内手术器械的操作所导致，狭窄的发生与损伤程度或与损伤早期处理不当有关。狭窄是由创伤组织的纤维性变形成瘢痕挛缩所造成，局部的尿外渗、血肿与感染促使了这一病理过程的形成。狭窄常在外伤后数周至数月后发生。

在当今社会中交通事故（RTA）已成为尿道外伤的主要原因。当发生骨盆骨折时并发尿道损伤的概率很高，其并发原因除骨折碎片的直接损伤外，更为主要的原因是骨盆受伤时发生的剪力作用所导致。当骨盆受到外来暴力时常发生扭转，使骨盆内径发生急剧变化，当侧方受压时其横径短缩而前后径被拉长，骨盆之软组织也发生剧烈牵拉与错位，此时膜部尿道随三角韧带及耻骨弓向前方移动，而前列腺部尿道则随前列腺、膀胱及直肠向后上方浮动，从而使最为薄弱的前列腺尖部远端的膜上部尿道被撕裂，造成后尿道损伤，是此类创伤中最为常见的。此外尚有一定比例的骑跨伤，故球部尿道狭窄也并不少见。

（二）感染性尿道狭窄

目前常见的是由非特异性细菌感染所致，大多发生于尿道损伤早期处理不当之后。病毒性及结核性感染亦可导致狭窄，但已十分少见。尿道感染性狭窄常发生于尿道腺体分布集中的部分，因此多见于前尿道，且表现为长段的尿道狭窄。

（三）医源性尿道狭窄

医源性尿道狭窄常由应用尿道器械时操作不当所致，如金属尿道探子、金属导尿管和内腔镜等，特别是由于腔内泌尿学的兴起，如 TURP 和 TURBT 等在临床上的广泛应用，这类医源性狭窄的发生有所增加，其好发部位以尿道外口及前尿道多见。即使是极其普通的软质导尿管的留置尤其是在长期留置的病例，如果固定方式欠妥或护理不当，特别是发生感染后未做相应有效的处理时，常可导致尿道及尿道周围炎，最终可产生尿瘘或感染性尿道狭窄甚至闭锁。例如，使用的导尿管管径过粗，使尿道内分泌物引流不畅；又如常被部分医师忽视的导尿管的正确固定位置是应将阴茎及导尿管翻向下腹部，这样可使呈 S 形的尿道的第二个弯曲点不至于因导尿管的压迫而发生阴茎阴囊交界处的“压疮”而形成尿瘘或尿道狭窄，当然选用组织相容性较好的硅胶导管对减轻感染是有利的。

(四)先天性尿道狭窄

先天性尿道狭窄以尿道外口为多见，多发生于有包茎的儿童及成人。在一些重复尿道、尿道下裂的畸形病例也常并发。先天性尿道狭窄由于症状不明显而易发展成严重肾积水、继发感染或肾功能受损时才被发现。女性尿道狭窄或尿瘘常与产伤、严重的会阴部或骨盆损伤、感染等有关。

二、病理

尿道狭窄的病理比较简单，是由于损伤部位由纤维组织替代了正常尿道黏膜与海绵体，形成瘢痕收缩而使管腔变为窄小。Singh 曾做了以下三个实验。

(1)对两个婴儿及两个成年男性尿道做了超薄连续切片，发现尿道腺体的分布部位与淋菌性尿道狭窄的部位相符，说明了淋菌性尿道狭窄是由于淋菌在腺体内反复感染的结果。

(2)用大白鼠做试验，将尿道造成人为损伤，又以损伤程度分为 5 组，每组又分别分为膀胱造瘘与不造瘘两部分。观察结果是尿道穿透伤组形成狭窄的机会比未穿透伤组要多；尿道损伤后未行膀胱造瘘的形成狭窄的比已行膀胱造瘘组要多。说明尿外渗与狭窄的形成是密切相关的。

(3)对 24 例尿道狭窄段组织做电镜检查，发现狭窄段组织中除纤维组织外，不同病例还有不同程度的平滑肌纤维或弹力纤维存在。因此，有的瘢痕坚硬，有的较软；有的弹性大而尿道探子通过容易但扩张效果不好，此乃与组织学上的组成成分不同有关。

三、诊断

根据病史、体征、排尿情况、尿流率测定、试探性尿道扩张以及尿道镜的检查手段，该病的诊断是不困难的。尿道造影有助于了解狭窄之部位、长度、有否瘘管或假道等。尿道 X 线造影每次宜摄两张斜位片，一张是逆行尿道造影，一张为排尿期膀胱尿道造影片，后者对了解后尿道或狭窄段以上尿道的情况是至关重要的。如排尿期膀胱尿道造影未能满意地显示后尿道情况时，在已行耻骨上膀胱造瘘的病例可以采用经造瘘口将金属探子插入后尿道，同时配以逆行尿道造影的摄片方法，往往可显示狭窄的部位与长度。以往前后尿道均采用金属尿道探子替代造影剂的方法，由于手法上易发生错位而使造影结果严重失真，已不再推荐使用。

一些学者通过应用实时超声显像技术在尿流动力学方面应用的研究中，观察到超声对尿道狭窄的诊断有较大的帮助，通过直肠探头和(或)线阵探头利用向尿道内注水或排尿动作等配合，可清楚地观察到动态的尿道声像图，不仅可观察狭窄的部位、长度，还可观察狭窄周围瘢痕的厚薄程度，此点对选择何种手术方式有很大的参考价值，如狭窄段短而瘢痕少者可首选内切开术治疗，反之则宜选择开放性手术。此外超声对在 X 线造影时不易显示的后尿道往往可获得较好的显示，有假道者常可清楚显示为其独到之处。故超声对该病是一种颇有前途的新诊断技术。

应注意狭窄可以是节段性、多发的，当尿道造影片提示尿道可能完全闭锁时，事实上不一定全长均已闭锁，超声和尿道海绵体造影术可能有一定帮助，但最后还得依靠手术探查来明确，并据此选择最为合理的手术术式才是治疗能否成功的关键。

对上尿路的功能及形态学的检查在长期的、严重狭窄的病例是需要的。还应注意有否感染、结石等并发症。

真性狭窄是指因尿道黏膜与尿道海绵体受损后组织修复所形成的狭窄，瘢痕环状包绕尿道，而假性狭窄是一些因尿道黏膜的局限性病损而产生的黏膜间粘连而形成的狭窄。这种狭窄一旦探子通过，即可顺利扩张到 24 Fr 的正常口径，一般扩张 1～3 次即可痊愈，或尿扩后留置硅胶管 3～4 天，可防止粘连的再度形成，这类情形常见于留置导尿管时间稍久又有感染的病例。另一种类型的假性尿道狭窄见于尿道黏膜未曾受损，而尿道黏膜周围的海绵体等组织因故形成纤维瘢痕组织，压迫尿道黏膜使尿道内腔变细而形成的狭窄。在处理上只需切除或切开尿道黏膜外的瘢痕组织，即可见黏膜鼓起而狭窄解除，一般无须做狭窄段切除再吻合术。

在鉴别诊断上应注意与前列腺增生症、膀胱颈挛缩、神经源性膀胱、尿道结石及尿道异物等疾病相鉴别。

四、治疗

(一)尿道扩张术

一般尿道狭窄常先采用尿道扩张这一简易的治疗方法，可使不少患者康复，这是一项物理性治疗，起到按摩软化瘢痕并促使其吸收的作用，使尿道扩大并保持通畅。扩张应定期进行，要循序渐进，扩张的幅度应视狭窄程度而定，操之过急或过度扩张是失败的原因，良好的麻醉有助于扩张的成功，丝状探子对严重狭窄的患者是有帮助的。

有学者曾设计了一种用不锈钢管做成的 18 Fr 尿道扩张器，可在窥视下进行扩张，可避免产生假道，但由于实用价值不高而未被推广。为了防止扩张引起的尿道热，术前用抗菌药物做尿道冲洗，术前术后口服抗菌药物均可有预防作用。当尿道有急性炎症时，扩张是禁忌的。

(二)尿道内切开术

尿道内切开术是一种简单而有效的治疗方法，对尿扩失败的部分病例特别是狭窄周围瘢痕组织较少的病例和多发性或长段狭窄的病例，如果尚能通过丝状探子，均可采用本法治疗，有学者提出当应用电切镜或碎石镜而尿道不够大时，虽无狭窄亦可采用本法以扩大尿道，使腔内治疗得以进行。尿道内切开术分盲目和直视下进行两大类，在 20 世纪 70 年代以前普遍采用的是盲目法，20 世纪 70 年代以后因直视下尿道内切开镜的问世，使尿道狭窄的治疗发生了巨大的变化，目前已成为该病首选的手术方法。

1.盲目尿道内切开术

常用的有两种内切开刀，一种为 Maisonneuve 型，另一种是带有刻度盘的 Otis 型内切开刀。凡能通过丝状探子的病例均可采用，比较简便。一般在尿道 12 点处切开，切割后应留置相应口径之硅胶气囊导尿管，如遇严重出血可在阴茎周围进行加压包扎 1～2 小时，可帮助止血，拔管后尚需定期扩张 3 个月左右，疗效可达 55%～75%。其缺点：①盲目切开难免损伤正常尿道。②丝状探子无法通过的病例不能进行。③一点切开有时效果欠佳。

2.直视下尿道内切开术

有学者首先报道了直视下用电刀进行尿道内切开术，由于并发症较多而未能推广应用。当 Sachse 开始在直视下切开可准确掌握切开部位与范围和深度，使成功率已达 80%～85%，近期疗效可高达 92%，因此有人认为本法可作为首选术式，但对存在广泛的尿道周围病变，瘢痕多的病例和放疗后引起尿道狭窄的病例易导致失败，不宜采用本方法。

有学者认为做放射状多处切开比一点切开效果要好，手术成功的关键是将纤维瘢痕组织全层切开，直至显露松软的正常尿道周围组织。应注意每个环形狭窄的部位的厚度是不同的，所以要做不同深度的切开，一次切开不满意可在 2～3 周后待原切开处上皮化后再做第 2 次甚至第 3 次的切开。狭窄长度不是失败的因素。术后应留置 16～18 Fr 硅胶导尿管 1～7 天，在渗血停止后即可拔除。术前、术后应用抗菌药物预防感染，近期对无法通过导管甚至已完全闭锁的病例也有切开成功的报道。采用后尿道插入探子做引导的方法曾打通了闭锁长达 2.6 cm 的病例，某人民医院也曾成功的切通了闭锁长达 3 cm 的完全闭锁的病例，也有学者应用冷光源置入后尿道狭窄的近端，以光做引导进行切开的技术，也有助于完全闭锁病例的成功切开。

3.直视下尿道内激光切开术

有学者首先在动物实验成功的基础上应用于人，激光主要是烧灼瘢痕组织使之汽化并分开，激光的切口较冷刀或电刀的创缘愈合要好，血管和淋巴管在激光照射时被封闭，减少了创面分泌物和细菌进入体内的机会，因此是清除瘢痕组织的一个较为理想的方法。在应用激光进行狭窄部位切割时，应将瘢痕全层切开，并将切口延伸至两端正常尿道组织 0.5 cm 处。并应做多点切开。将可见瘢痕尽可能汽化，以提高疗效。

(三)尿道修复术

尿道修复术是一种可能完全治愈尿道狭窄的方法，适用于尿道扩张或内切开术失败和有假道或瘘管形成的病例。尿道修复术的方法繁多，有分一期也有分二期或三期手术完成的，现分别选择几种具有代表性的手术方法简介如下。

1.尿道外口切开术

尿道外口切开术适用于尿道外口狭窄的病例。手术应将狭窄段尿道向腹侧做全长切开，切开应达正常尿道 0.5～1.0 cm处止，再分别将尿道黏膜与皮肤缝合。有学者介绍将腹侧的包皮做倒“V”形切开并与尿道黏膜缝合，可防止狭窄的再发生。

2.尿道对端吻合术

尿道对端吻合术适用于尿道狭窄段在 3 cm 以内的病例，手术可一期完成，如吻合满意可获良好效果，是应用开放性手术治疗该病的首选方法。手术必须充分切除瘢痕，充分游离两端尿道，在无张力的条件下将两端正常的尿道组织做对端吻合术，吻合口的断面应剪成斜面以防止吻合口狭小，尤其在前尿道吻合时更为必须。术后留置硅胶管一周左右，术后需应用雌激素以防止阴茎勃起造成吻合口出血或撕裂。为了使狭窄段较长的病例也能满意地完成对端吻合术，可以通过下列方法以利吻合：①充分游离远端尿道来减少张力，必要时游离段可直达舟状窝。②将阴茎根部的海绵体在中隔处予以分离或凿除部分耻骨联合或切除耻骨联合的方法，以求减少因尿道的弧形走向而带来的距离改变，为接近直行而缩短距离的方法，可大大扩大本术式的适应证和提高成功率。本法不适用多发性尿道狭窄和狭窄段过长的病例。

3.经耻骨联合尿道修复术

Pierce 将本法应用于后尿道狭窄的病例，此法有暴露好、操作方便的优点，可提高后尿道狭窄手术的成功率，尤其是狭窄段长，急症手术时未将上浮的膀胱固定的病例，或有骨折片压迫尿道及伴有尿道直肠瘘的病例等。手术要点是切除 4 cm 左右的耻骨联合，充分暴露后尿道，切除病损部分的尿道做正常尿道间的对端吻合术。对狭窄段较长远端尿道游离有困难时，可同时做会阴切口以充分游离远端尿道，或同时做阴茎海绵体中隔切开有利于提高手术的成功率。曾有人提出在小儿病例中采用强行撑开耻骨联合的方法，由于可能发生骶髂韧带的损伤而遗留慢性腰背痛的后遗症，故目前已不再应用。

4.尿道套入法

尿道套入法适用于后尿道狭窄段较长，膀胱上浮近端尿道高而深，经会阴切口进行吻合有困难的病例。该手术的要点是在切除瘢痕后将远端尿道断端用可吸收线固定于导尿管上，并将该导尿管经近端尿道自膀胱切口引出，并固定于腹壁，令远端尿道套入并使两尿道断端相互对合，断端对合的要求，是在不能正确对合时其相距之间隙或相重叠处均以不超过 0.5 cm 为宜，否则易形成瓣膜或因缺损段过长而再度形成瘢痕。牵引用的导尿管在术后 10～14 天时可予以拔除。

5.皮片移植尿道修复术

(1)游离皮片(管)移植尿道修复术：Devine 首先介绍本法，适用于球部尿道以远之尿道狭窄的修复，由于手术效果较满意，其适应证在不断扩大。有学者认为自精阜以远的尿道任何部位的狭窄均可采用，特别对阴茎悬垂部尿道的对端吻合术易发生再狭窄或尿瘘，而本法可提高手术的成功率，对狭窄段较长的病例可采用游离皮管修补的方法亦可获成功。做皮片修补时先将狭窄段尿道切开，两侧均应切至正常尿道 0.5～1.0 cm 处，然后取自体组织的皮片移植之。目前被采用为自体组织材料包括包皮、口腔颊黏膜及大肠黏膜等。如果尿道已闭锁，则可切除已闭锁尿道；然后将游离之皮片缝合成一皮管移植之。提高游离皮片(管)成活率的要点：①皮片之皮下脂肪须去尽。②受移植处的组织应有良好的血供。③移植后皮片应进行妥善固定。④充分引流防止感染，感染是失败的主要原因。术后尿道内留置硅胶管2 周，术后 3 个月可行器械检查，少数病例术后可能有假性憩室形成。

(2)岛状皮片移植术：适用于前尿道狭窄的一期修复术，手术方法是在狭窄段尿道的邻近部位取一皮下组织不予离断的相应大小的带蒂皮片进行尿道修补，由于皮片保存了血供，故成活率高，提高了手术的成功率。将此法应用于前尿道瘘的修补，取得良好的效果。

6.皮肤埋入式尿道修复术

皮肤埋入式尿道修复术是一种分期进行的修复术式，其术式颇多，现将具有代表性的两种方法介绍如下。

(1)Johnson 手术：适用于狭窄段长的前尿道病例，手术分两期进行，第一期是将狭窄段尿道切开后将两侧之皮肤埋入并与其边缘缝合，在已完全闭锁病例可将病损的尿道切除，然后将两侧邻近组织缝合于阴茎白膜上，此缝合的要求必须紧贴阴茎白膜，否则将影响二期手术的效果。此时在尿道狭窄段形成一尿沟和远近 2 个尿道瘘口。6 个月可进行第二期手术，采用 Browm 的方法做尿道成形术。

(2)Turner Warwick 手术：手术也分两期进行，第一期在切除狭窄的基础上将阴囊或邻近皮肤埋入形成尿瘘，再进行二期修复尿道。该方法适用于精阜远端任何部位的单一或多发性尿道狭窄，为了解决后尿道深部缝合时的困难，他设计了一套专用手术器械，包括一把类似鼻镜的张开器，两把不同弧度的深部缝针等，以利操作和提高手术的成功率。

皮肤埋入法仅适用于狭窄段过长而无法用各种方式进行一期尿道对端吻合的病例。

(四)尿道内支架管的应用

Milroy 首先报道了将金属支架置于尿道的狭窄处来治疗该病的前尿道狭窄，此后相继有学者报道应用钛合金尿道内支架及用不锈钢合金制成的螺旋支架管置入狭窄段的尿道以治疗复杂性尿道狭窄。

用不锈钢制成的支架首先成功地应用于心血管系统，然后再被应用于尿道，它可应用于前或后尿道的狭窄，术后随访最长的达 20 个月，绝大部分病例术后排尿通畅，原有尿路感染者可获治愈。该支架可以取出，取出之支架发现未被尿路上皮覆盖，如再次狭窄可重新置入，未发现有与支架直接有关的不良反应，被认为是一种对不愿接受开放性手术或复发的难治的尿道狭窄的有前途的方法，但其远期疗效尚有待于进一步的观察。

当然，尿道扩张、直视下尿道内切开术及开放性尿道修复术依然是尿道狭窄的标准术式。

总之，尿道狭窄的病情复杂多变，临床上还没有一种术式可以解决所有的各种类型的狭窄，但无论采用何种术式，其总的原则是一致的——彻底切除狭窄段尿道直至正常尿道组织充分暴露，周围瘢痕组织要充分清除，进行无张力的良好的对端吻合和预防感染是手术成功的关键。经耻骨联合的途径、凿除部分耻骨弓及劈开阴茎中隔等方法适用于狭窄段切除后吻合口有张力和后尿道暴露欠佳的后尿道狭窄的病例。游离皮片或岛状皮片修复术适用于前尿道狭窄的修复，而分期手术方法仅适用于一期手术无法解决的病例。对严重和复杂难治的病例，往往需同时采用 2 种或 2 种以上方法的联合应用，才有可能达到较好的治疗效果。因此，必须结合具体病例及术者的临床经验来进行选择。

术后需进行一个时期的尿流率测定或尿道扩张来进行随访，尤以尿流率随访的办法是无损伤的，也有学者主张用尿道造影或尿道镜来判断疗效。术后随访不应少于 3 个月。如手术失败需再次行开放手术时，应在 3～6 个月后再进行。

（张玉军）

第四节　良性前列腺增生

良性前列腺增生(BPH)是引起中老年男性排尿障碍原因中最常见的一种良性疾病，主要临床表现为下尿路症状(LUTS)。BPH 的发病率随着老年男性年龄的增长而增加。组织学前列腺增生通常发生在 40 岁以后，以后发病率逐渐增高，80 岁以上接近 90%。临床前列腺增生，40～49 岁发病率为 14%，50～59 岁发病率为 24%，60～69 岁发病率为 43%，70～79 岁发病率为 40%。

一、病因与发病机制

国内外学者对 BPH 病因的研究已有多年历史，各种学说层出不穷，但迄今确切病因仍未阐明。多年来研究成果集中在如下四个方面。

(一)性激素与睾丸内非雄性激素物质的作用

前列腺是雄性生殖器官之一，其结构和功能是受下丘脑-垂体-睾丸轴和肾上腺的调节。

1.雄激素

前列腺内雄激素 90%～95%来源于睾丸，5%～10%来源于肾上腺。雄激素中起主要作用的是占睾酮 2%的游离睾酮。游离睾酮与前列腺间质细胞核膜上的 5α 还原酶Ⅱ作用转化为双氢睾酮(DHT)后才能发挥生物效应。

2.雌激素

当男性进入 50 岁后，体内雌激素明显增高，游离雌二醇与游离睾酮比值上升。中青年人血浆雌/雄激素浓度比值为1∶150，老年人为1∶(80～120)，老年人前列腺内雌/雄激素浓度比值为1∶8。尽管雌激素在BPH的发生的作用机制的研究还不如雄激素那样清楚，但老年期雌/雄激素比例失调可能是BPH的病因之一。有学者提出了“雌/雄激素协同效应”学说。

3.睾丸内非雄激素类物质

研究者发现，从人精液囊肿中提取的液体可以促使体外培养的前列腺上皮细胞及间质细胞增殖。这种非雄激素睾丸因子(NATP)有别于前列腺分泌的肽类生长因子，对热稳定，活性炭可以除掉。因而，人类睾丸可以产生一种NATP并参与BPH的发生。

(二)生长因子的作用

BPH组织中肽类生长因子有两类：①刺激前列腺细胞增殖的生长因子，如碱性成纤维细胞生长因子(bFGF)、表皮生长因子(EGF)、α转化生长因子(TGF-α)、胰岛素样生长因子(IGF)、血小板源生长因子(PDGF)、神经生长因子(NGF)等。②抑制前列腺细胞生长的生长因子β-转化生长因子(TGF-β)。bFGF、KGF、TGF-β等生长因子过表达时，通过自分泌、细胞内分泌、旁分泌三种形式，引起BPH。因此，阐明各种生长因子的作用以及各种生长因子相互关系，将对BPH病因的揭示具有重要意义。

(三)间质-上皮相互作用

前列腺间质和上皮细胞之间是相互影响的，其相互作用是通过生长因子、细胞外基质(ECM)进行调节。前列腺内生长因子、ECM、细胞相互作用构成统一的整体，正常情况下保持一定的动态平衡。BPH的发生是基质-上皮相互作用紊乱的结果。BPH时前列腺内基质/上皮的比例由正常的2∶1增加到5∶1。

(四)细胞增殖与凋亡

正常前列腺的大小保持恒定有赖于腺体内的细胞增殖与死亡的动态平衡。BPH并非细胞增殖的结果，而是与细胞凋亡减少有关。前列腺细胞增殖与凋亡，在正常情况下处于动态平衡，这种动态平衡是前列腺刺激生长因子和抑制生长因子相互作用保持平衡的结果。TGF-β是被确认引起细胞凋亡主要的生长因子。目前还发现与前列腺细胞凋亡有关的基因有*P53*、*c-myc*、*bcl-2*，睾酮抑制前列腺信号-2(*Trpm-2*)，热休克蛋白(*hsp*27，70)，组织蛋白酶*D*.*B*、*c-fos*等。

综上所述，BPH是一组多病因的疾病，老龄及有功能的睾丸存在是BPH发生必备条件，老龄及睾丸产生的性激素以及其他从饮食、环境中摄入并经体内转化的相关物质统称为导致BPH的外在因素。而前列腺本身产生的各种肽类生长因子、间质-上皮细胞相互作用、细胞增殖与凋亡属于BPH发病的内在因素，外在因素通过内在因素才导致BPH的发生。

二、临床表现

BPH的临床表现是随着下尿路梗阻引起的病理生理改变的进展而逐渐出现的。BPH临床上主要有三组症状，即膀胱刺激症状、梗阻症状及梗阻并发症。

(一)膀胱刺激症状

尿频是BPH最常见的症状，开始多为夜尿次数增多，随后白天也出现尿频。当夜尿次数3次以上时，表示膀胱出口梗阻已达到一定程度。BPH出现逼尿肌不稳定，低顺应性膀胱时，患者除尿频外，还伴有尿急、尿痛，甚至出现急迫性尿失禁。BPH患者有50%～80%出现不稳定膀胱。当膀胱逼尿肌代偿功能失调，出现高顺应性膀胱时，每次排尿都不能将膀胱内尿液排空，膀胱内残余尿日益增多，膀胱有效容量不断减少，尿频症状更加频繁。膀胱过度充盈时，膀胱内压超过尿道阻力，尿液将不自主地从尿道口溢出，犹如尿失禁，称为充盈性尿失禁。夜间熟睡时，盆底肌松弛，以及夜间迷走神经兴奋，更易使尿液自行溢出，类似“遗尿症”的临床表现。

（二）梗阻症状

1.排尿困难

排尿困难的程度是由梗阻程度和膀胱功能状况共同决定的。初期表现为有尿意时需要等候片刻才能排出尿液，称为排尿踌躇，排尿费力。随着病程的进展，继而出现尿线变细、无力，射程短，甚至尿不成线，尿液呈滴沥状排出。梗阻的程度，并不完全取决于增生腺体的大小，而取决于增生的部位以及前列腺包膜、平滑肌的张力。前列腺的体积即使不大，但中叶增生或纤维增生型BPH也可以出现明显的排尿困难症状。当膀胱功能受损，逼尿肌收缩无力时排尿困难更为严重。

2.残余尿、尿潴留

BPH患者排尿时不能将膀胱内尿液排空，膀胱内出现残余尿。残余尿量逐渐增加，导致高压性慢性尿潴留。膀胱内压持续处于高水平。膀胱逼尿肌进一步损害，功能失代偿，出现高顺应性膀胱，膀胱感觉迟钝，最后导致低压性慢性尿潴留，膀胱内压处于低水平状态。

BPH患者如遇气候突变、过度疲劳、饮酒、房事或上呼吸道感染时，可能诱发导致急性尿潴留。目前认为，急性尿潴留是膀胱功能失代偿的主要表现，为BPH进展的一个重要事件。

残余尿量的多少对预测上尿路功能和BPH的临床进展有着重要意义。残余尿量小于55 mL时无肾积水发生，当残余尿量在55～100 mL时，患者肾积水发生率明显增加，而残余尿量在150 mL以上时，患者肾积水发生率为55%。

（三）梗阻并发症

1.血尿

前列腺腺体表面黏膜上的毛细血管、小血管，由于受到增生腺体的牵拉，尤其在膀胱强力收缩排尿时，可出现血管破裂，或增生腺体压迫前列腺静脉丛，小静脉淤血，均可出现镜下血尿或肉眼血尿，严重者可出现血块，引起急性尿潴留。BPH并发血尿者为20%左右。

2.尿路、生殖道感染

BPH引起下尿路梗阻时，可导致尿路感染，尤其在有残余尿时，诱发感染的机会更多。膀胱炎症时，尿频、尿急、尿痛等症状将加重。如继发上行性尿路感染，往往出现腰痛和畏寒、发热等全身症状。伴发急性附睾炎时，患侧附睾肿大、疼痛，严重者伴发热。

3.上尿路扩张、肾功能损害

膀胱大量残余尿和膀胱内压≥4.0 kPa（40 cmH_2O）是导致上尿路扩张的主要原因。低顺应性膀胱，高压性慢性尿潴留患者易发生上尿路扩张，严重者可出现肾衰竭和尿毒症。

4.膀胱结石

下尿路梗阻导致膀胱残余尿的长期存在，尿液中的晶体将沉淀形成结石。若合并膀胱内感染，则促进结石形成。BPH伴膀胱结石的发生率约为10%。

5.腹压增高所引起的症状

BPH引起BOO情况下，出现排尿困难，长期增加腹压排尿，将促使腹股沟疝、脱肛、内痔等的发生。

二、诊断

以LUTS为主诉的50岁以上男性患者，应该先考虑BPH的可能，为明确诊断，需做以下评估。

(一)初始评估

1.病史询问

(1)下尿路症状的特点、持续时间及其伴随症状:BPH 的临床表现以 LUTS 为主。在询问病史的过程中,需要强调的是 LUTS 并非 BPH 特有的症状。例如,膀胱刺激症状也常见于前列腺炎、膀胱炎、膀胱结石、泌尿系统结核等其他疾病,以及非 BPH 所致(如神经系统疾病)的逼尿肌功能障碍等。同样,梗阻症状也见于如尿道狭窄、膀胱颈挛缩、前列腺癌等。

BPH 除 LUTS 的临床表现外,部分患者还伴有相关的并发症状,如反复血尿,尿路感染或附睾炎,膀胱结石伴排尿中断或尿痛,长期腹压增高所伴随的症状,如脱肛、内痔、腹股沟疝等。少数患者以食欲缺乏、贫血、嗜睡等肾功能不全的症状为主就诊。

(2)与 BPH 相关的病史询问:回顾既往有无骨盆骨折、尿道狭窄、尿道炎症、脊柱外伤、糖尿病,以及神经系统疾病,如帕金森病、脑出血、脑梗死后遗症等病史。注意近期是否服用了影响膀胱出口功能的药物,如抗胆碱能药物阿托品,增加膀胱出口阻力的肾上腺素受体激动剂,如舒喘平、异丙肾上腺素类药物。近期有无劳累、饮酒、上呼吸道感染等,这些可以加重 LUTS。

(3)国际前列腺症状评分(IPSS)和生活质量评估(QOL):国际 BPH 咨询委员会建议将 IPSS 和 QOL 问卷表列为正式的全世界应用于 BPH 症状量化评分表,用以对 BPH 病情的评估和治疗前后疗效的对比。

IPSS 评分有 7 个问题,总的评分范围从无症状至严重症状 0～35 分。症状严重程度分轻、中、重三个级别:1～7 分为轻度,8～19 分为中度,20～35 分为重度。IPSS 评分是 BPH 患者下尿路症状严重程度的主观反映,它与最大尿流率、残余尿量以及前列腺体积无明显相关性。

QOL 评分答案从非常好到很痛苦分为 0～6 分,是了解患者对其目前下尿路症状水平伴随其一生的主观感受,主要关心的是 BPH 患者受下尿路症状困扰的程度及是否能够耐受,因此又称为困扰评分。

症状评分对预测:BPH 临床进展也有一定价值,IPSS 评分＞7 分的患者发生急性尿潴留的风险是IPSS评分＜7 分者的 4 倍。对于无急性尿潴留病史的 BPH 患者,储尿期症状评分及总的症状评分有助于预测 BPH 患者接受手术风险治疗。

2.体格检查

(1)泌尿系统及外生殖器检查:首先要排除是否为充盈的膀胱,耻骨上叩诊呈固定浊音,常表示尿潴留。必要时导尿后,直肠腹部双合诊再次检查并与腹腔、盆腔内其他包块相鉴别。注意触摸腹股沟包块能否回纳,阴囊内睾丸、附睾大小及质地,阴茎有无硬结。

(2)直肠指检(DRE):DRE 是 BPH 诊断必须检查的项目,肛检前应先做血清前列腺特异性抗原(PSA)测定,在膀胱排空后进行。典型 BPH,腺体增大,边缘清楚,表面光滑,中央沟变浅或消失,质地柔韧而有弹性。

估计前列腺的大小多是凭检查者的个人经验,曾以禽蛋、果实描述前列腺大小。有学者提出前列腺大小分 4 度,Ⅰ度增生腺体大小达正常腺体的 2 倍,估重为 20～25 g;Ⅱ度为 2～3 倍,中央沟消失不明显,估重为 25～50 g;Ⅲ度为 3～4 倍,中央沟消失,指诊可勉强触及前列腺底部,估重为 50～75 g;Ⅳ度腺体增大超过 4 倍,指诊已不能触及腺体上缘,估重在 75 g 以上。

DRE 的缺点是不能精确量化前列腺大小,不能判断前列腺突向膀胱的部分,即使 DRE 前列腺不大也不能排除前列腺增生。但 DRE 的优点在于能快速、简单地向医师提供前列腺大小的大致概念,怀疑异常的患者最后确诊为前列腺癌的有 26%～34%。

(3)局部神经系统检查(包括运动和感觉):该检查目的是排除神经源性膀胱功能障碍。如体检中发现膝反射、踝反射、跖伸反应病理性亢进者,提示脊髓损害(肿瘤、创伤、多发性硬化等);如膝反射、踝反射消失,腓肠肌、足内附肌无力,会阴感觉丧失及肛门括约肌松弛者,则为马尾节段损害;有膝反射、踝反射消失伴足感觉障碍者,可能为全身性外周神经病;而行动迟缓、帕金森貌、直立性低血压、喉喘鸣及小脑共济失调者,应考虑有神经变性的疾病(如多系统硬化症)。

3.实验室检查

(1)尿常规:可以确定下尿路症状患者是否有血尿、蛋白尿、脓尿等。

(2)血肌酐:BPH 伴血清肌酐升高是上尿路影像学检查的适应证,评估有无肾积水、输尿管扩张反流等情况。

(3)血清 PSA:血清 PSA 作为一项危险因素可以预测 BPH 的临床进展,从而指导治疗方法的选择。血清 PSA≥1.6 ng/mL 的 BPH 患者发生临床进展的可能性更大。

4.超声检查

超声检查可以经腹壁、经直肠探测途径,经腹壁最为常用。前列腺体积计算公式:前列腺体积=0.52×(前列腺三个径的乘积)。前列腺重量计算公式:前列腺重量=0.546×(前列腺三个径的乘积)。一般认为,直肠超声估计前列腺体积大于 20 mL,才能诊断前列腺增大。

经腹壁探测可同时显示膀胱、前列腺、精囊,还能得到 BPH 的间接诊断依据,如膀胱壁小梁小室形成、膀胱憩室、膀胱结石、残余尿量等资料,也可以观察有无上尿路扩张、积水。虽然经腹壁 B 超应用最为普及,但显示前列腺内部结构和测量前列腺大小不如经直肠途径精确。经直肠 B 超用彩色多普勒血流显像(CDFI)能看到前列腺内部血流分布、走向和血流的频谱分析,可以测定整个前列腺和移行区的体积。测定移行区体积有更为实际意义。

现在认为,前列腺体积是 BPH 临床进展的另一风险预测因素。前列腺体积≥31 mL 的 BPH 患者发生临床进展的可能性更大。

5.尿流率检查

尿流率指单位时间内排出的尿量,通常用 mL/s 作为计量单位。50 岁以上男性,Q_{max}≥15 mL/s属正常,15～10 mL/s 者可能有梗阻,<10 mL/s 者则肯定有梗阻。但是最大尿流率减低不能区分梗阻和逼尿肌收缩力减低,也不能说明是 BPH 梗阻或非 BPH 梗阻,还必须进一步做其他有关尿流动力学检查才能明确。Q_{max}<10.6 mL/s 的 BPH 患者发生临床进展的可能性更大。

(二)根据初始评估结果,部分患者需要进一步检查

1.排尿日记

让患者自己记录排尿次数、排尿时间、每次尿量、伴随排尿症状、饮水量等。一般连续记录 5～7 天。对以夜尿为主的下尿路症状患者,排尿日记很有价值,有助于鉴别夜间多尿和饮水过量,排尿次数是白天多还是晚上多。

2.尿流动力学检查

尿流动力学检查是对下尿路功能评估的一种有价值的检测方法。BPH 诊断时常用的尿流动力学检查包括尿流率测定、压力-流率同步检查、充盈性膀胱测压等,其中尿流率测定如前所述。

(1)充盈性膀胱测压:患者取截石位,经尿道将 8 F 导尿管置入膀胱,记录残余尿量后与尿动力学仪相应通道连接,经肛门将一气囊导管置于直肠下端,气囊适量充气后与尿动力学仪相应通道连接。采用液体介质进行中速膀胱灌注,连续记录储尿期和排尿期膀胱压力和容量的相互关系及膀胱感觉功能,将其描绘成膀胱压力容积曲线图,可以反映储尿期膀胱感觉功能、逼尿肌顺应性和稳定性以及排尿期逼尿肌的收缩能力。

储尿期正常膀胱压<1.5 kPa(15 cmH_2O),无自发或诱发的逼尿肌收缩,膀胱容量和感觉功能正常。若出现自发或诱发的逼尿肌无抑制收缩,膀胱内压>1.5 kPa(15 cmH_2O),则为不稳定膀胱。若膀胱空虚静止状态膀胱内压>1.5 kPa(15 cmH_2O),或较小的膀胱容量增加即迅速地压力升高,则为低顺应性膀胱。若膀胱容量>750 mL,且膀胱内压始终处于低水平则为高顺应性膀胱。

排尿期正常膀胱呈持续有力的收缩,最大逼尿肌收缩压力 3.0~6.0 kPa(30~60 cmH_2O)。若逼尿肌收缩压始终<2.0 kPa(20 cmH_2O),应考虑为逼尿肌收缩功能受损,若逼尿肌收缩压始终>10.0 kPa(100 cmH_2O),提示逼尿肌收缩亢进。

(2)压力-流率同步检查:常用检查方法蹲位、立位或坐位,操作同充盈性膀胱测压。记录排尿全过程,分别以逼尿肌收缩压和尿流率为坐标,即可获得压力流率函数曲线图。检测结果如为高压低流曲线,表示逼尿肌收缩压高,尿流率低,这是典型的尿道梗阻曲线,也是尿道梗阻诊断的金标准;若为低压低流曲线,逼尿肌收缩压和尿流率均低,这是典型的逼尿肌无力曲线。

(3)影像学检查。①静脉尿路造影:如果有下尿路症状患者同时伴有反复泌尿系统感染、镜下或肉眼血尿,怀疑肾积水或者输尿管扩张反流、泌尿系统结石,应行静脉尿路造影检查。但是,血清肌酐值升高超过正常 1 倍者不宜进行此项检查。②尿道造影检查:不能排除尿道狭窄的患者建议选用此项检查。③CT 和 MRI:CT 可测量前列腺体积,显示前列腺大小、形状以及凸入膀胱情况。正常前列腺的 CT 值约 40 HU,BPH 时 CT 值略低。MRI 三维成像可清楚显示前列腺形态以及凸入膀胱程度,MRI 可以区分前列腺各区域的结构,但对判断前列腺内结节良恶性的价值不大。

(4)尿道膀胱镜检查:怀疑 BPH 合并尿道狭窄、膀胱内占位性病变时建议此项检查。通过尿道膀胱镜检查可以了解以下情况如有无尿道狭窄,观察前列腺增大或凸入膀胱的情况,有无合并膀胱结石、膀胱憩室、膀胱肿瘤,如膀胱内小梁小房形成,常是膀胱出口梗阻的依据。但尿道膀胱镜是有创检查,一般不常规做此检查。

四、外科治疗

(一)腔内和微创治疗

1.经尿道前列腺电切术

TURP 是腔内泌尿外科应用最为广泛的技术之一。现在,TURP 被认为是 BPH 手术治疗的金标准。

(1)适应证及禁忌证。TURP 适应证和开放手术基本相同:①有明显的前列腺综合征(prostatism)引起膀胱刺激症状及 BOO 症状,如尿频、排尿困难、尿潴留等,已明显影响生活质量,经正规药物治疗无效或拒绝药物治疗的患者。②尿流率检查异常,尿量在 150 mL 以上,最大尿流率<10 mL,尿流动力学排除逼尿肌无力。③梗阻引起上尿路积水和肾功能损害。如慢性尿潴留,先保留导尿,等待肾功能好转后手术。④BOO 引起反复尿路感染、血尿、继发膀胱结石、腹股

沟疝等。⑤高压冲洗下电切术，宜在60～90分钟内完成切除中等度(<60 g)腺瘤。

TURP属择期手术，禁忌证多是相对的，经过充分术前准备，在合适的条件下可以再做TURP术，但一般有下列全身性、局部性病变时不宜行TURP术。全身性疾病：①心脑血管疾病。严重的高血压、急性心肌梗死、未能控制的心力衰竭、严重的不能纠正的心律失常、近期脑血管意外偏瘫者。②呼吸系统疾病。严重的支气管哮喘、严重的慢性阻塞性肺病合并肺部感染、肺功能显著减退者。③严重的肝肾功能异常。④全身出血性疾病。⑤严重的糖尿病。⑥精神障碍如老年痴呆不能配合治疗者。⑦装有心脏起搏器的患者，如果要做TURP，术前请心脏科医师会诊，术中心电监护，并做体外起搏器准备，以防止意外。

局部性疾病：①尿道狭窄，经尿道扩张后电切镜仍不能通过狭窄段尿道。②急性泌尿生殖系感染期。③腺瘤较大，估计切除组织体积超过60 g，或手术时间可能超过90分钟者，对初学者尤为不适宜。④合并巨大膀胱憩室或多发较大膀胱结石需要开放手术一并处理者。⑤合并体积较大，多发或呈浸润性生长的膀胱肿瘤，不宜与TURP同时进行处理，应先治疗膀胱肿瘤。⑥髋关节强直，不能采取截石位或巨大不可复性疝，影响手术操作者。

(2)手术要点：①置入电切镜，将带有闭孔器的切除镜鞘涂抹上润滑剂，插入尿道后缓慢推进。如尿道外口狭窄，可用剪刀将腹侧尿道外口剪开少许。放置至膜部尿道如果受阻，可先用F20～F26尿道探条扩张后再进镜。原则是勿使用暴力，以免造成尿道假道、穿孔，甚至损伤直肠。目前，多在电视摄像系统直视下置入电切镜，一方面可以观察尿道、前列腺、精阜、膀胱颈情况，另一方面也避免了盲插损伤尿道的可能。②观察膀胱和后尿道，术者通过电视屏幕有序地观察、检查膀胱和后尿道。注意膀胱有无小梁、憩室，有无膀胱肿瘤，膀胱颈后唇有无抬高。前列腺中叶有无突入膀胱，如有中叶明显增生，特别注意三角区、双侧输尿管口与增生腺体的关系，防止电切时损伤上述部位。将电切镜后撤，观察前列腺增生的大小、中叶及两侧叶形态及增生程度。继续后撤电切镜，注意精阜与膀胱颈的距离，仔细辨别外括约肌(将电切镜退至球部尿道处，将切除镜鞘向前轻推一下，可见外括约肌收缩)。若从精阜能看到完整的膀胱出口，或电切环完全伸出(长度为2 cm)可达膀胱颈，常为纤维化的小前列腺，切除组织多不超过10 g。通过直肠指诊、B超检查、电切镜观察三者结合，对切除组织的重量做出初步估计，前列腺左右径与上下值在4.5 cm左右，相当于前列腺Ⅰ度，切除组织一般在10 g左右。若前列腺左右径与上下值在5.0～5.5 cm，相当于前列腺Ⅱ度，切除组织一般在20～40 g。若前列腺左右径与上下值超过6.0 cm左右，相当于前列腺Ⅲ度，切除组织一般可达50 g以上。③切割前列腺组织手术一般分三个步骤进行(图7-1、图7-2)。切除中叶及两侧叶，原则是前列腺三叶增生，中叶增生明显时，先切除增生的中叶，以使冲洗液的出入通道畅通和电切镜前后活动便利。如果是两侧叶增生明显，一般在膀胱颈5点、7点位置切割，切至精阜近侧缘，并向左、右切出标志沟(冲水道)。对能从精阜看到完整的膀胱颈的前列腺，可采取先定终点切割法，用电切镜鞘的绝缘端压住精阜，再切割，切割终点正好达精阜近侧缘，不易损伤精阜。对大前列腺，一般采取先定起点切割法，切割至前列腺尖部接近精阜时，则再采用先定终点切割法及浅切法，避免损伤外括约肌和精阜。切除两侧叶及腹侧组织，小前列腺可沿标志沟两侧缘开始切割，顺时针或逆时针方向向侧上方，即8～11点或4～1点方向切除右侧叶或左侧叶腺体。大前列腺，注意当标志沟切除后，两侧叶腺体失去支撑，向中间靠拢并下坠，术者一定要明确标志沟和两侧叶腺体的关系，在标志沟的上方，沿着坠下的腺体的切缘，做顺时针或逆时针弧形切割，直达被膜。一般先将突入视野较大的腺体切除，以免影响观察与操作，但避免在一处切割过深，这样容易发生被膜穿孔。当两侧叶腺体组织切除完全后，将电切镜旋转180°，切除腹侧组织，腹侧一般不厚，电切时避免过深切破静脉窦，一旦切破静脉窦难以电凝止血。切除前列腺尖部，尖部残留腺体的切除是TURP手术效果好坏的关键，切割过度，易损伤尿道外括约肌造成尿失禁，切割过少，残留腺体多，术后排尿不畅，影响手术效果。为避免损伤尿道外括约肌，术中要保持精阜的完整，对两侧叶尖部组织的切割，始终采取先定终点的方法。为避免尖部腺体残留，经常将电切镜前后移动，撤到精阜远侧球部尿道处，观察尖部有无突出的腺体以及辨认尿道外括约肌的收缩，当尖部腺体切除干净，可见到膜部尿道呈圆形张开。

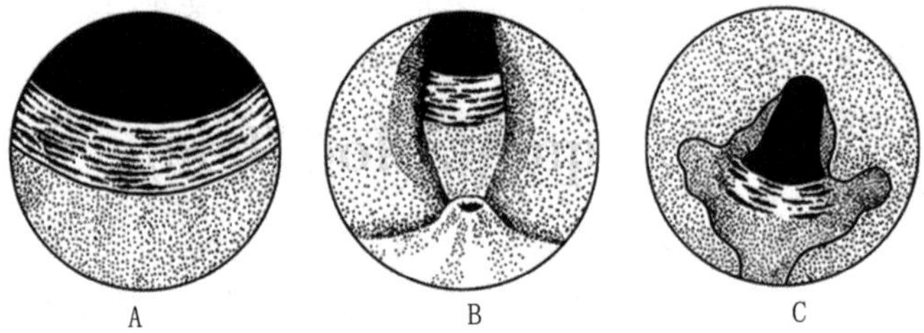

A.近侧显露膀胱颈环状纤维；B.自膀胱颈6点切出标志沟；C.从标志沟向两侧切割。

图7-1　经尿道前列腺切除步骤

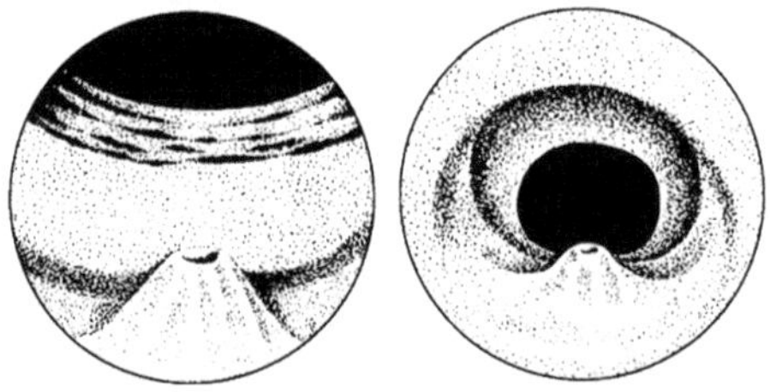

图7-2　经尿道前列腺切除术后观察无残留腺体突入尿道腔

(3)术后并发症包括尿道损伤、大出血、穿孔与外渗、经尿道电切综合征等，具体如下。

1)尿道损伤：多因操作不熟练，在放置电切镜过程中损伤尿道形成假道，外括约肌远端损伤穿破尿道球部，外括约肌近侧尿道损伤穿入前列腺组织内、膀胱三角区下方损伤等，建议最好电视摄像系统直视下进镜，可最大限度避免尿道损伤的可能。

2)大出血：可分为手术当天出血和继发出血两种：①手术当天出血，一般是术中止血不完善或静脉窦开放两种原因。静脉窦出血电凝止血多无效，治疗以制动、持续牵拉导尿管、保持冲洗液通畅、防止膀胱痉挛、补液输血等治疗多可缓解。如果术中止血不完善，遗漏个别重新开放的小动脉出血，经积极治疗出血不减轻，或有休克征象，需立即去手术室，再次手术止血。②继发出血，多在术后1～4周，多因创面焦痂脱落、饮酒、骑车、便秘用力排便造成，如出血伴尿潴留，予保留导尿，必要时膀胱冲洗、抗炎止血治疗多能缓解。但患者术后反复尿血，可能是残留腺体较多，继发感染所致，必要时再次电切治疗。

3)穿孔与外渗：由于对前列腺被膜形态辨认不清，切割过深，在高压冲洗下，膀胱过度充盈，大量液体经穿孔外渗(图7-3)。患者下腹胀满，为防止液体吸收过多，引起TUR综合征，应尽快结束手术。必要时在穿孔处腹壁切开行膀胱腹膜间隙引流。

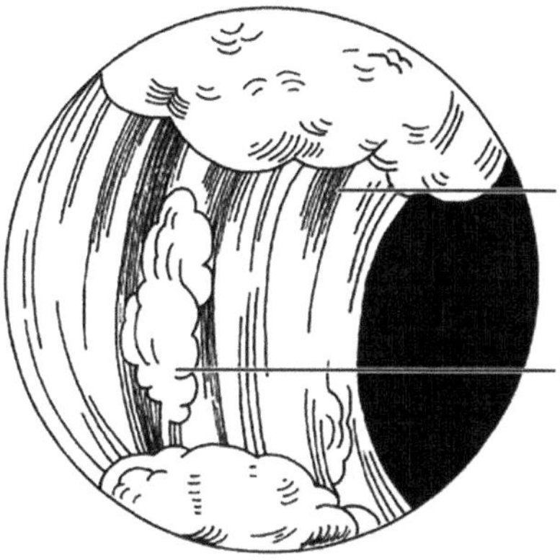

图 7-3　前列腺被膜穿孔

4)经尿道电切综合征：是 TURP 手术病情最为凶险的并发症，对其认识不足，可能贻误诊治导致患者死亡。TUR 综合征多因术中冲洗液大量吸收引起血容量过多和稀释性低血钠为主要特征的综合征。前列腺静脉窦开放、前列腺被膜穿孔、冲洗液压力高、手术时间长(＞90 分钟)、使用低渗冲洗液(如蒸馏水)将促使 TURS 的发生。临床表现为血压先升高心率快而后变为血压下降心动过缓，肺水肿表现为呼吸困难、呼吸急促、喘息，脑水肿表现头痛、烦躁不安、意识障碍，肾水肿表现为无尿或少尿等。如果发现患者有上述临床征象，急查电解质，及时采取措施，包括利尿、纠正低血钠和低渗透压、吸氧、有脑水肿征象脱水降颅压治疗。

5)附睾炎：多在术后 1～4 周发生，出现附睾肿大、触痛，主要是尿道细菌逆行经输精管感染所致，一般以卧床休息，抬高阴囊，应用敏感抗生素治疗多能缓解。

6)尿失禁。①暂时性尿失禁：主要原因包括前列腺窝局部炎性水肿，刺激外括约肌关闭失灵，术前就存在的不稳定膀胱，术中外括约肌轻度损伤、气囊导尿管误放置在前列腺窝内，压迫外括约肌等原因，一般可逐渐恢复，膀胱刺激症状明显的患者，口服托特罗定治疗。加强盆底肌锻炼，以利于恢复正常排尿。②永久性尿失禁：是由于切割过深损伤了尿道外括约肌引起，表现为术后不能控制排尿，尤其站立位时，尿液不自主流出，经过 1 年治疗，盆底肌锻炼，仍不能恢复，可基本确诊。永久性尿失禁的处理很棘手，姑息治疗一般以用集尿袋或阴茎夹为主。尿道黏膜下注射硬化剂、人工尿道括约肌等方法尚不十分完善和有效。

7)深静脉血栓形成和肺栓塞：TURP 手术取截石位，小腿后部长期受压，老年人下肢和盆腔静脉易形成深静脉血栓，术后长时间卧床都是促发因素。深静脉血栓形成表现为患肢肿胀、疼痛，血栓脱落引起肺栓塞又是 TURP 患者术后死亡原因之一。主要是预防深静脉血栓的形成，包括术后多活动按摩腿部，尽量早日下床活动。对于出现胸痛、呼吸困难等疑似肺栓塞的临床表现时，应立即拍胸片等，并请相关科室抢救治疗。

8)尿道狭窄。①尿道外口狭窄：多因尿道口偏小，电切镜鞘长期压迫，牵拉导尿管的纱布压迫外口局部坏死、感染形成狭窄，治疗以外口扩张或切开腹侧尿道外口少许。②膀胱颈挛缩：多由于电切过深，术后膀胱颈瘢痕挛缩狭窄，表现排尿困难，膀胱镜检查可以确诊。治疗以冷刀切开或再次电切瘢痕组织。③尿道其他部位狭窄：主要是插入电切镜时损伤尿道所致，直视下放入电切镜可减少尿道损伤的情况。

9)性功能障碍：表现为逆向射精、不射精或性欲低下等改变。

2.经尿道前列腺切开术

Orandi 首先进行了 TUIP，收到良好的治疗效果。许多学者对 TUIP 和 TURP 进行了比较，发现 TUIP 治疗后患者下尿路症状的改善程度与 TURP 相似。与 TURP 相比，TUIP 具有手术时间短、出血和并发症少，需要输血的危险性降低、住院时间缩短等优点，但再次需要手术率比 TURP 高。

TUIP 治疗的适应证与 TURP 相似，但更适宜前列腺体积小于 30 mL 且无中叶增生的患者，以及一部分不适宜开放手术和 TURP 的患者如冠心病、肺功能不良的患者。

治疗分为两种方式。①6 点钟切开法：电切环置于膀胱颈后方，从 6 点切一沟延伸到精阜附近，近端显露内括约肌纤维，余处达包膜。②4 点和 8 点钟切开法：分别从膀胱颈 4 点和 8 点钟切开达前列腺尖部，深度达包膜。其余手术禁忌、手术注意事项、术后处理、并发症等与 TURP 基本相同。

3.经尿道前列腺电汽化术

TUVP 最早由 Mebust 等报道使用，在 20 世纪 90 年代后，将其与电切镜相结合，并发明滚轴状及宽而厚的汽化电极，才得以广泛应用。

它的工作原理是通过高功率的电流产生的热能使前列腺汽化而达到切割目的。因其汽化的同时凝固血管，故手术中出血较少，但汽化切割的速度较慢，故一般适宜较小的前列腺。随着技术进步，一种铲状汽化电极的出现使得切除腺体的速度加快，可切除较大腺体，同时具备汽化封闭血管，出血少的优点。TUVP 的适应证、禁忌证、术前准备、手术方式、术后处理、并发症与 TURP 基本相同。TUVP 尤适宜凝血功能较差和前列腺体积较小的患者。

4.经尿道前列腺等离子双极电切术

英国某公司将等离子体技术用于前列腺切除。后来此项技术在我国迅速开展普及起来。它的工作原理是工作电极与回路电极均位于电切环内，高频电流通过释放的射频能量将导体介质转化为围绕电极的等离子体区，这一等离子体是由高电离颗粒构成，这些电离颗粒具有足够的能量将组织内的有机分子键打断，使靶组织融化为基本分子和低分子随即破碎、汽化。

经尿道前列腺等离子双极电切术（TUPKP）的特点是用生理盐水做冲洗液，靶组织表面的温度仅 40～70 ℃，切割精确，止血效果好，热穿透浅。国内王行环报道用 TUPKP 治疗 600 余例 BPH 患者，无 1 例发生 TURS。TUPKP 的手术适应证、禁忌证、手术操作、术后处理、并发症与传统的 TURP 基本相同。

5.激光治疗

前列腺激光治疗是通过组织汽化或组织凝固性坏死后的迟发性组织脱落达到解除梗阻的目的。疗效肯定的方式有经尿道钬激光剜除术（HoLEP）、经尿道激光汽化术、经尿道激光凝固术三种。

（1）经尿道钬激光剜除术：钬激光产生的峰值能量可导致组织的汽化和前列腺组织的精确和有效的切除，随着大功率钬激光的开发及组织粉碎器的临床应用，HoLEP 得以实施。钬激光的优点是组织作用深度仅 0.5 mm，有较好的安全性，同时对汽化层面以下 3～4 mm 组织产生良好的凝固作用，因此出血极少，手术视野清晰。用生理盐水进行灌洗，避免了组织吸收过多的液体而产生 TURS。HoLEP 切除下来的组织需要组织粉碎器粉碎，增加了损伤膀胱的危险和手术操作难度是其主要缺点。

Montorisi 等对 HoLEP 组与 TURP 组进行了比较，HoLEP 组平均手术时间长于 TURP 组

[(74±19.5)min *vs* (57±15)min,$P<0.05$],但术后留置导尿管时间明显缩短[(31±13)min *vs* (57.78±18.9)min,$P<0.001$],住院时间也明显缩短[(59±19.9)h *vs* (85.8±18.9)h,$P<0.001$],在术中和术后并发症包括勃起功能障碍和逆向射精方面,两者相似。HoLEP 对于 100 g 以上、重度前列腺也能顺利切除。Matlage 等对 86 位患者行 HoLEP 治疗,患者前列腺体积均大于 125 mL,平均为 170 mL,手术时间 128.1 分钟,住院时间 26.1 小时,平均组织剜除 140.2 g。

(2)经尿道激光汽化术:TUVP 与经尿道前列腺电汽化术相似,用激光能量汽化前列腺组织,以达到外科治疗目的。激光汽化术的代表为磷酸钛氧钾晶体(KTP)激光前列腺汽化术,这种激光波长 532 nm,位于光谱中可见光的绿色区故又称绿激光。早期的绿激光功率都在 40 W 以下,单独使用不足以使前列腺组织快速汽化,故与钕激光联合使用。随着技术的进步,大功率(60～80 W)绿激光设备研制出来,使其快速汽化组织的能力明显加强,并单独使用。有学者报道了光选择性前列腺汽化术后 1 年的随访结果,术后短期 I-PSS 评分、尿流率、QOL 指数的改善与 TURP 相当。术后尿潴留而需要导尿的发生率高于 TURP。由于此项技术应用时间较短,长期疗效尚待进一步研究。由于绿激光对前列腺组织汽化,术后无病理组织,因此术前必须排除前列腺癌可能。

(3)经尿道激光凝固术:经尿道激光凝固术时光纤尖端与前列腺组织保持约 2 mm 的距离,能量密度足够凝固组织,但不会汽化组织。被凝固的组织最终会坏死、脱落,从而减轻梗阻。手术时,根据 B 超所示前列腺的大小,在横断面 12、3、6、9 点处激光照射,一般功率为 60 W,每点照射 60～90 秒,两侧叶可照射时间较长一点,尖部照射时,避免损伤尿道外括约肌。

此项手术的优点是操作简单,出血风险以及水吸收率低。采用 Meta 分析发现经尿道前列腺激光凝固术后需要导尿的尿潴留发生率和尿路刺激症状发生率分别为 21%和 66%,明显高于 TURP 的 5%和 15%。

6.其他微创治疗

(1)经尿道微波治疗:TUMT 是将微波发射探头插入尿道,使微波辐射置于前列腺中央位置,在治疗前列腺增生时多采用这种途径。一般治疗选用超过 45 ℃的高温疗法。低温治疗属于理疗范畴,效果差,不推荐使用。微波治疗可部分缓解 BPH 患者的尿流率和 LUTS 症状。适用于药物治疗无效(或不愿意长期服药)而又不愿意接受手术的患者,以及伴反复尿潴留而又不能接受外科手术的高危患者。微波治疗 BPH 后,5 年的再治疗率高达 84.4%,其中药物再治疗率达 46.7%,手术再治疗率为 37.7%。

(2)经尿道前列腺针刺消融术(transurethral needle ablation,TUNA):是一种操作简单、安全的治疗方法,通过穿刺针将前列腺组织加热至 100 ℃,而在针的周围形成凝固坏死,产生 1 cm 以上的空腔。适用于不能接受外科手术的高危患者,对一般患者不推荐作为一线治疗方法。Meta 分析术后患者下尿路症状改善 50%～60%,最大尿流率平均增加 40%～70%,3 年需要接受 TURP 约 20%。远期疗效还有待进一步观察。

(3)前列腺增生的电化疗:是我国自行开发的一种腔内介入方法,通过特制三腔气囊导尿管的阴阳极定位于前列腺,形成阴极、前列腺、膀胱内液、阳极之间的闭合电路,使前列腺局部变性、坏死、创面纤维化修复,造成前列腺尿道内腔扩大,达到解除或缓解机械性梗阻目的。电化疗具有操作简便、安全、微创、不需麻醉、并发症少、患者痛苦小、恢复快、费用低等优点,特别适用于年老体弱和高危不能外科手术 BPH 患者,总有效率为 74%。

(4)前列腺支架治疗:是通过内镜放置在前列腺部尿道的记忆合金金属(或聚亚胺酯)装置,

扩大后尿道的方法。适用于高危、不能耐受其他手术治疗、非中叶增生的 BPH 患者。前列腺支架可以缓解 BPH 所致的下尿路症状，作为反复尿潴留替代导尿的一种方法。常见的并发症有支架移位、钙化、支架闭塞、感染、慢性疼痛等。

(二)开放手术治疗

自 20 世纪 80 年代以后，随着内镜手术器械和技术的改进，腔内手术治疗 BPH 已在我国广泛开展。需要开放手术治疗的患者逐年减少，但这并不意味开放手术已被淘汰。因为对于前列腺体积>80 mL，合并有巨大膀胱憩室、较大质硬的膀胱结石、巨大腹股沟疝影响经尿道手术、髋关节强直不能采取截石位的患者，仍需要施行开放性前列腺摘除术。此外，在腔内手术时遇到一些技术问题，如术中难以控制的出血、膀胱或前列腺包膜穿孔等并发症，必须立即改行开放手术加以挽救。

目前常用的开放手术方法有耻骨上前列腺摘除术、耻骨后前列腺摘除术、保留尿道的耻骨后前列腺摘除术。

1.耻骨上前列腺摘除术

Fuller 施行了第一例经膀胱包膜内前列腺增生组织完整摘除。早期手术都是在盲视下进行。Squier 对盲视下手术进行了改进，一是将切口切在膀胱顶部，二是将示指伸入，裂开前列腺前联合，从而剜除前列腺，减少出血。Thompson Walker 进行了第一例直视下开放式耻骨上前列腺摘除术，通过缝扎膀胱颈部和前列腺包膜达到较好的止血效果。

以后对此术式的探索主要是尿液的引流和止血方法的改进，这些方面我国泌尿外科学者做了许多创新性的探索。有学者提出耻骨上前列腺切除术不用留置导尿管的方法，自行设计了吴氏导管，术后不需尿道留置导尿管，大大减轻患者痛苦，起到较好的止血效果。术后尿路感染、附睾炎发生率明显减少。

另有学者在吴氏导管启发下，设计了一种耻骨上前列腺三腔气囊导管，这是我国首次研制成的国产三腔气囊导管(图 7-4)。

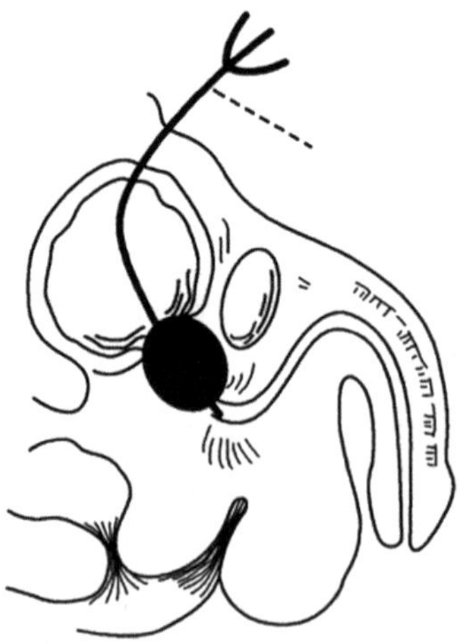

图 7-4　耻骨上前列腺三腔气囊导管

操作方法类同吴氏导管，腺体摘除后，导管尖端送入后尿道，气囊置于前列腺窝，一般注水 10～20 mL，目的是固定，使导管不致滑脱进入膀胱。气囊后方的导管两侧增加引流尿液和膀胱冲洗。沿导管缝合前列腺窝的创缘，使腺窝与膀胱隔离。导管经膀胱固定于腹壁，术后持续点滴灌洗膀胱。耻骨上前列腺三腔气囊导管使吴氏导管更加完善，被称为吴-郭导管。吴-郭导管经临床应用，止血效果好，术后患者免除了尿道留置导尿管的痛苦，并发症明显减少。有学者在《泌尿学杂志》发表了伊朗关于这种三腔气囊导管在耻骨上前列腺切除术中的报道，认为这种导管具有安全、能有效减少了术后尿路感染、尿失禁、尿道狭窄的并发症。可见当时吴、郭二氏提出的耻骨上前列腺切除术不用尿道留置尿管的构思迄今仍有指导意义。

(1)手术要点：耻骨上前列腺摘除术可经下腹正中切口或弧形切口。腹膜外显露膀胱，于膀胱前壁切开膀胱，探查膀胱内有无结石、憩室、肿瘤，并做相应处理一并解决。注意两侧输尿管开口与膀胱颈部的距离，以防术中误伤输尿管开口。耻骨上前列腺摘除术的操作要点是增生腺体剜除和腺窝止血、膀胱灌注引流的技术方法。①增生腺体剜除方法(图 7-5、图 7-6)：最常用的方法是在膀胱颈部切开突入膀胱的腺体表面黏膜，以此切口用血管钳分离出增生腺体与外科包膜之间的平面，示指伸入此分离平面内，并紧贴腺体进行剥离，使腺体和包膜分离。剥离至尖部后，用拇指、示指紧贴腺体捏断尿道黏膜，或紧贴腺体剪断前列腺尖部尿道黏膜。操作时忌用暴力牵拉，防止尿道外括约肌损伤。②另一种方法可直接用手指伸入后尿道内，示指腹侧面挤压腺体前联合处尿道，撕裂联合处尿道黏膜，露出两侧增生腺体的间隙。由此间隙进入外科包膜内，使腺体与包膜分离，将腺体剜除。此法不易损伤尿道外括约肌。前列腺剜除后检查标本是否完整，腺窝内有无残留。如膀胱颈部厚唇抬高，应将后唇黏膜与肌层潜行分离后，楔形切除过多、过高的肌层，然后用 3-0 可吸收线将后唇黏膜缝合固定于前列腺后壁，形成一漏斗状膀胱颈部，上述腺体剜除操作都是在盲视下进行，如遇腺体黏膜分离困难时，Guiteras 提出用另一手指在直肠内抬高前列腺，以便于术中前列腺摘除，也可防止损伤直肠。

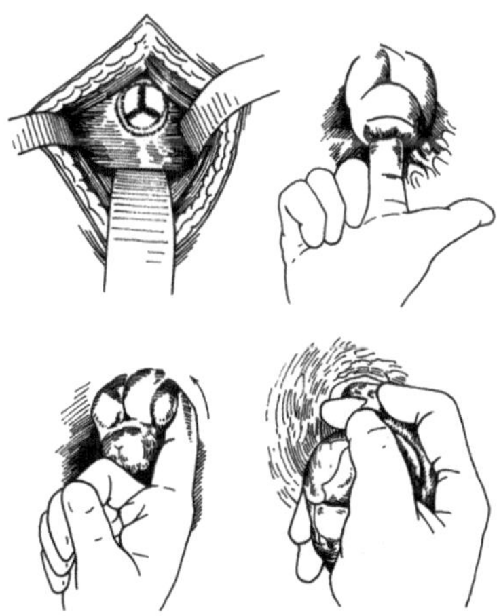

图 7-5 增生腺体剜除方法之一

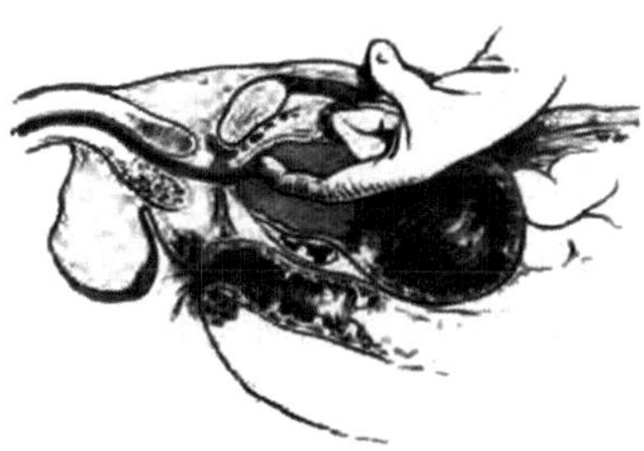

图 7-6 增生腺体剜除方法之二

腺窝止血和膀胱灌注引流:腺窝止血和膀胱灌注引流是近百年来研究改进手术操作的主要内容,也是前列腺摘除手术的关键问题。

目前腺窝止血方法取得很大进展,使这项手术的死亡率大为降低。目前较为成熟的操作规范是在腺体剜除后应迅速用热盐水纱布加压填塞于前列腺窝内,持续压迫5～10分钟。在此同时显露膀胱颈后唇创缘5、7点处,用3-0可吸收线做贯穿肌层和外科包膜8字缝合,以结扎前列腺动脉。前列腺动脉是前列腺的主要供血血管,在膀胱前列腺连接部(相当于膀胱颈后唇5、7点位置)进入腺体。

另一种也可用3-0可吸收线做膀胱颈后唇缘3～9点连续交错缝合,缝线穿过少部分的膀胱黏膜肌层和贯穿前列腺包膜全层。如腺窝较大而出血明显者,可用3-0可吸收线,将窝内后面包膜横行折叠缝合2～3针。若膀胱颈太宽,用3-0可吸收线将窝口前缘做1～2针8字缝合,以缩小口径,可疏松通过一中指为宜。自尿道插入F20或F22三腔气囊导尿管,气囊注水20～30 mL,充盈后牵拉尿管,使气囊紧贴于膀胱颈部,将膀胱与前列腺窝隔离,同时压迫前列腺窝达到止血目的。腺窝内血液不致流入膀胱,将导尿管拉紧于尿道外口处用纱布扎紧固定。一般不需膀胱造瘘,如患者术前有不稳定性膀胱症状,估计术后可能发生膀胱痉挛者,则于导尿管末端缝一根7号丝线,牵引丝线固定于腹壁,以减少对膀胱三角区的刺激。

(2)术后处理:①术后用纱布结扎导尿管于尿道外口,保持一定张力牵引气囊,持续压迫膀胱颈部。用生理盐水点滴冲洗膀胱,直至尿液转清。出血停止后,才可去除结扎在导尿管上的纱布。若仍有出血,应继续牵引球囊,压迫膀胱颈部。一般在术后5～7天拔除导尿管。②术后留置硬膜外麻醉导管,并连接镇痛泵2～3天,可达到良好止痛作用,防止膀胱痉挛。

(3)并发症及其防治如下。①术中及术后出血:术中剜除腺体困难或剜除平面不当;膀胱颈创缘出血点未能有效缝扎;膀胱与前列腺窝没有隔离;术后膀胱痉挛引起膀胱出血,而血块又未及时冲出,血块阻塞导尿管造成引流不畅,又进一步加重膀胱出血;术后便秘、灌肠、用力咳嗽等腹压增高,引起膀胱出血,或术中缝扎血管的可吸收线溶解或感染等因素可引起术后迟发性出血。防治出血的措施包括术前检查患者的凝血功能,有异常及时纠正。如术后出血,需及时清除血块,保持引流通畅。同时使用解痉剂或术后镇痛防止膀胱痉挛。大量血块堵塞导尿管或大出血保守治疗无效,需麻醉下清除血块,必要时再次手术止血。②术后排尿困难。常见原因:术前患者膀胱逼尿肌失代偿,或神经源性膀胱,术后虽解除梗阻,但疗效不满意,仍无法排尿;术中腺体组织残留,术后可形成活瓣样阻塞,或多年后继续增生,再次引起排尿困难;术时前列腺窝口处理不当,如对抬高的膀胱颈部后唇未做楔形切除,或因止血而将膀胱颈口过分缝缩,引起膀胱颈狭窄;由于导尿管太粗或质量问题留置时间过长,均可引起尿道炎症感染,导致尿道狭窄,狭窄部位常见于尿道球膜部交界处和尿道外口。术后排尿困难可试行尿道扩张术。进一步可做尿道膀胱镜检查,膀胱颈部存在梗阻时,可行尿道内切开或膀胱颈部电切治疗。如证实有腺体残留,可行TURP手术切除残留腺体。③尿失禁:尿失禁是前列腺切除术后严重并发症。男性后尿道可分为两个排尿控制带。近端尿道括约肌,包绕着膀胱颈以及前列腺至精阜的尿道前列腺部;远端尿道括约肌由三部分组成,内部固有的横纹肌、尿道周围骨骼肌、内部的平滑肌层。④前列腺摘除时近端尿道括约肌遭到不同程度的破坏,术后排尿控制主要靠远端尿道括约肌张力与膀胱内压间的平衡。若术时损伤远端尿道括约肌,术后可发生尿失禁。术后部分患者可能出现暂时性尿失禁,大多数可在短期内逐步恢复。如果远端尿道括约肌部分受损可通过加强盆底肌肉收缩的提肛训练,可望逐步得到恢复或改善。如远端尿道外括约肌严重损伤,可引起完全性尿失禁。

处理较为棘手，姑息治疗一般以用集尿袋或阴茎夹为主。尿道黏膜下注射硬化剂、人工尿道括约肌等方法尚不十分完善和有效。⑤术中损伤包膜或直肠：当腺体与包膜粘连严重时，剜出腺体时用力不当或方向不对而撕裂包膜甚至直肠。因此当术中发现腺体剜除十分困难时，应另一手指伸入直肠，使前列腺向前顶起，直肠内示指可指示操作防止损伤直肠，千万不可强行操作。如损伤前列腺包膜时，可于耻骨后间隙进行修补。损伤包膜时，特别是大块缺损，往往不可能进行修补。为此可于膀胱颈后唇缝 2 针 7 号丝线，用直针将丝线通过前列腺窝穿出会阴，由助手拉紧丝线，使膀胱三角区拉入前列腺窝，用以覆盖包膜损伤处，丝线以小纱布固定于会阴部。术中损伤直肠，无法直接缝合直肠时，此时将气囊注水压迫膀胱颈部，并牵拉以隔离膀胱与腺窝，术毕留置肛管。必要时可行暂时性乙状结肠造瘘，如术后形成前列腺窝尿道直肠瘘再择期行尿道直肠瘘修补术。

2.耻骨后前列腺摘除术

Van Stockum 进行了第一例耻骨后前列腺摘除术，采用前列腺包膜纵行切口，剜除腺体后用止血棉填塞腺窝而不缝合。Hybbinette 将该术式与膀胱切口结合起来，前列腺包膜纵行切口延长至膀胱下部从而可处理膀胱内病变。Terrencemillin 发展并标准化了该术式。他将前列腺包膜切口改为横切口，并预先缝扎血管止血，经包膜横切口剜除前列腺后封闭包膜，并经尿道插入导尿管至膀胱引流尿液。因此，该手术被称为 Millin 手术。

(1)手术要点：Millin 手术采用下腹正中切口或下腹低位弧形切口，进入耻骨后间隙，稍分离前列腺包膜。包膜上做两排缝线结扎血管。采用横行或纵行切开包膜，用手指或血管钳钝或锐性分离，贴近腺体尖部用手指捏断或剪断尿道，将腺体向上翻转，于膀胱颈部紧贴腺体分离，剜除腺体。直视下腺窝内缝扎包膜出血点。如膀胱颈后唇抬高，行膀胱颈后唇楔形切除，颈部 5、7 点缝扎止血。采用前列腺包膜纵切口可延伸到膀胱颈部，可同时处理膀胱内病变。腺窝止血完善后，从尿道外口插入三腔气囊导尿管。经腺窝进入膀胱，气囊注水后，牵拉导尿管，使气囊压迫膀胱颈部，隔离膀胱与前列腺窝。可吸收线缝合前列腺包膜，导尿管向外牵拉固定(图 7-7、图 7-8)。

(2)并发症及其防治。①术中损伤输尿管开口：当增生腺体突入膀胱腔，于膀胱颈部分离腺体时，若操作不当，损伤过多颈部黏膜，可能损伤输尿管口，术时应检查输尿管开口是否完整，如有损伤，应行输尿管与膀胱抗逆流吻合。②耻骨后间隙感染：耻骨后引流不畅，有积血或外渗尿液积聚，易感染形成脓肿及耻骨炎症。术后局部疼痛明显，窗口有脓性分泌物。

X 线片显示骨质破坏，常迁延难愈。此时应加强引流和抗感染治疗。其他并发症与耻骨上前列腺摘除术基本相同。

3.保留尿道的耻骨后前列腺摘除术

保留尿道的耻骨后前列腺摘除术是经耻骨后尿道外将增生的前列腺摘除(图 7-9)，由 Madigan 提出，又称为Madigan前列腺切除术。它将前列腺增生组织从耻骨后前列腺包膜下尿道外面摘除而保留了尿道的完整性，以及局部解剖生理的完整性。

耻骨上、耻骨后开放性前列腺摘除术，摘除腺体的同时前列腺段尿道也一并切除，前列腺窝创面与膀胱、尿道均相通，腺窝需经肉芽组织及上皮修复，在修复过程中早期出血、血块滞留、感染及纤维组织增生，后期瘢痕挛缩，都是引起术后并发症的根本原因。

Madigan 手术从解剖及组织学基础上避免了造成上述诸多缺点及并发症，保留完整的尿道，有效地防止损伤尿道内外括约肌。术后感染、出血、尿失禁、尿道狭窄等并发症的发生率明显降低。术后处理简单，恢复快。

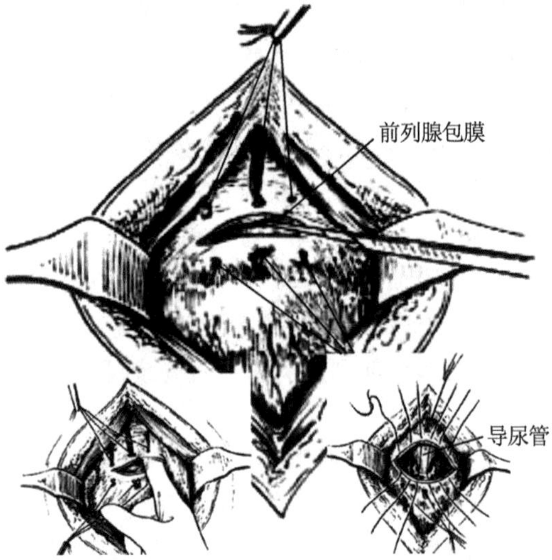

图 7-7　耻骨后前列腺切除术(正面观)

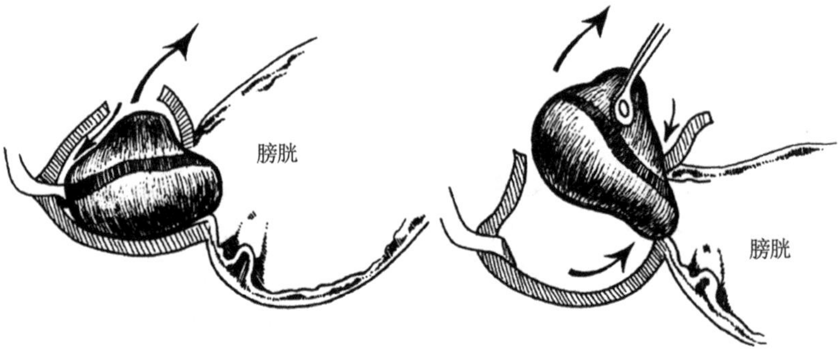

图 7-8　耻骨后前列腺切除术(侧面观)

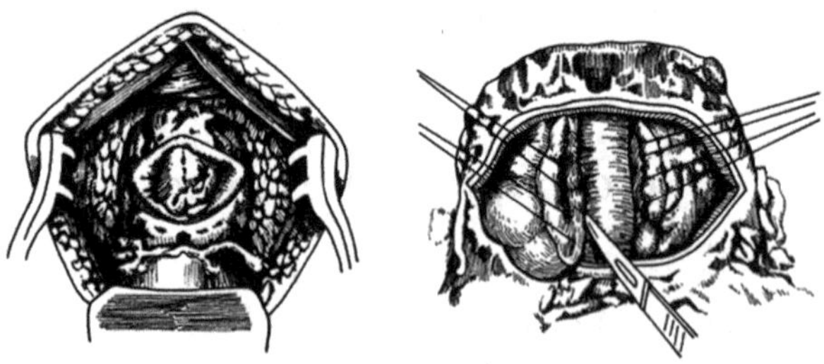

图 7-9　耻骨后保留尿道前列腺摘除术(Madigan 手术)

Madigan 手术适应证同耻骨后前列腺摘除术,但对于 BPH 伴膀胱内病变、中叶增生明显、可疑前列腺癌以及前列腺摘除或 TURP 术后患者不适宜。曾经做过微波、射频等热疗的患者,往往粘连明显,为相对禁忌。

(1)手术要点:手术方法与 Millin 手术相似,术时需插入导尿管作为标记,经腹膜外耻骨后显露膀胱及前列腺,达耻骨前列腺韧带,分离膀胱颈部前列腺两侧表面脂肪层。扪及前列腺动脉,一般从膀胱颈前列腺交界处外侧进入前列腺,用 4 号丝线缝扎。勿缝扎过深,以防损伤神经,影响阴茎勃起。再分离前列腺前方脂肪层,显露前列腺前方及两侧形成的三个静脉丛,横行缝扎两排。两排缝线间切开前列腺包膜，用血管钳或手指在腺体与包膜间分离两侧及后面。

于腺体中线处各缝扎两条牵引线后，在两侧牵引线之间切开腺体组织达尿道黏膜下，黏膜下可见微蓝色尿道，触摸尿道内已保留的导尿管，作为标记。边切边于切面深处缝牵引线，提起深层牵引线，用组织剪或手术刀在腺体与尿道黏膜下结缔组织之间锐性解剖，分别将两侧增生腺体从尿道外剥离，于后方会合。同时解剖到前列腺尖部及膀胱颈部，于尿道后正中切断前列腺左、右叶，使腺体完全与尿道分离。腺窝止血后，前列腺包膜不必缝合或仅部分缝合，以利引流防止腺窝内血肿压迫尿道。术后保留导尿，无须膀胱冲洗。

(2)并发症及其防治：术中腺窝出血是因前列腺动脉缝扎不彻底所致，可再于膀胱前列腺交界处外侧缝扎，多能奏效。前列腺包膜切缘出血，多为静脉出血，可于其远侧缝扎即可。术中损伤尿道时，首先应防止裂口继续扩大，可用 5-0 可吸收线缝合修复。

(三)随访

在接受各类外科治疗后，应该安排患者在手术后 1 个月时进行第一次随访。第一次随访的内容主要是了解患者术后总体恢复情况和有无出现术后早期并发症(如血尿、附睾炎等)。一般在术后 3 个月评价手术疗效，建议采用 I-PSS 评分、尿流率和残余尿检查，必要时查尿常规和尿细菌培养。术后随访期限建议为 1 年。

包括尿道微波热疗在内的其他微创治疗由于治疗方式不同，其疗效与并发症不同，而且再次需要治疗率高，建议长期随访。随访计划为接受治疗的第 6 周和第 3 个月，之后每半年一次。

(李昌滨)

第八章　泌尿系统肿瘤

第一节　肾上腺肿瘤

肾上腺是人体内非常重要的一对内分泌腺体，由皮质和髓质组成，可以分泌多种不同的激素。肾上腺肿瘤的分类方法也不尽相同，目前国内外有关肾上腺肿瘤发病率的报道多按内分泌功能的不同分类而统计。

库欣综合征是最常见的肾上腺皮质疾病，它是由于肾上腺皮质长期过量分泌皮质醇引起的一系列代谢异常、生长发育障碍等综合征。该病每年的发病率为 0.002%～0.005%，该病患者中有 70%为 20～40 岁，且男女比例为 1∶(8～2)。肾上腺肿瘤导致的库欣综合征是促肾上腺皮质激素非依赖性，约占所有库欣综合征的 20%。

原发性醛固酮增多症是以肾上腺皮质分泌过量的醛固酮引起肾素分泌被抑制为临床表现的综合征。在高血压患者中占 10%左右，是继发性高血压最常见的病因。好发年龄为 30～50 岁，女性发病率高于男性。

嗜铬细胞瘤是由于肾上腺髓质嗜铬细胞肿瘤分泌过量的儿茶酚胺[肾上腺素、去甲肾上腺素和(或)多巴胺]而引起的临床病症。该病患者占高血压患者的 0.1%～0.6%。多发生于 40～50 岁，男女发病率大致相同。10%为儿童发病，10%为双侧多发，多见于家族性疾病。10%可发生恶变，被称为“10%肿瘤”。

多发性内分泌肿瘤综合征是指累及多种内分泌器官的遗传性肿瘤综合征，分为Ⅰ型、$Ⅱ_A$型、$Ⅱ_B$型及Ⅰ/Ⅱ混合型四型。平均发病率为 0.003%，男女发病率无明显差异。

肾上腺皮质癌是肾上腺皮质细胞的恶性肿瘤。极其罕见，发病率低。全球每年有 50 万～200 万新发病例。肾上腺皮质癌占恶性肿瘤的 0.02%。5 岁以下和 50 岁以上为好发年龄段。女性发病率略高于男性。

肾上腺转移性癌占所有转移性肿瘤的 8.3%，它比原发性肾上腺皮质癌常见。据统计，60%的黑色素细胞瘤、58%的乳腺癌、45%的肾癌，36%的肺癌可以转移至肾上腺，其他如对侧肾上腺、膀胱等器官也可转移至肾上腺。值得注意的是，如果在一个患者身上同时发现某个脏器和肾上腺均有占位，肾上腺肿瘤也并非均为转移来源。

一、病因与发病机制

肾上腺肿瘤发病原因至今不明，大部分肿瘤如原发性醛固酮增多症及嗜铬细胞瘤都认为与遗传因素有关。研究发现，约 30% 的嗜铬细胞瘤有家族遗传背景，*VHL*（Von Hippel-Lindau）基因、多发性内分泌肿瘤基因、*SDHD* 基因突变为明确的致病基因。多发性内分泌肿瘤综合征为常染色体显性遗传疾病，是多发性内分泌肿瘤 1 基因、重排期间表达基因突变所致。作为绝大多数为散发病例的肾上腺皮质癌，只有极少数与家族性遗传相关，如沃纳综合征与染色体 11*q* 13 的多发性内分泌肿瘤 1 基因突变有关。迄今为止，关于肾上腺皮质癌的发病分子机制中，报道最多的胰岛素样生长因子 2 过度表达和 Wnt 通路持续激活。研究表明，肾上腺皮质癌还可能与某些抑癌基因（*P*53、多发性内分泌肿瘤 1 基因等）失活及原癌基因（如 *Ras* 基因、*Gas* 基因）过度表达等有关。

二、分期

国际抗癌联盟肾上腺皮质癌的 TNM 分期和临床分期见表 8-1 和表 8-2。

表 8-1 国际抗癌联盟肾上腺皮质癌的 TNM 分期

原发肿瘤（T）分期	标准	区域淋巴结（N）分期	标准
T_1	肿瘤局限，最大直径≤5 cm	N_0	无区域淋巴结转移
T_2	肿瘤局限，最大直径>5 cm	N_1	区域淋巴结转移
T_3	任何大小肿瘤，局部侵犯，但不累及邻近器官	M_0	无远处转移
T_4	任何大小肿瘤，累及邻近器官	M_1	有远处转移

表 8-2 国际抗癌联盟肾上腺皮质癌的临床分期

分期	T	N	M
Ⅰ期	T_1	N_0	M_0
Ⅱ期	T_2	N_0	M_0
Ⅲ期	$T_{1\sim2}$	N_1	M_0
	T_3	N_0	M_0
Ⅳ期	T_3	N_1	M_0
	T_4	N_0	M_0
任何 T	任何 N	M_1	

三、临床表现

肾上腺肿瘤的临床表现复杂多样，主要取决于肿瘤的内分泌功能状态。

（一）库欣综合征

库欣综合征可发生于任何年龄，但以青壮年为最多见。最典型临床表现为向心性肥胖（满月脸、水牛背）。其次还表现为高血压和低血钾；蛋白质合成受抑制所致的皮肤菲薄、紫纹、多血质面容、伤口愈合不良、肌无力及骨质疏松；糖尿病或糖耐量减低；儿童生长迟缓；性腺功能紊乱如女性闭经或月经紊乱、男性性功能异常、痤疮、女子多毛及男性化；精神异常如抑郁或躁狂等；其他如抵抗力下降致反复感染。近一半的患者同时可伴有肾结石。

(二)原发性醛固酮增多症

好发年龄为30～50岁，高血压是原发性醛固酮增多症最早也是最主要的症状。一般降压治疗效果较差。低血钾是原发性醛固酮增多症发展到一定阶段以后才表现出来的另一个常见症状，表现为周期性瘫痪和肌无力。累及肾脏的患者表现为多尿(尤其是夜尿增多)、口渴。由于长期低钾还可以损害心肌，使心脑血管疾病意外风险加大。

(三)嗜铬细胞瘤

嗜铬细胞瘤多见于青壮年，多发生于40～50岁。50%以上的患者可发生典型的嗜铬细胞瘤三联征即头痛、心悸、多汗。80%～90%的患者可出现高血压，其中40%～50%为阵发性高血压。由于其血容量减少，直立性低血压也是嗜铬细胞瘤的常见症状。相比于普通高血压患者，嗜铬细胞瘤更容易出现心血管意外。此外，部分患者还可以表现为糖尿病、高血钙及胃肠道症状和视力下降等。

(四)肾上腺皮质癌

肾上腺皮质癌的临床表现根据肿瘤的内分泌状态及肿瘤大小而不同。多为男性化和库欣综合征的临床表现。分泌醛固酮的皮质癌罕见。儿童患者可出现假青春期或男性化表现。21%～50%的皮质癌常不具有内分泌功能，临床表现多与肿瘤进展如腹部肿块、腹胀、低热、消瘦等有关。有近50%的患者临床表现以肿瘤转移症状为主。

(五)肾上腺转移性癌

肾上腺转移性癌是指多数患者在肿瘤晚期存在原发肿瘤的相关症状或晚期肿瘤(如恶病质等)表现。

四、诊断与鉴别诊断

(一)诊断

肾上腺肿瘤的临床诊断主要包括定性诊断和定位诊断两部分。

1.定性诊断

定性诊断多依赖于实验室检查，以明确其相关的内分泌功能状态。

(1)一般检查：血、尿和大便常规，红细胞沉降率，凝血谱，血生化(肝肾功能、血糖、血脂等)。通过这些检查了解患者术前全身一般情况。

(2)血电解质：对高血压患者需排除原发性醛固酮增多症或嗜铬细胞瘤或库欣综合征等。而原发性醛固酮增多症多表现为低血钾、高尿钾。

(3)血浆醛固酮/肾素活性：肾素活性降低或比值>30多提示原发性醛固酮增多症可能。

(4)立位和卧位的醛固酮：原发性醛固酮增多症患者常可见醛固酮升高。皮质癌醛固酮增高者罕见。

(5)血浆游离皮质醇测定：通常在早上8点及下午4点分别采血测定。升高可见于库欣综合征及皮质癌等患者。

(6)血浆游离甲氧基肾上腺素和甲氧基去甲肾上腺素：二者对于嗜铬细胞瘤的诊断，敏感性为97%～99%，特异性为82%～96%，建议推广。

(7)24 小时尿儿茶酚胺及其代谢产物：24 小时尿儿茶酚胺目前仍然是诊断嗜铬细胞瘤的主要实验室检测手段，但由于嗜铬细胞瘤患者在症状不发作时尿内儿茶酚胺推测可以为阴性，所以阴性结果并不能否认嗜铬细胞瘤的诊断。对临床高度怀疑该疾病的患者，应在高血压发作时或多次反复检测 24 小时尿儿茶酚胺。

(8)性激素：性激素(如 17-羟孕酮、雄烯二酮、睾酮、雌二醇)的异常改变有助于诊断肾上腺皮质癌或肾上腺性征异常。

2.定位诊断

定位诊断主要通过影像学检查，包括解剖影像学检查和功能影像学检查。前者常依赖于 B 超、CT、MRI 等最直接的影像学检查手段，后者如正电子发射计算机断层显像及间位碘代苄胍(metaiodobenzyl guanidine，MIBG)显影等。

(1)B 超：可以用于初筛，但对于<1 cm 的肿瘤，B 超检出率较低。

(2)CT：肾上腺平扫+增强 CT 是肾上腺肿瘤定位诊断的首选检查方法。其敏感性高，还可以帮助评估肾上腺肿瘤的分期和周围器官是否转移等。

(3)MRI：优势在于不会引起辐射及造影剂过敏。尤其适用于儿童、孕妇及对 CT 造影剂过敏的患者。

(4)正电子发射计算机断层显像：仅用于考虑转移性肿瘤时用，价格比较昂贵。

(5)碘-131-间位碘代苄胍(^{131}I-MIBG)显影：MIBG 结构与去甲肾上腺素类似，可以被嗜铬细胞摄取。它对嗜铬细胞瘤的灵敏度为 77%～90%，特异性为 95%～100%，既安全又无创。对静止型嗜铬细胞瘤的诊断有决定性意义。既可以帮助肾上腺外嗜铬细胞瘤的定位诊断，又可以更早发现肿瘤复发、转移，帮助其良恶性的定性诊断，而且对恶性嗜铬细胞瘤还具有一定治疗作用。

(6)肾上腺穿刺活检：因为肾上腺肿瘤的病理诊断价值有限，且穿刺活检为有创检查，对肾上腺肿瘤的诊断价值有限，只用于可疑肾上腺转移癌。

3.遗传学检查

染色体检查或某些基因诊断可以帮助一些肿瘤的病因分型。

(二)鉴别诊断

1.内分泌功能鉴别

内分泌功能鉴别主要根据以上各种实验室检查。如库欣综合征多有血皮质醇增高；原发性醛固酮增多症多有血钾及肾素活性降低，血醛固酮升高；嗜铬细胞瘤多有血、24 小时尿儿茶酚胺或其代谢产物升高；肾上腺皮质癌或性征异常者可见睾酮、脱氢表雄酮等过高现象等。

2.良恶性鉴别

肾上腺皮质肿瘤的良恶性分辨在病理组织结构和形态上较难鉴别，一般认为具备肿瘤的脉管浸润、包膜侵犯及转移等组织学恶性指标是诊断癌的重要因素。此外，肿瘤的大小也有助于鉴别诊断，通常认为肿瘤越大恶性可能越大，5 cm 以下的肿瘤恶性比率明显降低。但也有人认为单纯以大小判断良恶性并不可靠，因为某些外观看似良性的肿瘤也可以发生转移。

世界卫生组织规定，肾上腺肿瘤的病理组织学特征无法判断其良恶性，所有嗜铬细胞瘤和副神经节瘤均有恶性潜能，需在转移的前提下诊断为转移性嗜铬细胞瘤和副神经节瘤。而嗜铬细胞瘤通常可以转移至淋巴结、肝、肺、骨骼等器官。

3.原发癌或转移癌鉴别

当影像学上表现为肾上腺及其他脏器多发肿瘤病灶，或肾上腺有肿瘤且既往有过恶性肿瘤病史时，需排除转移癌可能。据统计，乳腺、甲状腺、肾脏、肺及胃肠道肿瘤均可转移至肾上腺。但是原发灶不明确的恶性肿瘤转移至肾上腺者罕见。累及双侧肾上腺的转移癌可导致肾上腺功能的低下。正电子发射计算机断层显像有助于转移癌的诊断，必要时行肾上腺肿瘤穿刺活检以明确诊断。

五、治疗

（一）治疗原则

手术是绝大多数根治肾上腺肿瘤的唯一途径，腹腔镜手术已成为当今治疗良性肾上腺肿瘤的金标准，手术创伤小，术后恢复快。但对于考虑恶性可能，或是肿瘤已侵犯周围大血管及需要探查者，则需采用开放手术。对于恶性肾上腺肿瘤，除了手术，采取放、化疗甚至射频消融等多种治疗方式相结合的综合治疗方法，才能获得更好的治疗效果。

恶性嗜铬细胞瘤除了选择手术，放射性核素治疗如大剂量^{131}I-MIBG 治疗 2 年内效果良好，症状缓解率高达 75%，但是远期疗效差。据统计，联合环磷酰胺、长春新碱、氮烯唑胺的环磷酰胺＋长春新碱＋泼尼松方案治疗恶性嗜铬细胞瘤约 37%有效。放疗也同样只用于缓解骨转移疼痛。

单部位肾上腺转移癌需手术切除病灶，认为切除病灶有助于提高术后放、化疗的治疗效果。合并其他部位转移灶时一般已丧失手术切除机会。对于这样的晚期患者，选择姑息性放疗还是化疗主要取决于原发肿瘤的病理类型。

对于那些小的无功能肾上腺偶发瘤也可以等待观察，国外有学者提议标准应为肿瘤直径＜4 cm，国内则有学者提议肿瘤直径应＜2 cm。故采取观察等待需严格把握适应证，且密切随访相关的激素及其代谢产物水平变化，若肿瘤有进展或出现内分泌功能仍需积极手术治疗。

（二）治疗策略

手术治疗仍是目前治疗肾上腺肿瘤最有效的手段。良性肾上腺肿瘤手术切除肿瘤效果好，术后无须其他辅助性治疗。对巨大肾上腺肿瘤，术前介入栓塞化疗有利于提高手术切除率。而对手术无法切除干净或术后有高度复发危险的病例，为减少肿瘤负荷，仍应尽量手术切除原发病灶，同时应考虑术后加用辅助性放、化疗甚至放射性核素治疗。

1.手术治疗

腹腔镜手术是大多数良性肾上腺肿瘤的首选治疗方法。

2.围手术期特殊处理

（1）库欣综合征：术前应有效降压、纠正糖代谢异常。对于低血钾及碱中毒者，术前应补钾以纠正电解质紊乱。因患者机体免疫力下降，围手术期需预防使用抗生素防止继发感染。而最重要的围手术期处理措施是补充皮质激素。但是迄今为止尚无糖皮质激素替代治疗的统一方案。总的用药原则是术前、术中、术后均需相应补充激素，而且减药时需逐渐减量。目前比较多用的方法：术前 1 天开始静脉滴注补充 100 mg 的氢化可的松。术中再给予 100 mg 的氢化可的松静脉滴注。术后第 1 天再给予 200～300 mg 氢化可的松静脉滴注，若病情稳定，每 2 天剂量减半。予泼尼松片（逐渐递减至 12.5 mg），口服，1 天 1 次，维持补充一段时间后直至停药。具体减量及维持治疗的时间需按照具体病情，根据监测的血浆皮质醇和促肾上腺皮质激素结果而定。尤其是遇到应激事件出现皮质功能减退时需立即增加激素补充，严重者需静脉给予 2～3 倍的皮质激素。对库欣综合征患者术后尤其要需要注意观察肾上腺危象的发生。

(2)原发性醛固酮增多症：术前需通过口服螺内酯 40～60 mg，每天 3～4 次，以保钾利尿；同时口服或静脉补钾，积极纠正低钾血症，有效控制严重高血压。通常良好的术前准备必须使血钾恢复到正常水平，至少高于 3.0 mg/mL，且心电图提示低钾表现消失。除生命体征需关注外，术后仍需关注血压和电解质的变化。大多数患者的血钾水平在术后 2～3 周可恢复正常。若术后高血压低血钾仍难以纠正，可继续服用螺内酯。单纯血压未有改善者术后需适当应用降压药。

(3)嗜铬细胞瘤：嗜铬细胞瘤过高分泌的儿茶酚胺，使血管长期处于收缩状态，导致出现高血压但血容量不足的临床表现。因此手术成功的关键是术前要给予足够疗程的药物准备，达到扩张血管、控制血压、充分扩充血容量的目的。目前多采用：①使用 α-肾上腺素受体阻滞剂，如哌唑嗪、酚苄明，剂量为 10～20 mg，每天 2～3 次，用 2～6 周。近年来国内有研究报道，术前使用多沙唑嗪相比酚苄明而言，降压效果略差，但扩容效果相当，且缩短了术前准备时间；②扩充血容量，每天补液 2 000～3 000 mL；③扩容后心率仍快者使用 β 肾上腺素受体阻滞剂，如普萘洛尔，剂量为 10 mg，每天 2～3 次，可防止手术中出现心动过速和心律失常。但在使用 α 肾上腺素受体阻滞剂之前不能使用 β 肾上腺素受体阻滞剂。判断术前准备充分的主要参考因素是血压控制在 13.3～18.7 kPa(100～140/60～90 mmHg)，心率＜90 次/分，体重增加，肢体末梢部位温暖。而麻醉的用药也相当讲究，因阿托品可以使心率加快，诱发心律失常，故术前麻醉用药需禁止使用阿托品。鉴于该疾病术中可能出现高血压或低血压休克、心律失常甚至急性肺水肿等严重并发症，故术中尽量避免挤压肿瘤，以防止血压急剧变化，引发心血管意外。而且术中应与麻醉科充分沟通，选择全身麻醉，动态监测动静脉压及普通的生命体征变化，为能及时应对血容量的改变建立双静脉通路等。术后严密监测血压变化及心律失常等各种并发症。

(4)无功能的肾上腺肿瘤：对于这一类患者如何进行手术准备尚无统一的意见。有学者认为，在这一类患者中尤其需要注意为静止型嗜铬细胞瘤的可能。这类嗜铬细胞瘤患者往往只有在手术等应急状态下才会出现血压的急剧变化，从而导致心脑血管并发症的意外发生，术前很难作出准确判断。因此，对于无功能的肾上腺肿瘤，术前常规按嗜铬细胞瘤适当扩容准备(1～3 天即可)，术中按嗜铬细胞瘤麻醉准备对提高手术安全性很有必要。

(5)肾上腺皮质危象：肾上腺危象是指肾上腺术后皮质分泌激素不足导致的系列现象，表现为厌食、恶习、呕吐、腹胀、肌肉僵痛、体温上升、血压下降、疲乏嗜睡和精神不振等。出现时需立即在 500 mL 的 5%糖盐水中加入 100～200 mg 氢化可的松，静脉滴注，1～2 小时内滴完，同时静脉推注 40 mg 注射用甲波尼龙琥珀酸钠，以后根据情况每 6 小时补充一次。严重者 5～6 小时内可静脉输入 500～600 mg 氢化可的松。同时应予补充容量，纠正水、电解质紊乱。

3.药物治疗

(1)原发性醛固酮增多症：对于不能手术或不愿意手术治疗的醛固酮腺瘤患者，药物治疗也可以控制症状。常用的药物主要有盐皮质激素受体阻滞剂(螺内酯、依普利酮)、钙通道阻滞剂(硝苯地平、氨氯地平等)。但是，用药过程中尤其需注意监测肾功能、电解质及血压变化，对于肾功能不全患者螺内酯一类保钾药物属于使用禁忌证。①其中螺内酯是首选药物，通常初始剂量为 20～40 mg/d，一天分 2～4 次服用。并根据血钾情况逐渐递增，用药量不能超过 400 mg/d。有近一半的患者血压可以得到控制，若血压控制不良，则可连用其他类降压药如噻嗪类。它的主要不良反应为阳痿、性欲减退、女性月经不调等，主要是由于螺内酯可与雄激素受体与孕激素受体相结合。Young 等研究发现，不良反应发生率随着用药量增大而增加；对无法耐受螺内酯的病例，可以选择依普利酮，该药疗效要差于螺内酯，同时不良反应发生率也低；②钙通道阻滞剂，如硝苯地平等，可以抑制醛固酮分泌并且抑制血管平滑肌收缩，从而起到治疗作用。

(2)肾上腺恶性肿瘤：手术是唯一可能完全治愈肾上腺恶性肿瘤的方法，但是由于肾上腺恶性肿瘤被发现时多已属于晚期，手术常常无法做到完全根治性切除。而且手术切除后肾上腺皮质癌复发率为 70%～80%，5 年生存率＜5%。恶性嗜铬细胞瘤平均 5 年生存率为 40%。药物治疗是晚期肾上腺皮质癌患者的主要治疗方法。临床使用的药物如下。

1)米托坦：主要是通过抑制肾上腺皮质束状带和网状带细胞线粒体的 11-β 羟化酶及侧链裂解酶，阻止其激素合成及细胞变性坏死。尽管米托坦对正常肾上腺皮质细胞药物毒性很大，而且有效率仅为 35%，但至今仍为治疗晚期肾上腺皮质癌的基石。停药后多数肿瘤会复发，仅适用于晚期肾上腺皮质癌肿瘤或作为手术无法切除干净(Ⅱ～Ⅳ期)的肾上腺皮质癌肿瘤患者的辅助治疗。米托坦药物毒性强，它的不良反应主要有以下几种。①中枢神经系统受抑制：表现为头痛、眩晕、嗜睡、抑郁、神志不清等；②胃肠道反应：如食欲缺乏、恶心、呕吐、腹泻等；③骨髓抑制：极个别患者还出现危及生命的粒细胞缺乏；④肝功能损害：个别患者出现肝衰竭的严重不良反应；⑤肾上腺皮质功能不全：由于米托坦是肾上腺皮质的拮抗剂，出现肾上腺皮质功能不全也比较常见，可使用激素补充替代治疗；⑥其他：皮疹、甲状腺功能异常等。

2)^{131}I-MIBG：恶性嗜铬细胞瘤最常用的放射性核素治疗药物。短期内效果良好，但 2 年内复发或转移率高达 100%。它的治疗效果与肿瘤体积密切相关。有学者提出加大药物剂量或延长用药时间可能有助于延长生存时间，但尚缺乏临床证据。^{131}I-MIBG 联合化疗被证明可以提高各自的治疗效果。^{131}I-MIBG 主要的不良反应是骨髓抑制，且认为与其用药剂量不成正比。故治疗期间需注意监测血常规变化。

3)细胞毒化疗药物：到目前为止，在肾上腺皮质癌中首选推荐的化疗方案为单用米托坦或米托坦联合其他细胞毒类药物。最常用的为依托泊苷＋顺铂＋多柔比星/米托坦方案和链尿霉素＋米托坦方案。其他用来治疗肾上腺皮质癌的化疗方案还有：铂类＋依托泊苷；铂类＋依托泊苷＋米托坦；铂类＋依托泊苷＋其他细胞毒药物(如多柔比星)；其他复合细胞毒药物(如吉西他滨)；紫杉醇；顺铂＋多柔比星＋环磷酰胺；顺铂＋多柔比星＋异环磷酰胺等。研究发现，用米托坦者缓解率要好于未用米托坦者。

4)其他药物：随着对肾上腺恶性肿瘤的分子生物学研究发展，分子靶向药物治疗一直备受关注。研究已经表明，血管内皮生长因子的过度表达是导致肾上腺恶性肿瘤发展和浸润的原因之一，因此针对血管内皮生长因子相关的抗血管形成药物可能成为治疗肾上腺恶性肿瘤的重要手段。其他许多与肾上腺皮质癌相关的细胞因子如胰岛素样生长因子、信号肽抑制剂、β-catenin 阻滞剂、mTOR 阻滞剂等都可以通过靶向作用阻断相应的信号通路，从而控制肾上腺皮质腺癌的进展。

4.其他辅助性治疗

(1)放疗：肾上腺恶性肿瘤属于对放射线不太敏感的肿瘤，单纯放疗不能取得根治效果。术前放疗一般较少采用,也不推荐术后常规放疗,但对未能彻底切除干净的肾上腺恶性肿瘤及对骨转移、局部瘤床复发、区域或远处淋巴结转移患者可行姑息放疗,可达到缓解疼痛、改善生存质量的目的。国外文献报道,关于局部瘤床复发患者,对比放疗加米托坦治疗组与米托坦单药治疗对照组的复发时间,发现放疗组复发时间相对要晚些。

(2)介入栓塞治疗(肾上腺肿瘤血管栓塞术):栓塞后可致肿瘤缩小,从而增加手术切除的机会。对晚期患者行姑息性栓塞治疗也有助于改善症状,提高生活质量。

(3)射频消融:适用于姑息治疗皮质腺癌或肾上腺转移癌。

(4)放射性核素治疗:放射性核素治疗为非手术治疗恶性嗜铬细胞瘤患者的一线选择,但它仅用于无法手术或多发转移、MIBG 或奥曲肽显像阳性的恶性嗜铬细胞瘤。最常用的药物为 ^{131}I-MIBG。短期内效果良好,但 2 年内复发或转移率高达 100%。它的治疗效果与肿瘤体积密切相关。一般瘤体<2 cm 药物摄取良好,有效率高。因此巨大肿瘤主张先行减瘤术再行核素治疗。近年来,^{131}I-MIBG 联合化疗也被证明可以提高治疗效果。奥曲肽较为昂贵,国内较少使用。

5.肾上腺偶发瘤的治疗

对于那些无功能肾上腺偶发瘤是否需要手术治疗尚存在一定争议。国外有文献曾报道直径<4 cm 的无功能肾上腺偶发瘤可以等待观察,但需密切随访相关的激素及其代谢产物水平变化,若肿瘤有进展或出现内分泌功能仍需积极手术治疗。可是随着临床医师对肾上腺肿瘤的观察研究,恶性肿瘤往往起病隐匿,出现症状时多数已发生转移,手术治疗预后极差。尽管通常恶性肿瘤体积一般较大,但这一说法已不完全可靠。而且长期随访担心肿瘤恶变造成的巨大心理压力,比起相对安全又方便的腹腔镜肿瘤切除手术风险,也许前者危害更大。建议>2 cm的肾上腺偶发瘤可积极手术治疗。

6.转移性肾上腺恶性肿瘤的治疗

转移性肾上腺恶性肿瘤应采用以内科为主的综合治疗。对于只有单器官转移的肾上腺转移癌患者,手术治疗可有辅助减瘤作用,有助于提高术后放、化疗的治疗效果。多发转移者的治疗方法的选择,主要取决于原发肿瘤的敏感性。

六、预后

肾上腺良性肿瘤大多数预后较好。由于大约 90% 儿童肾上腺皮质癌患者因雄激素分泌过多可以表现出女性男性化等表现,可以相对早期发现,因此预后相对要好些。而成人型肾上腺皮质腺癌起病隐匿,大部分患者就诊时已有远处转移,预后很差,大部分生存期<1 年。研究已经表明,诊断时临床分期为Ⅲ～Ⅳ期(局部有淋巴结转移或局部脏器浸润或远处转移者)及皮质醇高分泌者,往往预后比较差。两个大型研究表明,增殖标志物^{67}Ki 是肾上腺皮质癌最重要的预后指标,可以指导治疗。最近还有人提出当患者病理提示核分裂指数高、肿瘤直径>6.5 cm、某些细胞因子免疫组化呈阳性(如 *P*53 蛋白阳性)及肿瘤重量超过 50 g 时,预后相对较差。

(彭成华)

第二节 肾 肿 瘤

肾肿瘤的病理类型复杂，种类繁多，历史上有多种肾肿瘤分类标准，各个分类标准中对肿瘤的命名与分类方法也不尽相同。以往肿瘤病理学分类的基本原则是以形态学为基础，结合肿瘤的组织来源及性质加以命名与分类，随着遗传学、细胞分子生物学研究的不断深入，肾肿瘤的命名将趋于细化，将能更准确地反映出每种肿瘤的生物学特点。

一、肾癌

(一)病因

肾癌是起源于肾实质泌尿小管上皮系统的恶性肿瘤，又称肾腺癌，简称为肾癌，占肾脏恶性肿瘤的80%～90%。包括起源于泌尿小管不同部位的各种肾癌亚型，但不包括来源于肾间质及肾盂上皮的各种肿瘤。

吸烟被认为可能与肾癌有关，没有发现其他明确的环境因素。一些特殊类型的肾癌有明确的遗传因素，染色体 $3p$ 25-26 的 *VHL* 基因与透明细胞癌，*MET* 基因与遗传性乳头状透明细胞癌有关。

(二)病理

绝大多数肾癌发生于一侧肾脏，常为单个肿瘤，10%～20%为多发病灶。多发病灶病例常见于遗传性肾癌及肾乳头状腺癌的患者。肿瘤多位于肾脏上、下两极，瘤体大小差异较大，平均直径为 7 cm，常有假包膜与周围肾组织相隔。双侧肾脏先后或同时发病者仅占散发性肾癌的2%～4%。

1.肾透明细胞癌

肾透明细胞癌是最常见的肾癌病理亚型，占肾癌的 60%～85%。既往曾使用的“肾颗粒细胞癌”因为在其他类型的肾癌亚型中也能见到胞质嗜酸性的细胞，胞质中的“颗粒”不再是肾颗粒细胞癌的专有特征，由于“肾颗粒细胞癌”中癌细胞核分级的级别高，现将它归为高分级的肾透明细胞癌。

(1)大体检查:双侧肾脏发病率相等，少于 5%的病例可呈多中心性发生或累及双侧肾脏；肾皮质内可见实性球形结节，与周围肾组织界限清楚，可见假包膜；因癌细胞中含有丰富的脂质，切面呈金黄色。肿瘤中常见坏死、出血、囊性变，切面可呈现多彩状，偶见钙化或骨化。

(2)组织病理学:癌细胞胞质透明或呈嗜酸性，胞膜清楚；组织中可见小的薄壁血管构成的网状间隔；肿瘤细胞呈巢状和腺泡状结构；呈肉瘤样结构的肿瘤成分中可见到瘤巨细胞，提示预后不良；部分肿瘤中可见坏死、纤维黏液样间质及钙化、骨化。

(3)常用的免疫组化抗体:角蛋白 8、角蛋白 18、波形蛋白、白细胞分化抗原 10 和上皮细胞膜抗原阳性。

2.肾乳头状腺癌

肾乳头状腺癌占肾癌的 7%～14%。国内有些专业书籍将其翻译成嗜色细胞癌。其发病年龄、性别、男女发病率比例、症状和体征与肾透明细胞癌相似。就诊时大多数病例处于Ⅰ期。大多数文献中报道肾乳头状腺癌患者预后良好。

(1)大体检查：病变累及双侧肾脏和多灶性者较透明细胞癌多见；大体多呈灰粉色，出血、坏死、囊性变多见。

(2)组织病理检查：根据组织病理学改变将其分为Ⅰ型和Ⅱ型 2 个亚型。肿瘤细胞呈乳头状或小管状结构，乳头核心可见泡沫状巨噬细胞和胆固醇结晶；肿瘤细胞较小，胞质稀少(Ⅰ型)或肿瘤细胞胞质丰富，呈嗜酸性，瘤细胞核分级高(Ⅱ型)；可见大片坏死和肉瘤样区域，前者提示预后较好，而后者则是预后不良的指标。研究显示，Ⅰ型肾乳头状腺癌患者生存期长于Ⅱ型患者。

(3)常用的免疫组化抗体：与透明细胞性肾癌相似，现有的研究认为，肾乳头状腺癌角细胞 7 呈阳性，且Ⅰ型较Ⅱ型阳性率为高。

3.肾嫌色细胞癌

肾嫌色细胞癌占肾癌的 4%～10%。平均发病年龄为 60 岁，男女发病率大致相等。与其他肾癌亚型相比无特殊的临床症状和体征。影像学上多显示瘤体较大，肿瘤密度或信号均匀，无出血、坏死和钙化。

(1)大体检查：肿瘤无包膜但边界清楚，大小为 4～20 cm，切面呈质地均一的褐色，可见坏死，但出血灶少见。

(2)组织病理学：肿瘤呈实体性结构，可出现灶状钙化及厚纤维间隔；与透明细胞肾癌不同，瘤体中的血管为厚壁血管，而非薄壁血管；瘤细胞体积大，呈多角形，胞质透明略呈网状，细胞膜非常清晰(嫌色细胞)，也可见嗜酸性胞质的瘤细胞，瘤细胞核的核周空晕是此型的特征之一，并可见双核细胞；Hale 胶体铁染色示肿瘤细胞质呈弥漫阳性。

(3)常用的免疫组化抗体：角细胞阳性，波形蛋白阴性，巨细胞病毒弥漫阳性，凝集素和小白蛋白阳性，肾癌抗原弱阳性，白细胞分化抗原 10 阴性。另外胞质呈 Hale 胶体铁阳性反应。

4.集合管癌

集合管癌是指来源于 Bellini 集合管的恶性上皮性肿瘤；肾髓质癌(来源于近皮质区的集合管，患者几乎均伴有镰状细胞性血液病。集合管癌罕见，不到肾恶性肿瘤的 1%。预后差，患者平均生存期约为 1 年。

(1)大体检查：两者均发生于肾中央部分，切面实性，灰白色，边界不清，可见坏死。

(2)组织病理学：需要指出的是，集合管癌常为排除性诊断，肿瘤部位对于做出诊断很重要，组织学上可见不规则的小管状结构，细胞高度异型性；肾髓质癌镜下呈低分化的、片状分布的肿瘤，瘤细胞排列呈腺样囊性结构，瘤体内可见较多的中性粒细胞浸润，同时可见镰状红细胞。

(3)常用的免疫组化抗体：有关这方面的研究较少。集合管癌低分子量角蛋白、高分子量角蛋白(如 34βE12、角细胞 19)阳性，同时有波形蛋白阳性，与前述几种类型的肾癌不同，白细胞分化抗原 10 阴性；肾髓质癌可表达低分子量角蛋白，但不表达高分子量角蛋白。

(三)分级

以往最常用的分级方法是 Fuhrman 四级分类。后来世界卫生组织推荐将 Fuhrman 分级中的Ⅰ、Ⅱ级合并为一级即高分化、Ⅲ级为中分化、Ⅳ级为低分化或未分化。

(四)TNM 分期

肾肿瘤最大直径≤4 cm 与肿瘤最大直径在 4～7 cm 的患者手术后的肿瘤复发率和患者的

5 年生存率存在差别，为此美国癌症联合会将T_1期分成 T_{1a}和 T_{1b}。T_{1a}肿瘤局限于肾内，最大直径≤4 cm；T_{1b}肿瘤局限于肾内，最大直径>4 cm，但≤7 cm，美国癌症联合会肾癌的 TNM 分期和临床分期见表 8-3 和表 8-4。

表 8-3　美国癌症联合会肾癌的 TNM 分期

分期		标准
原发肿瘤(T)	T_X	原发肿瘤无法评估
	T_0	未发现原发肿瘤
	T_1	肿瘤局限于肾内，最大径≤7 cm
		T_{1a}肿瘤局限于肾内，肿瘤最大径≤4 cm
		T_{1b}肿瘤局限于肾内，肿瘤最大径>4 cm，但≤7 cm
	T_2	肿瘤局限于肾内，肿瘤最大径>7 cm
	T_3	肿瘤侵犯主要静脉、肾上腺、肾周围组织，但未超过肾周筋膜
		T_{3a}肿瘤侵犯肾上腺或肾周脂肪组织和(或)肾窦脂肪组织，但未超过肾周筋膜
		T_{3b}肉眼见肿瘤侵入肾静脉或肾静脉段分支(含肌层)或膈下下腔静脉
		T_{3c}肉眼见肿瘤侵入膈上下腔静脉或侵犯腔静脉壁
	T_4	肿瘤浸润超过肾周筋膜
区域淋巴结(N)	N_X	区域淋巴结转移无法评估
	N_0	无区域淋巴结转移
	N_1	单个区域淋巴结转移
	N_2	一个以上区域淋巴结转移
远处转移(M)	M_X	远处转移无法评估
	M_0	无远处转移
	M_1	有远处转移

表 8-4　美国癌症联合会肾癌的临床分期

分期	肿瘤情况		
Ⅰ	T_1	N_0	M_0
Ⅱ	T_2	N_0	M_0
Ⅲ	T_1	N_1	M_0
	T_2	N_1	M_0
	T_3	N_1	M_0
	T_{3a}	N_0	M_0
	T_{3a}	N_1	M_0
	T_{3b}	N_1	M_0
	T_{3c}	N_0	M_0
	T_{3c}	N_1	M_0

续表

分期	肿瘤情况		
Ⅳ	T_4	N_0	M_0
	T_4	N_1	M_0
	任何 T	N_2	M_0
	任何 T	任何 N	M1

美国癌症联合会病理分期中评价 N 分期时，要求所检测淋巴结数目至少应包括 8 个被切除的淋巴结，如果淋巴结病理检查结果均为阴性或仅有 1 个阳性，被检测淋巴结数目<8 个，则不能评价为 N_0 或 N_1。但如果病理确定淋巴结转移数目≥2 个，N 分期不受检测淋巴结数目的影响，确定为 N_2。

(五)临床表现

肾癌的临床表现是多样化的，早期的临床表现缺乏特异性，既往经典的“肾癌三联症”(血尿、腰痛、腹部肿块)的临床出现率不到 15%，这些患者诊断时往往已为晚期。10 余年无症状肾癌的发现率逐年增高，国内文献报道其比例为 13.8%～48.9%，平均为 33%，国外报道高达 50%。10%～40%的患者出现副瘤综合征，表现为高血压、贫血、体重减轻、恶病质、发热、红细胞增多症、肝功能异常、高钙血症、高血糖、红细胞沉降率增快、神经肌肉病变、淀粉样变性、溢乳症、凝血机制异常等。30%的初诊患者为转移性肾癌，可由于肿瘤转移所致的骨痛、骨折、咳嗽、咯血等症状就诊。Milan 统计的肾癌症状及体征的发生率见表 8-5。

表 8-5　Milan 统计的肾癌症状及体征的发生率

症状和体征		发生率(%)
局部肿瘤引起的症状	血尿	60
	疼痛	38
	肿块	36
	三联症	5～15
	精索静脉曲张	2
	转移性肾癌引起的相关综合征	5～20
副瘤综合征	红细胞沉降率快	60
	贫血	33
	乏力	20
	体重下降	27
	发热	16
	肝功异常	0～40
	神经肌肉病变	4
	淀粉样变	35
	高血压	30
	高钙血症	10
	红细胞增多症	1.8～6.0

(六)辅助检查

1.实验室检查

实验室检查包括血、尿、便常规检查及病毒指标、血生化及血液肿瘤标志物检查，目前尚没有公认的、可用于肾癌诊断、鉴别诊断及预后判断的肿瘤标志物。只有极少数肾癌患者尿脱落细胞中可发现癌细胞，尿脱落细胞检查不作为常规检查项目。实验室检查结果一般不作为诊断肾癌的直接证据，但可为肾癌的诊断、决定治疗方案及预后判定提供参考依据。血清尿素氮、肌酐主要用于评价肾功能状况，而肝功能、全血细胞计数、血红蛋白、血钙、血糖、红细胞沉降率、碱性磷酸酶和乳酸脱氢酶等指标可为评价疗效、判断预后提供参考依据。

2.影像学检查

各种影像学检查可为肾肿瘤的临床诊断、评价肾癌的临床分期、决定治疗方案、疗效评价及治疗后的随访等提供重要的参考依据。

(1)胸部X线片：为肾癌患者的常规检查项目，应摄胸部的正、侧位片，可以发现肺部结节、肺转移及其他肺部及胸部病变。胸部X线片是术前临床分期的主要依据之一。

(2)B超：B超检查在健康人群查体中是肾脏肿瘤筛查的主要手段，也是诊断肾肿瘤最常用的检查方法，B超的回声可笼统反映出肿瘤内的组织学特点，大部分肾癌的B超声像图表现为低回声或等回声，少部分表现为高回声；肿瘤内存在无回声区及周边有低回声声晕也被认为是判断恶性的指征。但有部分肾癌不具备这些特点，需借助CT或MRI等进行鉴别诊断。B超检查诊断肾癌的敏感性及特异性与肾肿瘤的大小密切相关，对肿瘤最大直径＜5 mm、5～10 mm、10～15 mm、15～20 mm、20～25 mm与25～30 mm的肾肿瘤，B超检出的敏感性分别为0%、21%、28%、58%、79%与100%。常规超声检查对肾脏小肿瘤的检出不如CT敏感，但在10～35 mm的病变中，超声与CT检查鉴别肿物为囊性或实性的准确率分别为82%与80%。B超声像图表现：①小肿瘤肾轮廓可无明显改变，仅被膜稍隆起；较大的肾肿瘤其肾轮廓可局限性增大，肾结构失常，部分晚期肾癌与周围组织有粘连、分界不清。②小肾癌常表现为高回声或低回声、均匀、光整；中等大的肿瘤多为低回声、不均匀；大的肾癌内回声极不均，由于肿瘤内有出血、坏死、液化，可出现不规则的无回声暗区。③肿瘤压迫肾盂时，可出现肾盂变形移位，甚至中断。④肾癌早期多无肾周血管受侵，中、晚期可出现肾静脉内或下腔静脉内瘤栓形成，表现为管腔阻塞，呈低回声。⑤中、晚期肾癌在肾门旁，腹膜后有大小不等圆形或椭圆形低回声结节，均匀，多为淋巴结转移。

(3)彩色多普勒：除具有B超的声像图表现外，彩色血流显示肾脏弓形血管环中出现彩色血流受压、中断，并有不规则的血管分支进入肿瘤，肿瘤内血流多较丰富，可测到高阻高速的动脉频谱。

(4)超声造影：近年来超声造影剂的研究取得进展，静脉内注射超声造影剂能提高血流的回声，增强多普勒信号，提高低速细小血流的检出，同时，谐波超声造影能显示肿瘤的微血管，进行肿瘤微血管的实时成像，为肾脏肿瘤的评估提供了新的平台。超声造影能够很好显示肾脏内各级血管分支、肾组织及其肿瘤外周或内部微小血管灌注情况，提高了肾脏肿物的良恶性鉴别诊断率，尤其在囊性肾癌或囊肿内壁结节或囊肿恶变的诊断方面，其可明显改善普通彩超偏低的血流显示率，从而明确诊断，并增加了超声与病理诊断的符合率。注射超声造影剂后，良、恶性肿瘤内血流的显示都相应增强，但增强程度和持续时间有显著差异，恶性肿瘤血流显像增强程度明显高于良性肿瘤(肾血管瘤除外)，造影剂廓清也较良性肿瘤快，可根据这些特点来判断肿物的良恶性。超声造影在肾囊肿、脓肿等良性病灶中无血流信号增强；在胚胎性肾肿瘤、错构瘤中表现为在动脉相明显增强，延迟相明显消退。肾癌和肾错构瘤彩色血流都可增强，但肾癌增强程度较肾错构瘤高，且消退快。肾癌假包膜在灰阶超声上显示为肿瘤周围的低回声声晕，而在谐波超声造影后显示为肿瘤周围的缓慢增强带。对碘过敏及肾功能不全的患者也可通过超声造影检查获得满意的肾脏增强扫描结果。

(5)腹部X线及静脉尿路造影：腹部X线和静脉尿路造影不是诊断肾癌常规的检查项目，而是在临床需要时进行的检查。泌尿系统X线检查可显示腹部及盆腔一些实质性脏器的轮廓、肾脏及肋骨的位置等，可为开放性手术选择手术切口提供帮助。静脉尿路造影也称排泄性尿路造影，以往称静脉肾盂造影，对观察病变重点在肾脏者现仍用此名称。在诊断集尿系统病变方面其使用价值仍未衰减：①造影前作腹部X线，可排除有无泌尿系统阳性结石及钙化。钙化常见于结核及肿瘤。结核钙化多呈弧形、斑片状。泌尿系统X线检查显示14%～18%瘤体内有钙化，多呈斑片、斑点状，偶见大斑块状。②造影时，对比剂通过肾脏分泌进入尿路，静脉注药5分钟后可观察肾实质显影情况、有无占位病变，粗略地判断肾脏功能。肾功能减退者，对比剂分泌缓慢，肾实质显影不佳或不显影。③对比剂进入尿路后，可显示全尿路充盈情况，有无充盈缺损及狭窄，管壁是否光整及柔软，有无移位。④造影观察肾脏形态、位置效果较X线好。但其对≤2 cm的肾肿瘤检出率仅21%，2～3 cm肾肿瘤的检出率约为52%，对肾癌诊断符合率为30%～60%。对未行CT增强扫描、无法评价对侧肾功能者需行静脉尿路造影或核素肾图检查，对碘过敏及肾衰竭患者需用其他方法检查。

肾肿瘤的静脉尿路造影表现：①肿瘤较小，位于肾实质内或其腹侧及背侧时，组织密度对比差或前后重叠，不能显示，肾脏形态可表现正常。肿瘤位于肾边缘区或肿瘤大时可引起肾脏变形，表现为肾脏不规则增大或局部膨隆有肿块突出。②肿瘤可压迫肾盂肾盏使之移位、拉长、变窄或扩张。肿瘤可破坏肾盂肾盏，表现为肾盂肾盏边缘不光整、毛糙及消失。③肾肿瘤形态可呈圆形或不规则，多为低密度肿块，密度不均匀可有不规则钙化。④肾功能可表现正常、下降或消失。

(6)CT：具有密度及空间分辨率高的特点，对肾脏肿块的检出率为近100%，肿瘤诊断正确率达95%以上。肾癌的CT表现：①肾脏形态可由于肿瘤的大小及所在部位不同而有不同表现。②肾盂、肾盏可表现为受压、破坏及梗阻扩张。③绝大部分肿瘤呈圆形、椭圆形及不规则的结节或肿块，可有分叶，位于肾实质内呈局限外凸性生长；增强前呈等密度、高密度或低密度，边缘不清楚；肿块较小时密度均匀，肿块大时常伴出血、坏死，造成密度不均匀。增强后，在动脉早期肿瘤周围及边缘可见迂曲的肿瘤血管呈结节、弧状或条状；在实质期大部分肿瘤有中至高度强化，密度不均匀增高。少部分肿瘤增强不明显或不增强。由于肿瘤血管常形成动静脉瘘，在增强早期肿瘤内对比剂已较早排出，因此增强后肾实质期时肿瘤密度低于肾实质呈低密度肿块。增强后显示肿瘤密度较增强前更加不均匀，坏死区增多及明显；显示肿瘤边界较增强前清楚或大部分清楚，但不锐利，少部分肿瘤边界模糊。有2%～3%肿瘤呈浸润生长致肾脏体积增大，或沿着肾周浸润生长，肿瘤边界显示不清。增强后，肿瘤呈不规则片状，弥漫浸润分布，密度低及不均匀，或包绕肾脏。另有5%～7%的肿瘤呈囊状或囊实性，影像学诊断上称为囊型肾癌，肿瘤增强前呈低密度，密度不均匀，低密度区明显。增强后肿瘤实性部分有中至高度强化，表现为不规则片状、结节或块状，如有分隔，隔壁厚薄不均，囊壁厚且不规则。肿瘤与肾实质分界模糊。④CT平扫显示8%～18%的瘤体内有钙化，钙化形态为不规则点状、小曲线、条状、斑片状或不规则大块状，散在分布在瘤体内或边缘部。⑤约有17%的患者出现肾静脉或下腔静脉瘤栓。此时血管增粗，增强后血管内可见低密度软组织影，沿血管走行分布。瘤栓长者可达心房。⑥肾癌的淋巴结转移首先达肾周、肾门及腹膜后主动脉和下腔静脉周围。此区域出现软组织孤立结节或融合成团。多层螺旋CT可在不影响图像质量的前提下在任意平面重组图像，且通过多平面重建、最大密度投影及容积重建技术等重建方式可清楚显示肾脏动脉及其分支、肾静脉及下腔静脉的情况，可增加囊性肾癌的分隔、结节的强化等恶性特征。多层螺旋CT和MRI在肾癌临床分期中的价值相似。多层螺旋CT具有高的空间分辨力，显示静脉内微小癌栓时，其敏感度高于MRI。但多层螺旋CT平扫无法区分血液和栓子的密度差别，对栓子的显示需行增强扫描。当癌栓阻塞、肿瘤或淋巴结增大压迫阻碍了对比剂流入时，多层螺旋CT无法准确显示腔静脉癌栓的上缘范围，影响了分期的准确性。多层螺旋CT血管造影和对比剂增强磁共振血管成像可以准确评价肾血管的数目、走行及肿瘤与其周围动脉分支的毗邻关系。多层螺旋CT尿路成像能够获得类似于逆行肾盂造影的影像，可更加直观地显示肿瘤与集合系统的关系。

(7)MRI：MRI对肾肿瘤分期的判定的准确性略优于CT，特别是在静脉瘤栓大小、范围及脑转移的判定方面。MRI的对比分辨力高于CT，不需对比剂即可将血液与栓子区分开来。T_1WI能很好地显示肾脏的解剖结构及其与周围组织器官的关系，因肾脏的中低信号与周围高信号强度的肾周脂肪形成鲜明对比，肾皮、髓质常在T_1WI能清楚显示，皮质的信号强度高于髓质。矢状位和冠状位T_2WI对确定肾脏肿瘤的范围和肿瘤是否来源于肾脏很有价值，同时也对肾癌外侵扩散的范围及分期有较大价值。肾癌的MRI信号变化多种多样，甚至与肾皮质的信号相似，且小的肾癌有时无法检出，因而MRI不宜作为肾癌诊断的首选影像方法，但当CT或其他检查难于确定肾脏肿瘤的性质时，MRI对确定肿瘤的来源与性质有一定价值。肾癌的信号强度在T_1WI与邻近的肾实质相比可呈较高信号或低信号，因瘤内常有出血和坏死，T_2WI呈不均匀高信号。MRI能清楚地显示肾周脂肪、肾静脉、下腔静脉有无受侵或瘤栓形成。冠状位或矢状位可较横断位更清楚地显示肾脏的上下极，比CT更容易确定肿瘤的侵犯范围。MRI上血液的流空现象使血管呈低信号，而肾静脉、下腔静脉内瘤栓则表现为中等信号(T_1 WI)或高信号(T_2WI)，与之形成鲜明对比。对肿瘤是否包绕这些血管，MRI也可作出判断。对于鉴别肿大的淋巴结与小血管，MRI常较CT更容易。研究认为，CT和MRI对于在肾癌的T_1、T_2期和T_{3b}期的分期准确率基本相同，但MRI对T_{3a}、T_4期的准确率要高于CT。超高场强(>2.0 T)磁共振设备、梯度回波、平面回波成像技术的发展及新的快速扫描序列的开发应用，使MRI图像单层成像时间甚至达亚秒级水平(10～50帧/秒)，大大减少了脏器的运动伪影。磁共振血管造影对肾动脉主干的显示与数字减影血管造影无差异，磁共振血管造影对肾动脉分支显示的特异性可达100%，对肾动脉狭窄、肾动脉瘤及肾动静脉畸形的诊断及肾功能的评价都有重要作用。此外弥散加权成像、表观扩散系数、磁共振灌注成像、磁共振波谱分析及MRI新型对比剂、介入磁共振成像技术等的开发和应用又可进一步提高MRI的诊断和鉴别诊断符合率。

(8)肾血管造影：肾动脉造影检查单独作为肾癌的诊断方法应用并不普遍，多在行肾动脉栓塞术时同时进行，肾癌的血管造影可表现为：肾动脉主干增宽、肾内血管移位、肿瘤新生血管、动静脉瘘等。在临床上怀疑静脉瘤栓时，可行下腔静脉、肾静脉造影，了解瘤栓的大小、范围，以利于制定手术方案。肾血管造影对诊断肾肿瘤的价值有限,不作为肾癌诊断的常规检查项目,但对需姑息性肾动脉栓塞治疗或保留肾单位手术前需了解肾血管分布及肿瘤血管情况者可选择肾血管造影检查。

3.核医学检查

(1)正电子发射断层扫描和正电子发射计算机断层显像:正电子发射断层扫描和正电子发射计算机断层显像也用于肾癌的诊断、分期和鉴别诊断。研究表明,肾脏肿瘤的恶性程度越高,细胞膜葡萄糖转运体-1 的表达增高,对氟代脱氧葡萄糖摄取增加。静脉注射氟-18 标记脱氧葡萄糖(18F-氟代脱氧葡萄糖)后约有 50%未经代谢直接由肾脏排泄,18F-氟代脱氧葡萄糖不被肾小管重吸收,放射性药物浓聚在肾集合系统,影响肾脏病变的显示,而淋巴结转移和远处转移不受影响。由于肾癌血运较丰富,肿瘤组织缺氧较轻,细胞膜葡萄糖转运体-1 表达较低,线粒体内己糖激酶活性较低,故肿瘤组织葡萄糖代谢水平相对较低,此外肾癌组织内氟代脱氧葡萄糖-6-PO_4分解酶过高,均可导致肿瘤组织摄取氟代脱氧葡萄糖较低或不摄取,可出现假阴性。多组研究表明 18F-氟代脱氧葡萄糖正电子发射断层扫描对肾脏原发肿瘤的诊断准确度不如 CT,但对肾癌的淋巴结转移和远处转移的诊断要优于 CT、MRI、超声、X 线片及骨显像等其他传统影像检查方法,且转移淋巴结很少出现假阴性。近年来有研究用对肾集合系统干扰较小的 11C-乙酸标记醋酸盐作为肾正电子发射断层扫描显像剂。肾癌与正常肾组织对 11C-乙酸的摄取率相同,但清除率明显低于正常或非肿瘤肾组织,故 11C-乙酸能很好地鉴别肾癌与非肿瘤肾组织,提高正电子发射断层扫描对肾癌的诊断准确率。氟-18 标记脱氧胸腺嘧啶是目前研究较为热门的一种核酸代谢正电子发射断层扫描显像剂,可反映肿瘤细胞的增殖。

(2)核素骨显像:核素全身骨显像发现骨转移病变可比 X 线片早 3～6 个月。骨转移常见部位为躯干骨、四肢骨、颅骨。但须注意在有退行性骨关节病、陈旧性骨折等病变时,核素骨显像可出现假阳性。对孤立性的骨放射性浓聚或稀疏区需行 X 线摄片、CT 或 MRI 扫描证实确认是否有骨质破坏,以明确是否有骨转移。

(3)肾显像:是肾小球滤过率测定、肾静态显像和肾断层显像的总称。它既能显示肾脏的血供、形态和在腹部的位置,又能提供多项肾功能指标。对肾肿瘤的定位准确率近似于 MRI 而优于 B 超和 CT。核素肾显像目前应用不普遍,有的医院用锝-99m-二乙撑三胺五乙酸和锝-99m-葡庚糖酸行核素系列肾显像,将其用于肾肿瘤诊断的研究,结果显示,核素系列肾显像有助于:①准确显示肾占位性病变的位置,对鉴别肾占位性病变的良恶性有参考价值;②鉴别腹膜后肿物为肾内或肾外;③明确尿漏的存在与否及其情况;④可对分肾功能做定量分析。

4.组织学检查

在非肿瘤性肾病中,肾穿刺活检已成为常规检测手段。但由于 CT 和 MRI 诊断肾肿瘤的准确性在 95%以上,而肾穿刺活检有 15%的假阴性率及 2.5%假阳性率,可能出现针吸活检的并发症(包括出血、感染、动静脉瘘、气胸,发生率<5%)、穿刺道种植(发生率<0.01%)、死亡(发生率<0.03%)等问题,故不推荐将肾穿刺活检作为肾癌诊断的常规检查项目。对影像学诊断难以判定性质的小肾肿瘤患者,可以选择行保留肾单位手术或定期(1～3 个月)随诊检查,不推荐对能够进行保留肾单位手术的肾肿瘤患者行术前穿刺检查。对不能手术治疗,需系统治疗或其他治疗的晚期肾肿瘤患者,治疗前为明确诊断,可选择肾穿刺活检获取病理诊断。

(七)治疗

1.局限性肾癌

局限性肾癌是指美国癌症联合会癌症分期中的 $T_{1\sim2}N_0M_0$ 期,临床分期为Ⅰ期、Ⅱ期,通常称为早期肾癌。外科手术是局限性肾癌首选治疗方法,可采用根治性肾切除术或保留肾单位手术。对不适于开放性外科手术、需尽可能保留肾单位功能、有全身麻醉禁忌、肾功能不全、肿瘤最大直径<4 cm且位于肾周边的肾癌患者可选择射频消融、高强度聚焦超声、冷冻消融治疗。根治性肾切除术可经开放性手术或腹腔镜手术进行,可选择经腹或经腰部入路。根治性肾切除术加区域或扩大淋巴结清扫术只有利于病理分期,疗效同根治性肾切除术。手术后尚无标准辅助治疗方案。根治性肾切除术后5年生存率为75%～95%,手术死亡率约为2%,局部复发率为1%～2%。

根治性肾切除术手术入路和手术方式的选择:开放性根治性肾切除术的手术入路主要有经腰部、腹部和经胸腹联合切口三大入路。在开展经典根治性肾切除术的早期,为了尽早结扎肾血管把经腹切口作为肾癌外科手术的标准入路,但当瘤体较大、肿瘤位于肾门周围或肾脏周围粘连明显等状况下,在手术中有时很难先结扎肾血管。对肾癌开放性手术入路的选择除参考肿瘤的分期、肿瘤的部位、患者的体型等因素外,更多的是取决于主刀医师对各种手术入路掌握的熟练程度,同时根据手术中具体情况决定是否能早期结扎肾血管。Clayman 等完成首例腹腔镜根治性肾切除术后,经过多年临床实践证明,腹腔镜根治性肾切除术和肾部分切除术治疗肾癌的疗效与同期开放性手术相同,已成为治疗局限性肾癌的标准手术方式。

(1)区域或扩大淋巴结清扫术:双侧肾脏的区域淋巴结包括肾门淋巴结、下腔静脉旁淋巴结(下腔静脉前淋巴结、下腔静脉后淋巴结、下腔静脉外侧淋巴结)、腹主动脉旁淋巴结(腹主动脉前淋巴结、腹主动脉后淋巴结、主动脉外侧淋巴结)、肾脏淋巴引流区域范围内的腹膜后淋巴结。区域淋巴结清扫范围:右侧从右膈肌脚,沿下腔静脉周围向下达腹主动脉分叉处的淋巴结及右侧肾脏淋巴引流区域范围内的腹膜后淋巴结;左侧从左膈肌脚,沿腹主动脉周围向下达腹主动脉分叉处的淋巴结及左侧肾脏淋巴引流区域范围内的腹膜后淋巴结。扩大淋巴结清扫范围在区域淋巴结清扫范围基础上加上腹主动脉和下腔静脉间淋巴结及患肾对侧腹主动脉或下腔静脉前后淋巴结。对局限性肾癌患者行区域或扩大淋巴结清扫术的意义可能仅仅起到了准确判定肿瘤分期的作用,而对远期疗效无明显提高。对局限性肾癌患者在进行根治性肾切除术时,不必常规进行区域或扩大淋巴结清扫术。

(2)保留同侧肾上腺的根治性肾切除术:经典根治性肾切除术的切除范围包括患肾同侧肾上腺。Siemer 等总结1 635例经病理证实肾癌的临床资料,其中1 010例行经典的根治性肾切除术,患者5年无病生存率为75%,而625例保留同侧肾上腺的患者5年无病生存率为73%,统计学分析两组未见显著性差别($P=0.17$)。由于早期肾癌的比例增高及术前的CT、MRI等检查可以明确绝大多数肾上腺转移,同时考虑到对侧肾上腺转移引起的肾上腺皮质功能低下也可导致患者死亡,许多学者认为常规切除同侧肾上腺对大部分肾癌患者属于过度治疗。中华泌尿外科学会制定的《肾癌诊治指南》中推荐符合下列4个条件者可以选择保留同侧肾上腺的根治性肾切除术:①临床分期为Ⅰ或Ⅱ期;②肿瘤位于肾中、下部分;③肿瘤最大直径<8 cm;④术前CT显示肾上腺正常。但在此种情况下如手术中发现同侧肾上腺异常,应切除同侧肾上腺。

(3)保留肾单位手术:保留肾单位手术是保留肾脏的手术总称,包括肾部分切除术、肾脏楔形切除术、肾肿瘤剜除术等。大量的临床研究结果证明，对适当的患者选择保留肾单位手术是可行的。①适应证：肾癌发生于解剖性或功能性的孤立肾，根治性肾切除术将会导致肾功能不全或尿毒症的患者，如先天性孤立肾、对侧肾功能不全或无功能者及双侧肾癌等。②相对适应证：肾癌对侧肾存在某些良性疾病（如肾结石、慢性肾盂肾炎等）或其他可能导致肾功能恶化的疾病（如高血压、糖尿病、肾动脉狭窄等）的患者。③可选择适应证：临床分期 T_{1a} 期（肿瘤≤4 cm），肿瘤位于肾脏周边，单发的无症状肾癌，对侧肾功能正常者可选择实施保留肾单位手术。目前对保留肾单位手术的适应证、相对适应证学术界无争议，对符合这两个适应证的肾肿瘤大小及部位也无明确的限定，一般适用于 4 cm 以下的肿瘤。鉴于目前腹腔镜保留肾单位手术中阻断肾蒂的时间长于开放性手术，手术中及手术后的并发症也高于开放性手术，故开放性手术仍是保留肾单位手术的标准手术方式。保留肾单位手术肾实质切除范围应距肿瘤边缘 0.5～1.0 cm。

（4）腹腔镜手术：Clayman 等完成了首例腹腔镜根治性肾切除术，腹腔镜手术现已被广泛应用于多种泌尿男性生殖系疾病的治疗，国内、外腹腔镜根治性肾切除术也非常普及，已是局限性肾癌外科治疗的常规手术方式。腹腔镜手术方式包括腹腔镜根治性肾切除术和腹腔镜肾部分切除术。手术途径分为经腹腔、腹膜后及手助腹腔镜。切除范围及标准同开放性手术。同开放性手术相比腹腔镜根治性肾切除术具有减轻手术后切口疼痛、切口及瘢痕小、住院时间短、术后恢复快等优势，长期随访结果显示两种手术方式疗效相同。多数学者认为腹腔镜手术适用于 $T_{1\sim2}$ 期的局限性肾癌患者，熟练掌握腹腔镜技术的医师选择 T_{3a} 期肿瘤为腹腔镜手术适应证也是可行的；甚至有学者认为对瘤栓局限在肾静脉内的肾癌患者行腹腔镜根治性肾切除术也是可行的；也有学者主张对伴有远处转移的肾癌患者应用腹腔镜手术切除原发病灶，这样将有利于患者手术后尽早进行系统治疗。随着临床研究的不断深入，现有的一些观念也将逐渐发生变化。

（5）微创治疗：射频消融、高强度聚焦超声、冷冻消融治疗肾癌处于临床研究阶段，尚无循证医学Ⅰ～Ⅲ级证据水平的研究结果，远期疗效尚不能确定，应严格按适应证慎重选择，一般不作为能采用外科手术治疗患者的首选治疗方案。如进行此类治疗需向患者说明。适应证：不适于开放性外科手术、需尽可能保留肾单位功能、有全身麻醉禁忌、肾功能不全、肿瘤最大直径<4 cm且位于肾周边的肾癌患者。

2.局部进展性肾癌

局部进展性肾癌是指伴有区域淋巴结转移和（或）肾静脉瘤栓和（或）下腔静脉瘤栓和（或）肾上腺转移或肿瘤侵犯肾周脂肪组织和（或）肾窦脂肪组织（但未超过肾周筋膜），无远处转移的肾癌，美国癌症联合会癌症分期为 $T_{3a\sim3c}$，临床分期为Ⅲ期，大家习惯称之为中期肾癌。肾周脂肪受侵者术后 5 年生存率为 65%～80%，伴有下腔静脉瘤栓患者术后 5 年生存率为 40%～60%。局部进展性肾癌首选治疗方法为根治性肾切除术，对局部进展性肾癌患者手术后尚无标准辅助治疗方案。由于淋巴结转移的肾癌患者单纯进行根治性肾切除术预后差，故主张对绝大多数淋巴结转移的肾癌患者进行根治性肾切除术后需要行辅助性内科治疗。而对转移的淋巴结或血管瘤栓需根据病变程度、患者身体状况、主刀医师的技术水平等因素选择是否切除。对未能彻底切净的Ⅲ期肾癌可选择术中或术后放疗或参照转移性肾癌的治疗。

（1）肾癌伴区域淋巴结转移的外科治疗：Blute 等通过对临床资料的分析，提出肾癌淋巴结转移的高危因素：①肿瘤临床分期为 T_3 或 T_4；②肿瘤最大直径>10 cm；③核分级为Ⅲ～Ⅳ级；④肿瘤组织中含有肉瘤样成分；⑤肿瘤组织中有坏死。低于 2 个危险因素的患者淋巴结转移的概率仅为 0.6%，具有 2～4 个危险因素的患者淋巴结转移的概率为 10%，同时具有以上 5 个危险因素的患者则淋巴结转移的概率为 50%。对肾癌伴淋巴结转移的患者是否在进行根治性肾切除术时加区域或扩大淋巴结清扫术尚缺乏多中心随机对照研究结果。一般主张对局部进展性肾癌患者在进行根治性肾切除术时应尽可能切除所有肉眼可见的肿大淋巴结。

(2)肾癌伴肾上腺转移的外科治疗：对局部进展性肾癌患者进行根治性肾切除术应考虑切除同侧肾上腺，但绝大多数肾上腺转移的患者伴有远处转移，治疗上应以内科治疗为主，单纯外科治疗仅适合于孤立性肾上腺转移的患者。需注意的是双侧肾上腺转移引起的肾上腺皮质功能低下可导致患者死亡，所以慎重考虑对双侧肾上腺转移的患者实施手术治疗。

(3)肾癌伴静脉瘤栓的外科治疗：肾癌的一个特殊生物学特点就是易侵犯下腔静脉形成瘤栓，其发生率为 4%～10%，远高于其他器官的肿瘤，而许多伴肾静脉或下腔静脉瘤栓的肾癌患者影像学检查并无远处转移征象。对无淋巴结或远处转移的伴肾静脉或下腔静脉瘤栓的肾癌患者进行根治性肾切除术并能完整取出肾静脉及下腔静脉瘤栓者，手术后的 5 年生存率有 45%～69%。手术方案需根据瘤栓侵犯的范围制定。根据瘤栓侵犯范围将静脉瘤栓程度分为五级：①0 级，瘤栓局限在肾静脉内；② Ⅰ 级，瘤栓侵入下腔静脉内，瘤栓顶端距肾静脉开口处≤2 cm；③Ⅱ级，瘤栓侵入肝静脉水平以下的下腔静脉内，瘤栓顶端距肾静脉开口处＞2 cm；④Ⅲ级，瘤栓生长达肝内下腔静脉水平，膈肌以下；⑤Ⅳ级，瘤栓侵入膈肌以上下腔静脉内。腔静脉瘤栓长度是否影响预后目前尚存有争议，而腔静脉壁受侵则是预后不良影响因素。Hatcher 等报道腔静脉瘤栓手术后 5 年生存率为 69%，如果腔静脉壁受侵则 5 年生存率为 25%。多数学者认为伴肾静脉或下腔静脉瘤栓的局部进展性肾癌患者如果伴有下列 3 个因素之一则手术治疗的效果不佳：①肿瘤侵犯肾周脂肪；②瘤栓直接侵犯腔静脉壁；③区域淋巴结转移。Ⅲ级和Ⅳ级下腔静脉瘤栓的外科手术需在低温体外循环下进行，腔静脉瘤栓取出术的死亡率为 5%～10%。多数学者认为 TNM 分期、瘤栓长度、瘤栓是否浸润腔静脉壁与预后有直接关系。对临床分期为 $T_{3b}N_0M_0$的患者行下腔静脉瘤栓取出术，不推荐对 CT 或 MRI 扫描检查提示有下腔静脉壁受侵或伴淋巴结转移或远处转移的患者行此手术。

(4)局部进展性肾癌的术后辅助治疗：局部进展性肾癌根治性肾切除术后尚无标准辅助治疗方案。肾癌属于对放射线不敏感的肿瘤，单纯放疗不能取得较好效果。术前放疗一般较少采用，不推荐术后对瘤床区进行放疗，但对未能彻底切净的Ⅲ期肾癌可选择术中或术后放疗或参照转移性肾癌的治疗。

3.转移性肾癌

有 25%～30%的肾癌患者在初次诊断时伴有远处转移，局限性肾癌进行根治性肾切除术后有 20%～40%的患者将出现远处转移，在肾癌患者中有 30%～50%最终将发展成为转移性肾癌。伴有远处转移的肾癌称之为转移性肾癌，美国癌症联合会癌症分期为Ⅳ期。大家习惯称之为晚期肾癌。转移性肾癌应采用以内科为主的综合治疗，外科手术主要为转移性肾癌辅助性治疗手段，极少数患者可通过外科手术而获得较长期生存。

(1)外科治疗：转移性肾癌的原发病灶切除术被称为减瘤性肾切除术或辅助性肾切除术，故手术后对转移病灶需要内科治疗和(或)放疗。远处转移患者单纯手术治疗后 5 年生存率为 0%～5%。中华泌尿外科学会制定的《肾癌诊治指南》中推荐对转移性肾癌应采用以内科为主的综合治疗。外科手术主要为转移性肾癌辅助性治疗手段，极少数患者可通过外科手术而获得较长期生存。对体能状态良好、Motzer 转移性肾癌预后评分(表 8-6)低危的患者应首选外科手术,切除肾脏原发灶可提高干扰素-α 和(或)白细胞介素-2 治疗转移性肾癌的疗效。对根治性肾切除术后出现的孤立性转移瘤及肾癌伴发孤立性转移、行为状态良好的患者可选择外科手术治疗,上述转移灶切除手术可视患者的身体状况与肾脏手术同时进行或分期进行。

表 8-6 转移性肾癌预后 Motzer 评分系统

影响因素	异常标准
乳酸脱氢酶	>正常上限 1.5 倍
血红蛋白	女性<11.5 g/L;男性<13 g/L
高血钙	>0.56 mmol/L(10 mg/dL)
确诊原发癌至开始内科治疗的时间	<1 年
Karnofsky 行为状态评分	<70 分
器官转移	≥2 个

注:低危,0;中危,1~2 个危险因素;高危,≥3 个危险因素。

1)减瘤性肾切除术:对减瘤性肾切除术实际价值的评价一直存有争议,多数泌尿外科医师认为减瘤性肾切除术后有部分转移性肾癌患者的转移灶可自然消退,同时切除原发病灶和转移灶可增加治愈的机会,减少肿瘤负荷有利于后续治疗,手术可缓解患者的症状。但有部分学者认为肾癌术后转移灶自然消退的比例太低,不能作为选择手术的理由,此外手术可增加并发症及死亡率,手术后可造成患者免疫功能降低不利于后续治疗,肾动脉栓塞或放疗同样可达到缓解症状的作用。研究结果显示减瘤性肾切除术+干扰素-α 可明显延长无疾病进展时间、改善患者的生存期。现在主流观点认为选择体能状态评分好的患者行减瘤性肾切除术+免疫治疗可作为对转移性肾癌治疗的标准模式。也有学者认为由于有相当数量的转移性肾癌患者减瘤性肾切除术后无法进行后续治疗或病变进展或死于手术过程中及术后的并发症,建议对转移性肾癌患者先行全身治疗,仅在转移灶出现缓解之后再行辅助性减瘤性肾切除术,以避免手术相关的死亡。对转移性肾癌患者是否选择减瘤性肾切除术和手术的时机尚无统一的标准,多数人认为选择减瘤性肾切除术的指征如下:①手术能够切除>75%的瘤负荷;②无中枢神经系统、骨或肝脏的转移;③足够的心、肺功能储备;④ECOG 体能状态评分为 0~1 分;⑤肿瘤的主要成分为透明细胞癌。但转移性肾癌患者手术死亡率为 2%~11%,仅有 0.8%的患者在行减瘤性肾切除术后转移瘤会自然消退,不应仅以自然消退为目的选择减瘤性肾切除术。

2)侵犯邻近器官或组织的肾癌外科治疗:肾癌常呈膨胀性生长,极少数肾癌呈浸润性生长,肿瘤浸润范围可超过肾筋膜,侵犯后腹壁、腰大肌、腹膜后神经根及邻近脏器,相关的外科手术报道不多。多数报道认为如果肾癌侵犯邻近器官,很少有患者手术后能生存过 5 年。

3)手术后复发肿瘤的外科治疗:根治性肾切除术后局部复发率为 2%~4%,肾癌患者手术后如能定期复查,加上影像诊断技术的进展,可较早发现局部复发的肿瘤,部分患者仍有再次手术根治的机会。

4)伴有区域淋巴结转移的转移性肾癌的外科治疗:局限性肾癌伴淋巴结转移者预后不良,转移性肾癌患者伴有淋巴结转移也是预后不良的征兆。对于临床诊断转移性肾癌伴区域淋巴结转移的患者行减瘤性肾切除术时是否需要行区域或扩大淋巴结清扫术尚存有争议。

(2)内科治疗:中、高剂量干扰素-α和(或)白细胞介素-2作为转移性肾癌标准的一线治疗药物,有效率约为15%。以吉西他滨、氟尿嘧啶或卡培他滨、顺铂、多柔比星为主的化疗作为转移性非透明细胞癌的一线治疗方案。美国食品药品监督管理局批准索拉非尼作为晚期肾癌的一线和二线用药,美国国立综合癌症网络和欧洲泌尿外科学会的《肾癌诊治指南》中也推荐将分子靶向治疗药物(索拉非尼、舒尼替尼、坦罗莫司、贝伐单抗联合干扰素)作为转移性肾癌主要的一、二线治疗用药。索拉非尼在中国曾进行了Ⅲ期临床试验,结果证实索拉非尼对我国转移性肾癌患者的疾病控制率同国外的Ⅲ期临床试验相同。为此中华泌尿外科学会制定的《肾癌诊治指南》推荐将索拉非尼作为转移性肾癌治疗的一线和二线用药。舒尼替尼和坦罗莫司也在中国进行治疗晚期肾癌的Ⅲ期临床试验,如果试验结果能证实这两个药物对中国的晚期肾癌患者有效,我们对晚期肾癌患者的治疗方案又将多两种选择。

1)细胞因子治疗:干扰素-α是治疗转移性肾癌有效的药物之一,也是第一个用于临床的基因重组细胞因子,很早就有应用干扰素-α治疗转移性肾癌的报道。临床上用于治疗转移性肾癌的主要有干扰素-α_{2a}和干扰素-α_{2b}。文献中将干扰素-α的用量分为低剂量(≤3 MU/d)、中等剂量(5～10 MU/d)和高剂量(≥10 MU/d)。干扰素-α的最佳用药剂量及疗程目前尚无定论,常用治疗剂量是9～18 MU/d,皮下或肌内注射,每周3次。为增加患者对干扰素的耐受能力,可采用阶梯式递增方案,即开始时用量为3 MU,3次/周,持续1周;6 MU,3次/周,持续1周。以后改为9 MU,3次/周,持续8～10周。大多数学者建议以3月为1个疗程,少数学者主张治疗持续用药时间为1年。应用干扰素-α治疗期间,应每周检查血常规1次,每月查肝功能1次,白细胞计数$<3\times10^9$/L或肝功能异常时应停药,待恢复后再继续进行治疗。如患者不能耐受每次9 MU剂量,则应减量至每次6 MU,甚至每次3 MU。白细胞介素-2是另一个治疗转移性肾癌有效的细胞因子,文献上根据每天应用白细胞介素-2的剂量分为高剂量方案和中低剂量方案,一般认为对用药剂量达到患者需要住院监护的程度称为高剂量方案。研究结果显示中低剂量白细胞介素-2治疗中国人转移性肾癌的疗效与国外报道相同,且能延长患者生存,不良反应以轻、中度为主,患者能够耐受。推荐白细胞介素-2的用药剂量:18 MU/d,皮下注射,每周5天,持续5～8周。

2)分子靶向治疗:分子靶向治疗是指在肿瘤分子生物学的基础上,将与肿瘤相关的特异分子作为靶点,利用靶分子特异制剂或药物对肿瘤发生发展过程中关键的生长因子、受体、激酶或信号传导通路进行封闭或阻断,实现抑制肿瘤细胞生长、促进肿瘤细胞凋亡、抑制肿瘤血管生成等作用而达到抗肿瘤作用的方法或手段。肾细胞癌具有独特的分子发病机制,针对这些异常发病机制的分子靶向药物在晚期肾癌的治疗中已经取得了突破性进展。美国食品药品监督管理局分别批准了将索拉非尼和舒尼替尼用于治疗转移性肾癌,标志着肾癌的治疗已经进入分子靶向治疗时代。美国国立综合癌症网络、欧洲泌尿外科学会的《肾癌诊治指南》都将分子靶向治疗药物(索拉非尼、舒尼替尼、坦罗莫司、贝伐单抗联合干扰素-α)作为转移性肾癌的一、二线治疗用药。①索拉非尼是RAF激酶的强效抑制剂,可以通过抑制癌细胞的信号传导而达到抑制肿瘤细胞增殖的作用,也可通过抑制促进肿瘤生长的c-Kit及Flt-3受体酪氨酸激酶活性而抑制癌细胞的增殖。此外索拉非尼通过抑制血管内皮生长因子受体和血小板衍生生长因子受体酪氨酸激酶的活性,抑制肿瘤新生血管的形成而达到抗肿瘤作用。推荐索拉非尼用量为400 mg,每天2次。②舒尼替尼是另一多靶点酪氨酸激酶抑制剂,是一种口服的小分子药物,能够抑制血管内皮生长因子受体2、血管内皮生长因子受体3、血管内皮生长因子受体1及血小板衍生生长因子、Kit、Flt-3和网织红细胞的酪氨酸激酶活性，通过特异性阻断这些信号传导途径达到抗肿瘤效应。③mTOR抑制剂。磷脂酰肌醇-3-激酶介导的丝氨酸/苏氨酸激酶信号传导系统参与肿瘤血管形成及癌细胞的生长和分化，mTOR在磷脂酰肌醇-3-激酶/苏氨酸激酶信号传导通路中对调节细胞的新陈代谢和决定细胞生长或分化发挥重要作用。西罗莫司及其衍生物可特异地抑制mTOR活性，美国食品药品监督管理局批准将mTOR抑制剂坦罗莫司用于转移性肾癌的治疗。

3)化疗：吉西他滨、氟尿嘧啶或卡培他滨、顺铂主要用于转移性肾癌的治疗，吉西他滨联合氟尿嘧啶或卡培他滨主要用于以透明细胞为主型的转移性肾癌；吉西他滨联合顺铂主要用于以非透明细胞为主型的转移性肾癌；如果肿瘤组织中含有肉瘤样分化成分，化疗方案中可以联合多柔比星。化疗有效率在10%～15%。推荐将化疗作为转移性非透明细胞癌患者的一线治疗方案。

4)肿瘤疫苗：肿瘤疫苗的早期制备方法是使用灭活的癌细胞或其裂解物，目前研究热点是利用树突状细胞能呈递抗原的特点，引入肿瘤相关多肽、蛋白、基因或将整个肿瘤细胞与树突状细胞融合制备肿瘤疫苗。

5)过继细胞免疫治疗：在肿瘤病灶，常常发现有大量的淋巴细胞浸润，这些淋巴细胞被称为肿瘤浸润性淋巴细胞。体外实验结果表明，这些肿瘤浸润性淋巴细胞活化后对自体肿瘤细胞有特异性杀伤功能，其杀伤肿瘤细胞的活性比淋巴因子激活的杀伤细胞强50～100倍。但临床试验研究的结果显示肿瘤浸润性淋巴细胞细胞并没有表现出优于淋巴因子激活的杀伤细胞的体内抗瘤作用。

(3)放疗：对局部瘤床复发、区域或远处淋巴结转移、骨骼或肺转移患者，姑息放疗可达到缓解疼痛、改善生存质量的目的。近些年开展的立体定向放疗(γ刀、X刀、三维适形放疗、调强适形放疗)对复发或转移病灶能起到较好的控制作用，尤其是对肾癌脑转移者放疗是重要的治疗方法，但应当在有效的全身治疗基础上进行。尸检结果显示，死于肾癌的患者中15%有脑转移，60%～75%的脑转移患者有临床症状或体征，主要表现为头痛(40%～50%)、局灶性神经症状(30%～40%)及癫痫(15%～20%)等症状和体征。肾癌脑转移应采用以内科为主的综合治疗，但对伴有脑水肿症状的患者应加用皮质激素；对脑转移伴有其他部位转移的患者，激素和脑部放疗是治疗脑转移的重要手段。对行为状态良好、单纯脑转移的患者可选择脑外科手术(脑转移灶≤3个)、立体定向放疗(脑转移瘤最大直径为3.0～3.5 cm)或脑外科手术联合放疗。

4.遗传性肾癌

遗传性肾癌(或称家族性肾癌)少见，占肾癌的2%～4%。临床诊断时需参照以下4个基本原则：①患病年龄以中、青年居多，有/无家族史；②肾肿瘤常为双侧、多发，影像学上具有各种肾癌亚型的特点；③有相应遗传综合征的其他表现，如VHL综合征可合并中枢神经系统及视网膜成血管细胞瘤、胰腺囊肿或肿瘤、肾上腺嗜铬细胞瘤、附睾乳头状囊腺瘤、肾囊肿等改变；④检测证实相应的染色体和基因异常。文献报道的遗传性肾癌中以VHL综合征居多，其他类型的遗传性肾癌罕见，多为个案报道或小样本病例报道。大部分遗传性肾癌与VHL综合征的治疗方法和原则相近。VHL综合征肾癌治疗原则：肾肿瘤直径＜3 cm者观察等待，当肿瘤最大直径≥3 cm时考虑手术治疗，以保留肾单位手术为首选，包括肿瘤剜除术。

(八)预后的影响因素

影响肾癌预后的最主要因素是病理分期，此外，组织学分级、患者的行为状态评分、症状、肿瘤中是否有组织坏死、一些生化指标的异常和变化等因素也与肾癌的预后有关。既往认为肾癌的预后与组织学类型有关，肾乳头状腺癌和嫌色细胞癌的预后好于透明细胞癌；肾乳头状腺癌Ⅰ型的预后好于Ⅱ型；集合管癌预后较透明细胞癌差。

1.TNM 分期

TNM 分期是目前肾癌最重要的预后影响因素。TNM 分期中 T_{1a}、T_{1b}、T_2期之间的区别主要依据肾肿瘤的大小，T_{3a}～T_{3c}期之间的区别依据肿瘤侵犯的组织或器官。肿瘤的大小和肿瘤的侵犯范围可以从一些方面反映出肾癌病变程度，但并不能充分反映出肾癌的生物学特点，所以肾癌的 TNM 分期标准也在不断地进行修订。将肿瘤侵犯肾上腺的患者分在 T_4期，并认为肾上腺受侵是局部进展性肾癌患者独立的预后不良因素。

淋巴结转移显著影响肾癌患者的预后，无论 T 或 M 分期如何，伴有淋巴结转移的肾癌患者预后均不良，淋巴结转移的肾癌患者的 5 年肿瘤特异性生存率为 11%～35%。转移性肾癌中无淋巴结转移的患者的中位生存期明显长于伴有淋巴结转移的患者(14.7 个月和 8.5 个月)。CT 和 MRI 诊断淋巴结转移的假阴性率较低，但特异性较差，影像上提示淋巴结肿大但术后只有 30%～42%病理证实有淋巴结转移。区域或扩大淋巴结清扫术的价值目前尚存有争议，一些学者认为根治性肾切除术加淋巴结清扫术有可能治愈部分只存在单纯淋巴结转移的患者，已经发生远处转移的肾癌患者淋巴结清扫术无明确价值。

2.癌细胞分级

按国际抗癌联盟的 TNM 分期，Ⅰ～Ⅳ级的 T_1期肾癌患者 5 年肿瘤特异性生存率分别为 91%、83%、60%和 0%。证实癌细胞分级与肾癌手术后 5 年生存率之间有很强的相关性，是肾癌患者重要的预后因素。以癌细胞核多型性程度为依据的核分级方案有几种，但所有分级系统存在的主要问题是可重复性差，特别在非甲醛溶液固定或固定差的组织切片中，对核仁及其大小的评价结果往往与病理医师的主观因素相关。

3.组织学亚型

世界卫生组织将肾癌组织学亚型分为透明细胞癌、乳头状细胞癌、嫌色细胞癌、集合管癌 4 种亚型，各亚型在肾癌中所占比例分别为 60%～85%、7%～14%、4%～10%、1%～2%，对依据现有诊断水平不能确定的肾癌分型归为未分类肾癌。经单变量分析，嫌色细胞癌的预后要好于乳头状细胞癌，而乳头状细胞癌又好于透明细胞癌。肾乳头状腺癌又分为Ⅰ型和Ⅱ型，肾乳头状腺癌Ⅰ型癌细胞多为高分化，肾乳头状腺癌Ⅱ型癌细胞多为低分化，故Ⅰ型患者的预后好于Ⅱ型。集合管癌侵袭性强，出现远处转移早，肾髓样癌是集合管癌的亚型，几乎只发生于患镰刀状红细胞贫血的黑人青年，预后很差。

4.肉瘤样结构

世界卫生组织肾实质肿瘤新分型中将梭形细胞成分作为高级别(低分化)肾癌组织结构。2%～5%肾癌组织中有肉瘤样改变，肉瘤样结构可出现在所有的肾癌组织学亚型中，肾透明细胞癌、乳头状细胞癌、嫌色细胞癌和集合管癌肿瘤组织中伴有肉瘤样变的比例分别为 5%、3%、9%和 29%。在肿瘤组织中肉瘤样成分所占比例的多少影响患者预后，肉瘤样成分比例超过 5%，患者预后差，现把肉瘤样分化作为肾癌患者独立的预后指标。

5.肿瘤组织坏死

肿瘤组织坏死是指除细胞变性(如透明样变、出血和纤维化)之外的其他任何程度的镜下肿瘤坏死。肿瘤组织坏死被认为是肿瘤进展的标志,对患者的预后判定有参考意义,组织坏死程度与肿瘤大小、肿瘤分期及 Fuhrman 分级有关。

6.微小血管受侵

肾癌患者发生微小血管浸润的比例为 25%～28%。有微小血管浸润的患者肿瘤易复发、肿瘤特异性生存时间短。VanPoppel 等对 180 例肾癌患者术后随访 4 年发现,微血管浸润的肾癌患者发生进展的比例为 39.2%,而无微小血管浸润者为 6.2%,多因素分析发现微血管浸润是肾癌患者独立预后因素。

7.集合系统受侵

集合系统受侵的患者预后不良,3 年肿瘤特异性生存率为 39%,显著低于集合系统未受侵的患者(62%)。对于 T_1、T_2 期肾癌患者,集合系统受侵者的死亡风险是未侵者的 1.4 倍,中位生存时间为 46 个月。T_1 期患者集合系统受侵和未受侵者的 3 年肿瘤特异性生存率分别为 67% 和 81%,而 T_2 期肾癌患者集合系统受侵与未受侵者的 5 年肿瘤特异性生存率分别为 33.3% 和 76.9%,对于 $\geqslant T_3$ 期的肾癌患者,集合系统是否受侵与不良预后并无明显的相关性。Palapattu 等对此进行多因素分析显示,集合系统受侵常与肾癌组织学亚型(如透明细胞癌)、肿瘤相关症状(血尿等)、分级、分期、肿瘤大小、有无转移等因素相关,认为集合系统受侵不是独立的预后因素。

8.患者的体能状态评分与临床表现

Karnofsky 和 ECOG 评分是最常用的评价患者行为状态的标准,多数研究认为 Karnofsky 和 ECOG 评分是转移性肾癌患者独立的预后因素,评分差者预后不良。Tsui 等总结 ECOG 体能状态评分对各期肿瘤患者预后的影响,ECOG 体能状态评分差是独立的预后判定指标。ECOG 评分为 0 分与 1 分的患者 5 年肿瘤特异生存率分别为 81% 和 51%。Frank 等回顾性分析 759 例各期肾癌患者临床资料后认为 ECOG 体能状态评分差是患者的死亡危险因素之一,但不是肿瘤特异性生存的独立预后因素。

肾癌患者的临床表现与预后也有相关性,Schips 等总结 683 例肾癌患者的临床资料,分析肿瘤相关临床症状与预后的关系,其中有 141 例(20.8%)患者伴有肿瘤相关的临床症状,无症状与有症状肾癌患者 5 年生存率、无疾病进展生存率、肿瘤特异性生存率分别为 82%、79%、86% 与 60%、55%、65%。有症状患者的生存率明显低于无症状患者($P=0.0001$)。Kawata 等对比 252 例有症状与无症状肾透明细胞癌的预后,有症状($N=108$)与无症状($N=144$)肾透明细胞癌患者 5 年肿瘤特异生存率分别为 59.7%、93.1%。文献报道中与预后相关的临床表现还有血尿、腰部疼痛或不适、食欲缺乏、患者就诊前 6 个月内体重减轻超过 10%、恶病质、查体时可触及肿瘤等。Kim 等报道,在 250 例 pT_1 期肾癌患者中,恶病质的发生率为 14.8%,并认为恶病质是独立的不良预后因素,显著影响患者无复发生存时间和肿瘤特异性生存时间。

9.实验室检测指标

肾癌患者的一些实验室检测指标异常与预后也有相关性的研究报道,Magera 等报道,在 1 122 例局限性肾透明细胞(N_X/N_0M_0)患者中术前红细胞沉降率、血红蛋白、血钙、血肌酐及碱性磷酸酶异常的发生率分别为 44.8%(152/339)、38.2%(425/1 113)、9.0%(79/874)、18.0%(201/1 114)及 85.9%(781/909)。单因素分析显示红细胞沉降率快、贫血、高血钙、血肌酐及碱性磷酸酶增高与局限性肾透明细胞癌患者预后的风险比分别为 3.56、2.42、1.68、1.50、0.91;多因素分析各指标异常的风险比分别为 2.04、1.68、1.44、1.19 及 0.76。也有文献报道伴有血小板增多症(血小板＞$4.0\times10^5/mm^3$)的肾癌患者预后不良。血小板计数增多可导致肿瘤侵袭力增高的级联反应,并可能与肿瘤的血管形成有关。伴有或不伴有血小板增多症的局限性肾癌患者根治性肾切除术后肿瘤特异性生存期分别为45.2个月、76.6个月;而伴有或不伴有血小板增多症的转移性肾癌患者,两组患者平均生存期分别为34个月、18个月。Motzer等总结了670例转移性肾癌预后影响因素,提出血清乳酸脱氢酶高于正常上限1.5倍以上、低血红蛋白(女性＜10 g/L,男性＜12 g/L)、血清钙＞0.56 mmol/L(10 mg/dL)(离子校正后浓度)是肾癌预后不良的影响因素。其他因素如红细胞沉降率＞70 mm/h、中性粒细胞计数＜6 000/μL、血清白蛋白＜4 g/dL也是预后不良因素,此外白细胞介素-6、β-微球蛋白、C反应蛋白、血清碱性磷酸酶浓度及血肌酐浓度与肿瘤分期、分级有关,但不是独立的肾癌预后因素。

10.肾癌多因素评分系统

早期的多因素评估系统主要针对转移性肾癌患者的疗效评价,Maldazys等提出的多因素评分系统包括体力状态评分、肺转移及出现转移的时间。Elson等提出的多因素评分系统包括ECOG体能状态评分、初次确诊时间(＞1年或≤1年)、转移灶数量、化疗情况及体重减轻情况等。以后陆续推出了多个肾癌预后多因素评分系统。

国内、外应用较为广泛的是Motzer评分系统。Motzer等通过对应用干扰素-α作为一线治疗方案的463例转移性肾癌疗效的总结,提出Karnofsky评分＜80分、乳酸脱氢酶＞正常上限1.5倍、低血红蛋白、血清钙＞0.56 mmol/L(10 mg/dL)、从诊断至开始干扰素-α治疗的时间＜1年是5个预后不良因素,并根据每位患者伴有不良因素的多少将转移性肾癌患者分为低危(0)、中危(1～2个)和高危(≥3个)三组,三组患者的中位生存期分别为30个月、14个月、5个月。Mekhail等总结353例转移性肾癌影响预后的因素,提出在Motzer评分4个不良因素的基础上(乳酸脱氢酶增高、高钙血症、低血红蛋白、从诊断至开始干扰素-α治疗的时间短),增加先前接受过放疗和伴有肝、肺和腹膜后淋巴结转移部位的多少(0～1个部位、2个部位、3个部位)共六项作为预后不良的危险因素,将Motzer对转移性肾癌患者评分系统修改为低危(0～1项)、中危(2项)和高危(≥2项)三组。并报道依据Motzer评分标准,低危、中危和高危转移性肾癌分别占19%、70%和11%,患者中位生存期分别为28.6个月、14.6个月和4.5个月。按修订后的Motzer评分标准,低危、中危和高危转移性肾癌分别占37%、35%和28%。患者中位生存期分别为26.0个月、14.4个月和7.3个月。Motzer等将之前提出的5个危险因素中低血红蛋白标准进行了修改:女性＜11.5 g/L,男性＜13 g/L;将转移性肾癌患者危险程度分组修改为低危(0)、中危(1个)和高危(≥2个)三组。

此外还有加州大学洛杉矶分校综合分级系统、诺摩图、钦多洛评分、生存评分系统等,各种评分系统对预后判断有一定的差别。

(九)随诊

随诊的主要目的是检查是否有复发、转移和新生肿瘤。中华泌尿外科学会制定的《肾癌诊治指南》中推荐肾癌患者的随诊应按以下原则进行:对行保留肾单位手术的患者术后第一次随诊应在术后4～6周进行,需进行肾CT扫描,主要了解肾脏形态变化,为今后的复查做对比之用。此外需评估肾脏功能、失血后的恢复状况及有无手术并发症等。有以下常规随诊内容。

(1)病史询问。

(2)体格检查。

(3)血常规和血生化检查。肝、肾功能及术前检查异常的血生化指标，如术前血碱性磷酸酶异常，通常需要进一步复查，因为复发或持续的碱性磷酸酶异常通常提示有远处转移或有肿瘤残留。如果有碱性磷酸酶异常增高和(或)有骨转移症状如骨痛，需要进行骨扫描检查。碱性磷酸酶增高也可能是肝转移或副瘤综合征的表现。

(4)胸部 X 线(正、侧位)检查。胸部 X 线检查发现异常的患者，建议行胸部 CT 扫描检查。

(5)腹部超声检查。腹部超声检查发现异常的患者、保留肾单位手术及 T_3～T_4期肾癌手术后患者需行腹部 CT 扫描检查，可每 6 个月 1 次，连续 2 年，以后视具体情况而定。①T_1～T_2：每 3～6 个月随访一次，连续 3 年，以后每年随访一次；②T_3～T_4：每 3 个月随访一次，连续 2 年，第 3 年每 6 个月随访一次，以后每年随访一次；③VHL 综合征治疗后：应每 6 个月进行腹部和头部 CT 扫描 1 次，每年进行一次中枢神经系统的 MRI 检查、尿儿茶酚胺测定、眼科和听力检查。

二、肾脏上皮来源良性肿瘤

(一)嗜酸性粒细胞瘤

嗜酸性粒细胞瘤是一种肾脏良性上皮性肿瘤，占所有肾脏实质肿瘤的 3%～7%。肿瘤由胞质嗜酸性的大细胞构成，其内线粒体丰富。嗜酸性粒细胞瘤一般为单发，约 6%可为双侧病变。很少发生转移，但复发率较高(4%～13%)。发病年龄范围较广，发病高峰年龄在 70 岁前后，男性发病率为女性的 2～3 倍。大多数为散发病例，但也有明确的家族性聚集发病现象。

1.病理

嗜酸性粒细胞瘤大体表现为境界清晰，质地均一，无包膜。多数呈棕色，少数呈褐色或淡黄色。约 33%的肿瘤中央有放射状瘢痕，多见于较大的肿瘤。约 20%的肿瘤有出血，大体罕见坏死。光镜下，肿瘤细胞排列呈实性巢索状，或呈腺泡、小管或微囊结构。间质细胞少，并常有透明变性。大多数肿瘤细胞呈多角形或圆形，胞质中含有丰富的嗜酸性颗粒。罕见核分裂象，无病理性核分裂象。偶见肿瘤组织长入肾周脂肪组织，或有血管浸润。超微结构显示细胞内含有大量线粒体，他们的形状和大小正常，仅有极少数具有多形性。胞质内其他细胞器稀少且不明显，无嫌色肾癌所见的细胞质内的微囊泡。由于嗜酸性粒细胞瘤和嫌色肾癌都起源于集合管，故两者在组织学上具有一定程度的共性，可以存在组织过渡性表现，称为伯特-霍格-杜贝综合征。患者表现为同时发生肾嗜酸性粒细胞瘤和嫌色肾癌，并伴有特征性皮肤病变。

2.临床表现

几乎 80%的患者没有症状，为偶然发现。不典型的临床表现包括血尿、可以扪及的肿块或腰痛、腹痛。

3.诊断

绝大多数嗜酸性粒细胞瘤都不能通过临床或影像学方法与肾癌进行鉴别。两者可以在同一病灶中或者同一肾脏中共存。嗜酸性粒细胞瘤 CT 检查可以表现为肿瘤中央星状低密度区域(由瘢痕造成)。血管造影可有提示性发现，如“辐轮”征，即血管向中心辐射，界限光滑锐利，边缘透明，肿瘤无动静脉瘘、血管池聚现象，但与血供少的肾癌不易区分。MRI 的特征性表现为具有完整的包膜、中央星形瘢痕及 T_1加权像上的均质低信号肿瘤。这些表现对诊断有一定的提示意义，但不能作为确诊的依据。穿刺活检对术前诊断具有一定意义。免疫组化显示白细胞分化抗原 7 阴性、白细胞分化抗原 14 阳性、白细胞分化抗原 20 阳性，组织蛋白酶 H 染色阳性是嗜酸性粒细胞瘤的特征。

4.治疗

由于影像学检查的不确定性和非特异性，以及同一肿瘤中可能存在恶性成分，根治性肾切除术是最为安全的治疗方法，除非患者为孤立肾、肿瘤体积很小或患者肾功能不全。若术前能明确诊断，由于肿瘤可以多中心、双侧发生，故应考虑保留肾组织手术或肾肿瘤剜除术。如果肿瘤很大或位于肾门，须施行根治性肾切除术。如果肿瘤小，位于周边，实行肾部分切除术则较为合理。但是如果一侧病变，对侧肾功能良好，嗜酸性粒细胞瘤又可能合并肾癌，理想的还是根治性肾切除。如果是年轻人，肿瘤直径＜4 cm、位于肾的一极，则可考虑肾部分切除术。如患者年老体衰，手术高危，可等待观察。

(二)肾素瘤

肾素瘤，又称血管外皮细胞瘤、肾球旁细胞瘤，是分泌肾素的良性肿瘤，起源于肾小球旁器的血管组织(血管外皮细胞)。肾素瘤多见于年轻人，尤好发于女性。发病平均年龄为 24 岁。男女比例为 1∶2。

1.病理

肾素瘤多为单侧发生，位于肾皮质。大体上，肿瘤为实性，边界清楚，包膜完整，呈黄褐色。通常肿瘤直径＜3 cm。光镜下，肾素瘤由巢状和片状多角形和梭形细胞组成，细胞边界清楚，有颗粒状嗜酸性胞质。Bowie 染色、过碘酸希夫反应和甲苯胺蓝染色呈阳性。电镜下特征性表现为含有大量的菱形肾素原颗粒。免疫组化示：Ⅷ因子及相关抗原强阳性，肾素、肌动蛋白、波形蛋白和白细胞分化抗原 34 阳性。

2.临床表现

肾素瘤的临床表现为高血压、头痛、多饮、多尿、夜尿及神经肌肉症状。

3.诊断

内分泌及生化检查示高肾素血症、高醛固酮血症及低钾血症。高血压、高醛固酮血症、低钾血症容易误诊为原发性醛固酮增多症，其主要区别是原发性醛固酮增多症的血肾素水平降低，而肾素瘤血肾素水平增高。肾动脉狭窄时也可能出现高血压、高肾素血症、高醛固酮血症和低钾血症，但一般肾动脉狭窄时血浆肾素活性增高比较少或不增高，而肾素瘤血浆肾素水平可以增高 1～8 倍。此外，肾动脉狭窄的血醛固酮增高和血钾降低都比较轻，也没有低钾性碱中毒。去氧皮质酮试验可以鉴别肾动脉狭窄。肾动脉狭窄在给予去氧皮质酮后，其可抑制醛固酮分泌，而肾素瘤则无反应。影像学上，B 超示中等回声团块，CT 表现为软组织密度肿物。分侧取肾静脉血测定肾素水平对肿瘤定位有一定意义，患侧血肾素水平常数倍于健侧。术前可通过穿刺活检明确肾素瘤诊断。所有出现明确的高肾素血症、高血压的患者，在排除肾动脉疾病后均须考虑肾素瘤的可能。

4.治疗

肾素瘤一般为良性，肿瘤体积较小，确诊后应进行肿瘤切除术。术后数小时血压即见下降。血浆肾素活性需经 2～3 周才恢复正常水平。有近 10%的患者在其手术后血压仍然偏高，可能与长期高血压导致肾脏血管的慢性改变有关。

(三)后肾腺瘤

后肾腺瘤可发生于儿童和成人，女性多见，发病男女比例为 1∶2，发病年龄多为50～60 岁，但年龄跨度很大，从15个月到83岁均有报道。

1.病理

后肾腺瘤是一细胞丰富的上皮性肿瘤，肿瘤细胞呈胚胎样，体积小且大小一致。肿瘤的大小差异很大，常见直径为3～6 cm，平均为5.5 cm。所有的病例都为单侧病变，绝大多数为单一病灶。典型者肿瘤境界清晰，无包膜，质地柔软或硬韧，常见灶状出血和坏死。光镜下，后肾腺瘤的肿瘤细胞非常丰富，排列紧密。肿瘤细胞小而密，呈腺泡状排列，似胚胎细胞。常见长的分支状和鹿角状小管结构或乳头状结构。核分裂象无或罕见。许多病例中的细胞形态与肾母细胞瘤相似。后肾腺瘤的免疫组化特征与儿童或成人肾母细胞瘤及生肾嵴组织非常相似：肾母细胞瘤蛋白和白细胞分化抗原呈57强阳性，白细胞分化抗原56和结蛋白呈阴性，提示后肾腺瘤的组织来源与肾母细胞瘤可能相同。56%的后肾腺瘤 $2p\,13$ 等位基因发生改变，而 WT 基因区（$11p\,13$）和乳头型肾癌基因区（$17q\,21.32$）等位基因没有发生变化。这明显区别于其他肾脏肿瘤的特有遗传学表现，提示后肾腺瘤为一种具有显著特性的独立病种。

2.临床表现

患者多以腹部或季肋部疼痛、肉眼血尿或肿块就诊。可伴有红细胞增多症，手术后即消失。

3.诊断

鉴于不能通过临床表现和影像学方法在术前明确诊断，且临床病例少见，后肾腺瘤目前还属于病理诊断范畴，难以完全对后肾腺瘤与肾母细胞瘤进行鉴别。细胞形态单一、核分裂象少见及缺少芽基再生有助于后肾腺瘤的诊断。

4.治疗

几乎所有后肾腺瘤患者均需接受手术治疗。

三、肾脏非上皮来源肿瘤

（一）肾母细胞瘤

肾母细胞瘤又称肾胚胎瘤、Wilms瘤，是小儿泌尿系统中最常见的恶性肿瘤。该病绝大多数发生于小儿，少数成人及老年人也可发生。男女发病无差别，双侧肾脏病发率相同。

1.病理

此病有2种类型。一种是偶发的，其发病高峰年龄为3.5岁。另一种为遗传性的（呈常染色体显性遗传），发病高峰年龄为2.5岁。常伴有先天性无虹膜、偏身肥大、巨舌、多囊肾、神经纤维瘤。另外，有5%～10%的病例患有双侧肿瘤，但如果伴有先天性无虹膜，则发生双侧肿瘤的概率会有所增加。

肾母细胞瘤通常和多种临床综合征伴发，如Denys-Drash综合征、$11p$ 缺失综合征、伯-韦综合征等。其中最常伴发的症状为先天性无虹膜症（约1.1%的肾母细胞瘤患者有此症状）。发现此症状的患者须每隔3～4个月进行一次检查，以使肿瘤能在早期被发现。

肿瘤起源于后肾母细胞。大多数肾母细胞瘤为单发，但是有7%呈单侧肾脏多发，5%～10%累及双侧肾脏。肾母细胞瘤可发生于肾实质的任何部位，生长迅速，多为圆形实性肿块，周围包绕纤维性假包膜，与周围肾实质分界清楚。切面呈均一的灰白色或棕色，质地柔软。常有出血与坏死，间有囊腔形成。肿瘤原发于肾脏，可破坏并压迫正常肾组织，也可侵犯肾门、腹主动脉旁淋巴结和肾静脉，也可侵入肾盂，但少见。肿瘤突破肾包膜后，可广泛浸润周围组织和器官。

肾母细胞瘤从胚胎性肾组织发生，是由间质、上皮和胚芽三种成分组成的恶性混合瘤。有些病例可仅呈现两种或一种成分。间质组织占肿瘤绝大部分，包括腺体、神经、分化程度不同的胶原结缔组织、平滑肌和横纹肌纤维、脂肪及软骨等成分。此外，偶尔可见纤毛上皮、黏液或移行上皮组织。

肾母细胞瘤的组织成分和预后有关，故目前按其组织结构将肿瘤分为两大型。第一型为良好组织类型，包括上皮型、间叶型、胚芽型和混合型，以及囊性部分分化型肾母细胞瘤和胎儿横纹肌瘤型肾母细胞瘤。第二型为不良组织类型，为未分化型，占肾母细胞瘤的 4.5%。所有双侧性肾母细胞瘤及 15%～20%的单侧肾母细胞瘤与遗传有关。和肿瘤相关的基因主要有 WT_1 基因和 WT_2 基因。WT_1 基因位于染色体 11*p*，与肾脏和性腺的正常发育有关。它的缺如主要见于肾母细胞瘤伴先天性无虹膜症，突变主要见于 Denys-Drash 综合征。WT_2 基因位于 11*p* 15，主要与伯-韦综合征有关。

2.临床表现

肾母细胞瘤常在父母给孩子洗澡或穿衣服时触及腹部包块而被发现，肿块常位于上腹一侧季肋部，表面光滑，中等硬度，无压痛，有一定活动度。少数肿瘤巨大，超越腹中线则较为固定。其他临床症状主要有腹痛、血尿和高血压。20%的患者也可表现为恶心和呕吐。有时外伤引起肿瘤破裂继发急腹症可作为首发症状。偶见贫血和肿瘤产生的红细胞生成素所致的红细胞增多症。如果肿瘤发生转移，则可出现肝功能酶学指标的异常。肾母细胞瘤最常见淋巴结、肺和肝转移，除此以外，偶见其他部位的转移（如骨和脑）。如果出现不合规律的转移，应考虑原发肿瘤并非肾母细胞瘤。

3.诊断

小儿发现上腹部光滑肿块即应想到肾母细胞瘤的可能。B 超、X 线、CT 及 MRI 对诊断有一定意义，但很难通过术前的影像学检查明确诊断。超声可检出肿物是否为来源于肾的实质性肿瘤，可发现肾静脉及下腔静脉是否被肿瘤侵犯，对手术有指导意义。静脉尿路造影所见与肾癌相似，显示肾盂肾盏受压、拉长、变形、移位和破坏。若肿瘤较大不显影，则可见大片软组织阴影。尿路造影的另一个重要作用是评价对侧肾脏的功能及发现先天尿路畸形。CT 和 MRI 可显示肿瘤范围及邻近淋巴结、器官、肾静脉和下腔静脉有无累及，有无转移及双侧病变。CT 对术前估计切除的可能性有很大帮助，对于肿瘤的临床分期也有一定作用（肾母细胞瘤的 NWTS 分期见表 8-7、肾母细胞瘤的 TNM 分期见表 8-8）。

表 8-7　肾母细胞瘤的 NWTS 分期

分期	表现
Ⅰ期	肿瘤局限在肾脏内并可完全切除，肾包膜完整，术前或术中无破溃，切缘无肿瘤残存
Ⅱ期	肿瘤超出肾脏但能完整切除
Ⅲ期	腹部有非血源性肿瘤残存，包括肾门或主动脉旁淋巴结受侵犯，腹腔内有广泛肿瘤转移，腹膜有肿瘤种植，肉眼或镜下切缘有肿瘤未能完整切除
Ⅳ期	存在血行转移
Ⅴ期	双侧病变

表 8-8　肾母细胞瘤的 TNM 分期

分期		标准
原发肿瘤(T)	T_X	原发肿瘤不能确定
	T_0	无原发肿瘤证据
	T_1	单侧肿瘤面积≤80 cm^2(包括肾脏)
	T_2	单侧肿瘤面积>80 cm^2(包括肾脏)
	T_3	治疗前单侧肿瘤破裂
	T_4	双侧肿瘤
区域淋巴结(N)	N_X	无法估计区域淋巴结转移
	N_0	无区域淋巴结转移
	N_1	有区域淋巴结转移
远处转移(M)	M_0	无远处转移
	M_1	有远处转移

肾母细胞瘤须与巨大肾积水、多囊肾、成神经细胞瘤等相鉴别。肾积水柔软、有囊性感，B 超下容易和肿瘤相鉴别。成神经细胞瘤为交感神经节肿瘤，多表现为腹部坚硬肿块，呈大结节状，常固定并超越腹中线。成神经细胞瘤可早期转移至颅骨和肝，静脉尿路造影可见被肿瘤向下推移的正常肾。尿香草扁桃酸检测和骨髓穿刺检查有助于与成神经细胞瘤鉴别。

4.治疗

肾母细胞瘤是小儿恶性实体肿瘤中应用手术、化疗和放疗综合治疗最早、效果最好的。此病如在早期发现并治疗，生存率可达到 100%。不良组织类型者预后较良好组织类型者差。

(1)手术切除：主要的治疗方法，并且为分期提供了重要信息。早期经腹行患肾切除术。术前静脉注射长春新碱等化疗，可代替术前照射。切除增大淋巴结活检有助于肿瘤分期。如静脉内有瘤栓，须取出瘤栓。腔静脉瘤栓的形成并不意味着预后不良。术后肿瘤局部复发的危险因素包括肿瘤生物学行为不良、肿瘤未被完整切除及未评价淋巴结情况。如肿瘤复发，则患儿的 2 年生存率约为 43%。

(2)化疗：适用于所有的肾母细胞瘤患者。必要的术前化疗和坚持术后规律化疗是很重要的治疗手段。少数肿瘤过大，手术困难，宜先化疗 4～12 周，待肿瘤缩小后再行手术。无论肿瘤的组织学类型如何，放线菌素 D、环磷酰胺、长春新碱、多柔比星、顺铂都是有效的。术后放疗并配合放线菌素 D，剂量为 15 μg/kg，自手术日起每天静脉滴注共 5 天，第 1 与第 2 疗程间隔 6 周，以后每 3 个月一个疗程，共 5 次。也可用长春新碱，剂量为 1.5 mg/m^2，每周 1 次，共 10 次，以后每 2 周静脉注射 1 次作为维持量，可用至化疗完成。两药同时应用疗效更好。

(3)放疗：术前放疗适用于曾用化疗而肿瘤缩小不明显的巨大肾母细胞瘤。6～8 天给予 800～1 200 cGy，2 周内肿瘤缩小再行手术。术后放疗开始时间应不晚于术后第 10 天，否则局部肿瘤复发机会增加。肿瘤局限于肾脏内的 2 岁以内的婴幼儿可不做放疗。对于肿瘤有较好组织学分化的患者来说，放疗适用于Ⅲ期或更晚的患者。而对于肿瘤组织学分化不太好的患者来说，放疗适用丁Ⅱ期患者。

综合治疗后，肾母细胞瘤的 2 年生存率可为 60%～94%。2～3 年无复发应认为已经治愈。

双侧肾母细胞瘤可配合上述辅助治疗行双侧肿瘤切除。

(二)肾错构瘤

肾错构瘤又名肾血管平滑肌脂肪瘤，过去认为少见，随着医学影像学的发展，现已很常见。发病率在1/5 000～1/1 500。可以是单独的疾病，也可是结节性硬化的一种表现。其中，散发的肾错构瘤约占80%。错构瘤也可发生在脑、眼、心、肺、骨，有时可被误认为转移病灶。

1.病理

肾错构瘤常发生于肾皮质，单发或多发，约15%的病例可以发生于双肾。散发的肾错构瘤多为单侧发生的单个肿瘤，体积较小。而与结节性硬化伴发的肿瘤则常双侧、多中心发生，体积较大，且易发生出血。肿瘤呈灰白色至灰红色，杂以不同程度的黄色区，有时有出血坏死灶形成。其组织学构成为血管、脂肪及平滑肌成分。脂肪组织可占肿瘤体积的80%。瘤组织与肾组织间无明确界限，血管大小不一、异常扭曲，管壁不规则增厚，大血管常缺乏弹性纤维板。平滑肌组织分化程度差别较大。脂肪成分则均为分化成熟的脂肪组织。罕见肉瘤样变、局部浸润和转移。上皮样血管平滑肌脂肪瘤有侵袭性。*HMB*-45、肌动蛋白及白细胞分化抗原68呈阳性，上皮标记细胞角蛋白呈阴性。其中，*HMB*-45在肾癌中不表达，可用于鉴别肾错构瘤和肾癌。除肾错构瘤外，*HMB*-45也可以在黑色素瘤、结节性心横纹肌瘤和大脑结节中表达。肾错构瘤一般为良性病变，不会发生转移，但已证实有局部的侵袭性病变，应引起重视。有报道肾外蔓延的病例，如肾门淋巴结侵犯、瘤栓侵犯肾静脉及下腔静脉。

2.临床表现

约80%的患者为女性，常在40岁以后出现症状。目前临床上见到的患者多为体检时偶然发现，症状不明显。大的错构瘤可压迫十二指肠、胃，引起消化道症状。如发生局部疼痛，可能为肿瘤内出血所致。大的错构瘤可以突然破裂，出现腹内大出血、休克、急性腹痛、腹部有肿物，必须立即急诊手术切除或介入性肾动脉栓塞。

国外报道约50%的患者有结节性硬化，这是一种常染色体显性遗传病，有家族发病倾向。特点是有癫痫、智力发育迟缓、面颊部皮质腺瘤、视网膜晶状体瘤及肾脏、脑等脏器错构瘤。腹膜后淋巴结、肝或脾也可含有此肿瘤，提示为多中心性而不是转移。我国肾错构瘤合并结节性硬化者较少见。

3.诊断

肾错构瘤的诊断一般不困难。

(1)腹部X线可发现肿瘤部位有透明区，可被误认为是肠气。

(2)肾盂肾盏拉长变形或肾无功能时，不易与肾癌鉴别，必须通过超声、CT进一步区分。肾错构瘤内含大量脂肪组织和血管、平滑肌。脂肪与周围组织声阻差很大，在B超检查时可产生强回声反射。因此，肾错构瘤典型的B超表现为边缘清晰、均匀的回声明显增强的肿物。但肿瘤也可以没有强回声，原因是瘤内肌肉成分多或瘤内有出血。肾癌不含脂肪组织，B超下多表现为低回声，但小的肾癌有8%～47%也可以有强回声，必须注意。肾癌与肾错构瘤极为相似。B超鉴别强回声的肾癌和肾错构瘤较困难。声影的存在往往提示为肾错构瘤，而边缘低回声和肿瘤内部的囊性病灶往往怀疑为肾癌。

(3)脂肪组织在CT检查时表现为低密度，CT值为负值。所以，肾错构瘤CT表现为低密度区，CT值为负。肾癌CT值为低于正常肾组织的正值。一般情况下两者容易鉴别。但如果肿瘤内没有脂肪组织或是密度更大的非成熟脂肪组织占主要成分，可出现CT假阴性结果，难与肾癌区分。肾癌内也可有脂肪成分，可能是肿瘤生长将脂肪压到里边或组织坏死形成类脂。CT 诊断错构瘤一般不必强化，CT 中的脂肪密度实际上可以诊断肾错构瘤，如果影像中没有钙化灶出现，基本上可不考虑肾癌。如肾内肿瘤有钙化，则应考虑肾癌。

(4)肾错构瘤内的脂肪成分在 MRI T_1 加权像表现为强信号，T_2 加权像表现为低强度信号。而肾癌在 T_1 加权像表现为低强度信号，T_2 加权像表现为高强度信号，据此可以区分肾癌和错构瘤。

(5)血管造影也有助于鉴别肾错构瘤与肾癌。错构瘤血管呈囊状动脉瘤样扩张、葡萄状，肾癌则表现为血管丰富，分布紊乱、扭结，有血管池、动静脉短路，深静脉和下腔静脉可早期显影。在造影的肾实质期，肾错构瘤有明显的透明区，而肾癌则无此透明区改变。

4.治疗

肾错构瘤的治疗有些争议，治疗方法主要依据症状、肿瘤大小、术前准确的诊断。怀疑恶性、肿瘤出血或破裂、疼痛者应手术治疗。但无论采用何种治疗方式，均须将保留肾功能放在首位考虑。

对于无症状的直径＜4 cm 的肿瘤，建议观察，监测肿瘤变化。对症状持续存在的直径＜4 cm的肿瘤，可行动脉栓塞治疗。对无症状或症状中度的、肿瘤直径＞4 cm 的患者每半年复查一次，如有增长应考虑局部切除或介入性动脉栓塞。对直径＞4 cm 的症状性肿瘤，应尽可能采用保留肾组织手术或选择性动脉栓塞。如肿瘤症状重，发生出血或破裂，应考虑手术或行选择性动脉栓塞。因肾错构瘤可能是双侧病变，且生长常不同步，因此肾切除必须慎重。肾切除的指征如下：①全肾侵犯；②肿瘤近肾门；③肿瘤生长快，可疑恶性；④不能控制的危及生命的出血。

在极少见的情况下，肾错构瘤可与肾癌共同存在，因此，伴有钙化及缺乏肾错构瘤影像学特征的肿瘤必须切除。

(三)平滑肌瘤

肾平滑肌瘤临床上较为少见，在肾脏良性肿瘤中所占比例有逐渐增高趋势。

1.病理

最常见的发生部位为肾皮质(53%)，其次为肾包膜(因此它常被认为是肾包膜肿瘤)，再次为肾盂，偶见于肾静脉。

光镜下，肿瘤细胞似平滑肌细胞，细胞为梭形，排列呈长束，纵横交错作编织状。核分裂象罕见或无，此项是与平滑肌肉瘤鉴别的关键，如每 10 个高倍视野核分裂象＞5，则应考虑为平滑肌肉瘤。

免疫组化中至少呈现一种肌肉标志物阳性，如平滑肌肌动蛋白或结蛋白等。

2.临床表现

平滑肌瘤生长缓慢，临床上通常没有症状。有症状的患者可表现为疼痛、血尿、胃肠道症状。

3.诊断

如肿瘤巨大，医师可在腹部触诊时触及包块。CT 诊断价值相对较大，主要表现为软组织密度实性肿瘤，有中度强化。病变与周围组织界限清楚；没有肾外浸润或转移表现；病变位于肾包膜、肾包膜下或肾盂。肿瘤可以为囊性、实性或囊实性，在临床表现和影像学检查上均无特异性，不易与平滑肌肉瘤或肾癌相鉴别。

4.治疗

手术是治疗和诊断的唯一方法。根据肿瘤的大小和生长部位选择适宜的手术方式。手术切除后预后良好。

(四)肾血管瘤

肾血管瘤为良性先天性肿瘤,少见。最常见于年轻人和中年人,男女发病率相似。

1.病理

血管瘤最易侵犯肝,其次为肾。肿瘤一般体积较小,常为单侧、单发,双侧者为 12%。多数位于髓质黏膜下,肾盏和肾盂最常受累,罕见发生于肾皮质和肾被膜。肾血管瘤为遗传性病变,由病变部位血管或淋巴管聚集增生而形成肿瘤样结构,可以压迫周围组织,但不会与周围血管相通,因此不会像恶性肿瘤样侵犯邻近组织,所以为良性肿瘤。肾血管瘤分为海绵状血管瘤和毛细血管状血管瘤,以海绵状血管瘤多见,多数为柔软的海绵状、暗红色、无明显包膜的软组织肿物。肿瘤具有典型的血管瘤组织学特点:不规则的血管内充以血液,管内壁衬以单层内皮细胞,肿瘤呈浸润性生长,但无血管肉瘤中所见的核分裂象和细胞的多形性。

2.临床表现

大多数肾血管瘤没有任何症状。患者可有反复血尿,血凝块流经尿路时可有腹部疼痛。除了散发病例外,还可作为斯特奇-韦伯综合征、血管骨肥大综合征及系统性血管瘤病的一部分。

3.诊断

凡 40 岁以下发生血尿的患者,如已排除肾肿瘤和尿石症,应考虑到可能为血管瘤。术前明确诊断非常困难。B 超及 CT 均缺乏特异性,很多肾血管瘤在术前被误诊为肾癌。MRI 在诊断肾肿瘤上意义不大。选择性肾动脉造影有助于确诊,特征性表现为造影剂早期向静脉分流和低血管区。也可表现为肾动脉分支增粗、分散、拉长,毛细血管期显示团状扩张,毛细动脉网呈卷发状、斑点状分布。

4.治疗

较大的肾血管瘤占据了肾脏大部或整个肾脏时应进行肾切除术。严重血尿也可以作为手术治疗的指征。对较小的肾血管瘤,如果血尿比较明显,可采用肾部分切除。对于小的肾血管瘤,选择性肾动脉栓塞是一种有效的、损伤较小的治疗方法。

(五)肾淋巴瘤

血液系统恶性肿瘤累及肾脏比较常见,但临床上,肾脏表现很少出现,或一般仅在全身性疾病的终末期才出现。肾脏原发性淋巴瘤是指单独发生于肾脏,而非系统性发生的淋巴瘤累及肾脏。系统性发生的淋巴瘤中,肾脏是第二个最常见的转移部位,发生率是肾原发性淋巴瘤的 30 倍,约 48%的病例处于淋巴瘤的进展期。非霍奇金淋巴瘤的肾脏转移率要高于霍奇金淋巴瘤。一般来说,淋巴瘤主要好发于服用免疫抑制剂、获得性免疫缺陷综合征、自身免疫病、移植物抗宿主病或曾接受过放疗的患者。发生于移植肾的肾脏原发性淋巴瘤多为 EB 病毒相关的单形性或多形性 B 细胞增生,与患者使用免疫抑制剂有关。

1.病理

原发性或继发性肾淋巴瘤的大体标本显示单个或多发结节,或肾脏弥漫性增大,可伴发肾盂积水。继发者常见双侧肾脏弥漫受累。肿瘤切面质地均一而硬韧,灰白色,可有坏死、出血、囊性改变、钙化和肾静脉瘤栓形成。

光镜下,肾脏淋巴瘤有 3 种生长方式。最常见的是瘤细胞在肾单位间弥漫浸润,致肾脏显著增大。其次为肾脏内有一个或多个瘤块。最少见的是肾脏内所有血管均有瘤细胞。淋巴瘤的几乎所有亚型均可发生于肾脏，原发性和继发性肾脏淋巴瘤中最常见的是弥漫性大B细胞淋巴瘤及其亚型。

2.临床表现

患者可以完全没有症状。如出现临床症状，常见的有季肋部和腹部疼痛、血尿及进行性肾衰竭。此外，淋巴瘤的B类症状（发热、乏力和体重下降）也较为常见。造成肾衰竭的原因可能是肿瘤对肾实质的直接浸润造成了肾单位的破坏，或者是肿大的腹膜后淋巴结压迫引起的双侧输尿管梗阻。但实际上，导致患者肾衰竭更常见的原因是药物，如全身化疗引起的高钙血症或高尿酸血症。因此，在分析肾衰竭原因时，须注意鉴别药源性与肿瘤源性。

3.诊断

肾脏原发性霍奇金和非霍奇金淋巴瘤均非常少见，肾脏和骨髓活检及胸腹部CT有助于诊断。CT可以为肾脏淋巴瘤的诊断提供影像学依据，并且可以监测肿瘤对治疗的反应。肾脏淋巴瘤在CT上可表现为多发肾脏肿物、孤立的肾脏肿物（很难与肾癌相鉴别）、肾脏弥漫性浸润或增大的腹膜后淋巴结伴肾脏浸润。对于有腹膜后淋巴结肿大、脾大或身体其他部位淋巴结肿大的患者，应注意考虑肾脏淋巴瘤。如怀疑患者患有肾淋巴瘤，则应进行淋巴结活检以获得病理诊断。

4.治疗

继发性肾脏淋巴瘤提示患者已到Ⅳ期，预后差。一般采用全身化疗。治疗非霍奇金淋巴瘤的最常用的化疗方案为环磷酰胺＋多柔比星＋长春新碱＋泼尼松方案。除非患者出现严重的临床症状，如难以控制的出血，一般不提倡采用肾切除术。原发性肾脏淋巴瘤常有肾外扩散，也提示预后差。值得注意的是，放、化疗可延长此类患者的生存期并改善其肾功能，因此，肾切除术联合全身化疗可能是比较理想的治疗方案。

（六）肾转移瘤

转移瘤是最常见的肾脏恶性肿瘤，其发生率远高于肾脏原发恶性肿瘤。尸检显示，超过12％的癌症患者有肾脏转移。

1.病理

肾脏的高血流量及丰富的血管分布，为恶性肿瘤细胞的沉着与生长提供了有利条件。几乎所有的肾脏转移瘤均为血行转移，仅有极少部分来源于邻近器官肿瘤（如胰腺、结肠、肾上腺）的直接侵犯。最常见的原发灶是肺。

2.临床表现

典型的肾转移瘤表现为肾脏多发结节，临床多无症状，偶见血尿或腰痛。

3.诊断

CT是诊断肾转移瘤的首选影像学手段。典型表现为肾脏多发软组织密度结节，注射造影剂后不增强（5～30 Hu）。动脉造影表现为典型的无血管，而不表现为原发性肾癌的动脉造影特征。如诊断难以明确，可行CT或B超引导下穿刺活检。大多数肾转移瘤为双侧多发小肿瘤，并伴有全身其他器官的转移。一些原发于肺、乳腺和结肠的肿瘤在肾脏的转移灶可为单发结节，难以与肾癌相鉴别。

4.治疗

治疗主要为全身治疗。除非患者发生严重的临床症状（如有难以控制的出血），一般不行肾切除术。

(七)肾平滑肌肉瘤

平滑肌肉瘤是具有平滑肌分化的恶性肿瘤。尽管平滑肌肉瘤是一罕见的肾原发性肿瘤，但它是最常见的肾脏肉瘤，占肾脏肉瘤的50%～60%。该病多数见于成人，女性发病率高，发病年龄高峰集中于40～60岁。肾平滑肌肉瘤具有生长速度快、转移率高及局部和全身复发率高的特点。

平滑肌肉瘤可发生于肾被膜、肾实质、肾盂肌肉组织和肾静脉。平滑肌肉瘤通常体积大，呈实性灰白色，质软或偏硬韧，有灶状坏死。发生于肾被膜者可包裹肾脏；发生于肾实质者可占据大部分肾脏达肾包膜和肾窦；发生于肾盂者，可充满集合系统并侵犯肾实质或肾门及肾周脂肪组织。

光镜下，平滑肌肉瘤内的梭形细胞呈栅栏状、丛状或杂乱地排列。分化好的平滑肌肉瘤形态学上似平滑肌瘤，而分化差的平滑肌肉瘤形态学上具有多形性，含有未成熟成分，需通过免疫组化与常见的肉瘤样癌和具有异形性的上皮样血管平滑肌脂肪瘤相鉴别。坏死、细胞核的多形性和核分裂象多见，提示恶性程度高。

患者常出现季肋部疼痛、血尿和包块的症状。平滑肌肉瘤具有侵袭性，5年生存率为29%～36%，多数患者在诊断后一年内死于该病。同其他肾脏肉瘤相似，肾平滑肌肉瘤发生远处转移的倾向高于局部浸润，全身转移出现早。肿瘤可转移至肺、肝和骨。放疗和化疗无效。因此，唯一的治疗方法就是手术完全切除。肿瘤体积小(直径＜5 cm)、组织学分化好和肿瘤局限于肾脏者预后较好。

(八)肾纤维瘤

肾纤维瘤可以发生在肾实质、肾周组织和肾包膜，髓质纤维瘤多见于妇女。肿瘤常在体积较大时被发现，有时不易与腹膜后纤维肉瘤鉴别。肾纤维瘤通常体积较小，质硬，色苍白，有包膜，与肾组织之间有明显的分界。光镜下，肿瘤内细胞多少不等，分化好的梭形细胞呈不规则状、席纹状或短束状排列。可见典型的血管周细胞瘤样生长排列方式。免疫组化：白细胞分化抗原34、白细胞分化抗原99和*B*淋巴细胞瘤-2基因阳性。多数患者无临床症状，髓质纤维瘤患者可出现血尿。肿瘤内血管少，影像学检查与恶性肿瘤难以鉴别。尿路造影可显示充盈缺损。由于术前通常难以明确诊断，故治疗常采用根治性肾切除术，如术前明确为良性，也可行保留肾组织的手术。

四、肾盂肿瘤

肾盂肿瘤发病高发年龄为75～79岁，很少在40岁以前发生，发病率随年龄增长而增加。我国平均发病年龄为55岁。男性发病率高于女性，男女比例为(2～3)∶1。肿瘤多为单侧发生。肾盂癌以尿路上皮癌最为多见，鳞状细胞癌和腺癌少见。

肾盂肿瘤的患者发生膀胱癌的概率较高，因此如发现肾盂肿瘤则须常规进行膀胱检查。

(一)尿路上皮肿瘤

尿路上皮肿瘤是肾盂恶性上皮性肿瘤最常见的组织学类型，占肾盂肿瘤的85%。常为多灶性，20%以上的患者在诊断时已有多处而不是一处病变。近50%的患者同时发生膀胱癌。在单侧肿瘤患者中仅有3%对侧形成肿瘤。

1.病因

(1)巴尔干肾病：是一种退行性间质性肾病，多发于巴尔干半岛。巴尔干肾病患者罹患肾盂肿瘤的概率要远高于一般人群，但两者膀胱癌的发病率并没有显著差异。肿瘤多为多中心，且双侧病变的发生率也较高。由于巴尔干肾病本身已造成了不同程度的肾损害，多数患者手术时需尽量采用保留肾单位的手术方式。

（2）吸烟：与膀胱癌相似，吸烟是引发肾盂肿瘤的最重要的可变危险因素。吸烟者的发病率约为非吸烟者的 3 倍。其危险率随吸烟时间的长短、数量的增加而增加。即便是已戒烟的人群，其发病率也是无吸烟史的人群的 2 倍左右。

（3）镇痛药：长期大量使用镇痛药，特别是非那西汀，是肾盂癌的另一危险因素。服用镇痛药的男性发生肾盂肿瘤的概率可增加 4～8 倍，女性为 10～13 倍。组织学上，滥用镇痛药可导致基膜增厚和肾乳头瘢痕形成。肾乳头坏死和滥用镇痛药既是独立的危险因素，又可产生协同效应。两者同时发生，可使危险度增加 20 倍。

（4）职业接触：几种职业及职业接触可增加肾盂肿瘤的发病率。具有最高危险率的职业是化工、石油化工、塑料工业，此外还有接触焦炭、煤、沥青及焦油。肿瘤发生与职业接触之间可有较长的时间间隔，可达 15 年甚至更长。

（5）其他：其他危险因素包括应用二氧化钍、环磷酰胺治疗，乳头坏死，尿路感染和结石等。

2.病理

（1）组织分型：①乳头状型。肿瘤质脆，粉白色，有宽窄不同的蒂，表面细颗粒状或绒毛状。多个小肿瘤可融合成直径＞2 cm 的较大肿瘤，呈菜花状，充塞肾盂，使之扩张。此型向肾盂壁浸润性生长不明显，常推压肾盂肌层，形成弧形较清楚的边界。该型肿瘤常多灶性发生，甚至可出现几乎每一肾盏均见乳头状肿物。②平坦型。肾盂局部黏膜增厚、粗糙、灰白色，病变处由于纤维组织增生、炎性细胞浸润，致使肾盂壁局部增厚、僵硬。③结节肿块型。肿瘤呈球形突入肾盂，基底部向肾盂壁甚至肾实质浸润性生长，形成较大肿物，切面灰白色，颗粒状，质脆，有出血、坏死灶。部分病例癌瘤破坏，占据肾脏一半，甚至全肾。

（2）转移方式：肾盂癌有多种转移方式，包括直接侵犯肾实质或周围组织、淋巴转移、血行转移和上皮种植。上皮种植既可发生于顺尿流方向，也可发生于逆尿流方向，但以前者最为常见。肾盂癌的淋巴转移主要取决于肿瘤的位置和浸润深度。最常见的血行转移部位为肝、肺和骨。在非常少见的情况下可出现肿瘤直接破入肾静脉或下腔静脉。肾盂癌 TNM 分期见表 8-9。

表 8-9 肾盂癌 TNM 分期

分期		标准
原发肿瘤（T）	T_X	原发肿瘤不能确定
	T_0	无原发肿瘤证据
	T_a	非浸润性乳头状癌
	T_{is}	原位癌
	T_1	肿瘤浸润到上皮下结缔组织
	T_2	肿瘤侵犯肌层
	T_3	肿瘤浸润超过肌层，浸润肾盂周围脂肪或肾实质
	T_4	肿瘤浸润邻近器官或穿透肾脏浸润肾周脂肪

续表

分期		标准
区域淋巴结(N)	N_X	局部淋巴结无法确定
	N_0	无局部淋巴结转移
	N_1	单个淋巴结转移,最大直径≤2 cm
	N_2	单个淋巴结转移,最大直径 2～5 cm 或多个淋巴转移,但最大直径≤5 cm
	N_3	淋巴结转移,最大直径>5 cm
远处转移(M)	M_X	不能确定远处转移
	M_0	无远处转移
	M_1	有远处转移

3.临床表现

(1)血尿:为最常见的症状,可发生于 56%～98%的患者。早期即可出现间歇无痛性血尿,可为肉眼或镜下血尿。镜下血尿常见于早期或分化良好的肿瘤。偶可出现蠕虫样血条。血尿严重程度与病变的良恶性无关。

(2)疼痛:1/3 的患者有腰部钝痛,疼痛的原因主要为继发逐渐加重的尿路梗阻和肾盂积水。当血块通过输尿管部时可发生肾绞痛。

(3)晚期症状:患者出现消瘦、体重下降、贫血、衰弱、下肢水肿、腹部肿物及骨痛等转移症状。如有膀胱刺激征,往往是伴发膀胱肿瘤。肿瘤局部扩散可能出现同侧精索静脉曲张、后腹膜刺激征。

(4)其他:约 15%的患者可无症状,为偶然发现。

4.诊断

(1)尿细胞学:上泌尿系统肿瘤的尿细胞学检查阳性率低于膀胱癌。分化良好的肿瘤细胞学检查常呈阴性。对于尿细胞学检查异常伴尿路造影充盈缺损的患者,诊断仍须谨慎。细胞学检查对 1 级肿瘤诊断的准确性为 20%,2 级和 3 级肿瘤为 45%～75%。导尿管引流尿发现瘤细胞诊断上泌尿系统肿瘤的准确率相对较高。为提高阳性率也可应用等渗盐水冲洗。在监视下用特制的刷子,通过导尿管于病变处刷取标本送检,敏感性可达 91%,特异性为 88%,准确性为 89%。一般来说,该技术比较安全,并发症不多,但有出现上尿路严重出血和穿孔的风险,脱落的肿瘤细胞尿路种植的可能性也存在。高渗离子造影剂可影响尿细胞学检查的准确性,因此,应在尿路造影之前收集检查标本。

(2)尿路造影:尿路造影是肾盂癌诊断的基本方法。无论是排泄性还是逆行性尿路造影都可以发现充盈缺损,50%～70%上尿路上皮肿瘤可发现充盈缺损,不规则,和集合系统管壁相连。肾盂内肿瘤有时发生肾盏不显影,有 10%～30%的上泌尿系统肿瘤引起梗阻,使集合系统不显影,这是肿瘤有浸润的表现。检查上泌尿系统肿瘤时必须双侧同时检查,尤其应注意健侧有无可疑病变,对决定治疗方案有重要参考价值。在逆行性尿路造影时,造影剂应稀释为 1∶(3～2)的浓度,过浓的造影剂可掩盖充盈缺损。

(3)CT:可用于诊断和分期。尿酸结石有时在腹部 X 线上不显影,但其 CT 值可>100 Hu

(80～250 Hu)，而尿路上皮癌平均CT值为46 Hu(10～70 Hu)，易于鉴别。在与肾癌鉴别时，尿路上皮癌密度接近于肾实质，而肾癌密度则低于肾实质，CT值相对低。但CT不能区分Ta和T_1期肿瘤。CT对估计肿瘤的局限性、浸润范围及转移情况都有帮助，可能发现肾实质及输尿管周围软组织、静脉、淋巴结侵犯情况及肝转移灶。CT尿路造影也逐渐应用于肾盂癌的影像学诊断，其对肾实质损害的评价有较高准确性。随着技术的不断进展，CT尿路造影三维成像和尿路造影有相似的价值。其发现肿瘤的准确性接近100%，特异度为60%，具有较好的阴性预测价值。这种方法的主要缺点在于患者接受射线剂量较大。

(4)B超：通过B超诊断上尿路上皮肿瘤价值有限，但可以区分尿路上皮肿瘤与阴性结石。对于超声检查示肾积水的患者，若临床怀疑肾盂癌，必须进一步行尿路造影检查。

(5)MRI：尚无其效果优于CT的报道，但MRI水成像可代替逆行性尿路造影，尤其是尿路存在梗阻性病变时。MRI也有助于发现肿瘤是否侵入周围软组织器官及淋巴结，对肿瘤的分期有重要意义。

(6)输尿管镜：可用于诊断上泌尿系统肿瘤。在输尿管镜下取得的活检标本的病理结果与手术标本的病理结果有较好的一致性。但由于活检标本量较小，很难据此判断肿瘤的分期，需结合其他影像学资料进行综合分析。并非所有的患者均需行此检查。一般情况下，仅在尿路造影及其他影像学检查难于明确诊断，或行输尿管镜后可能改变治疗方案时，方采用此检查方法。由于检查时可能穿透输尿管，同时创伤尿路上皮黏膜，易于肿瘤种植，因此必须严格选择适应证。经皮肾镜一般不用于肾盂癌诊断，以免肿瘤种植。

需要注意的是，泌尿系统的肾盂、输尿管、膀胱和尿道都覆盖着尿路上皮，在解剖学上是既连续又分开的器官。尿路上皮接触的都是尿液，尿内如果有致癌物质，就可能引起任何部位的尿路上皮发生肿瘤。半数以上的肾盂癌可同时或先后发生对侧肾盂、输尿管、膀胱、尿道等一个或多个器官肿瘤。由此可见，在进行肾盂癌的检查时，一定要全面了解尿路的情况，避免遗漏病变。

5.治疗

肾盂癌应积极治疗。治疗应根据肿瘤的分期和分级。低分期低级肿瘤无论保守手术还是根治性手术疗效都好。中等分化肿瘤根治手术效果好。高分期肿瘤不论选择保守、根治手术都预后不良。G_1肿瘤保留组织手术的复发率仅有7%，5年生存率可达75%，根治手术生存率达88%。G_2肿瘤保留组织手术复发率为28%，2年生存率为46%，根治手术2年生存率为90%。低分化肿瘤保留组织手术后生存时间很短，不能发现复发。

(1)手术治疗：根治性肾输尿管全切除术是传统的基本的治疗方法，开放或腹腔镜手术均可采用，也可行腹腔镜联合开放手术(腹腔镜下行肾切除术和输尿管切除术，开放手术行远端输尿管和输尿管开口切除)。手术切除必须包括患肾、输尿管全长及输尿管开口处的膀胱壁。如果保留一段输尿管或其在膀胱的开口，肿瘤在残留输尿管或其开口的复发率为33%～75%。如果肿瘤位置接近肾上极或有侵犯肾上腺的表现(影像学或术中探查)，须同时进行肾上腺切除术，因为在进展期肿瘤患者中肾上腺转移并不罕见。手术可以分两切口进行，不要切断输尿管，以免肿瘤转移。在开放手术的同时，一般均行区域淋巴结清除术。一般认为上泌尿系统肿瘤如果已有淋巴结转移，往往存在远处转移灶，淋巴结清除术可否提高生存率则存在疑问。但如果是高分期分化不良的肾盂癌，淋巴结清除术可能有好处。淋巴结清扫的范围主要包括同侧肾门淋巴结、邻近的主动脉旁淋巴结和腔静脉旁淋巴结。肾输尿管全切除术可以有效地提高患者的5年生存率，尤其是对于高级别浸润性病变的患者。但对局部进展期的患者疗效相对较差。保守手术适用于孤立肾、双侧病变或肾功能衰退者，尽可能保留原有功能。为避免肿瘤播散或种植，应选用开放手术而非腹腔镜手术。如果肿瘤侵犯肾实质，可同时行肾部分切除术。肾盂癌往往难于施行保守手术。术后复发率和肿瘤的分级相关，1级肿瘤的复发率为10%，2级为30%，3级为60%。

(2)内镜治疗：主要适用于孤立肾、双侧病变及肾功能减退的患者。如患者健侧肾脏正常，患侧病变较小、分级低，也可采用内镜治疗，但复发率较高。内镜下活检对确定肿瘤分级的准确性可达78%～92%。可以通过肿瘤分级来估计肿瘤的浸润深度：85%的1级、2级肿瘤为T_a或T_1期，67%的4级肿瘤为T_2或T_3期。输尿管镜下切除术对低分级低分期肿瘤的效果较好。对于浸润性病变，由于肿瘤的深度较深，进行切除时可导致严重出血或穿透输尿管，所以术前需谨慎评估病变。因此，高级别、高期别的患者应采取传统的开放或腹腔镜肾切除术。手术并发症为输尿管穿孔或狭窄。经皮肾镜治疗2级肿瘤的生存率与开放手术相似，但对3级肿瘤则生存率不及开放手术。

(3)放疗：对于高级别的浸润性肿瘤，可在术后配合放疗，剂量一般为37～60 Gy。局部放疗可降低局部肿瘤复发率，可能会提高生存率。对骨转移灶的局部放疗可达到减轻疼痛的目的。

(4)化疗：腔内化疗可以有效地降低肿瘤复发率，主要适用于肾功能不良和双侧性多发浅表肿瘤、原位癌及局部切除后的辅助治疗。给药途径可采取经皮置管、置入D-J管逆行灌注等。可选用的药物有卡介苗、丝裂霉素、多柔比星和噻替哌。主要的并发症为败血症、卡介苗感染引起的全身症状、肾盂输尿管纤维化和梗阻等。对晚期肿瘤，可行全身化疗。化疗方案主要为甲氨蝶呤＋长春新碱＋多柔比星＋顺铂方案。

(5)动脉栓塞：对存在难以治疗的转移灶或其他疾病而不适于立即手术切除的肾盂癌患者，动脉栓塞可以减轻症状并延缓肿瘤发展。

6.随访

肾盂癌的5年生存率根据肿瘤分期的不同存在很大差异，此外，肿瘤的预后也和患者的年龄有一定关系。由于尿路上皮癌具有多中心复发的倾向，因此定期随访非常重要，并且应特别注意其余尿路上皮器官发生肿瘤的可能性。常规的术后评估应包括对膀胱、同侧(如采取保留肾单位治疗)及对侧泌尿道，以及泌尿系统外可能发生转移的器官。术后一年内每3个月须进行一次随访，内容包括查体、尿常规及膀胱镜检查。尿细胞学检查可能对发现肿瘤复发，特别是高级别肿瘤，有一定的帮助。有1%～4%的患者可出现双侧病变，所以均须进行静脉尿路造影或逆行性尿路造影以评估同侧及对侧尿路情况。B超和CT可对肿瘤和隐性结石进行鉴别。如果造影出现充盈缺损，则需进一步行输尿管镜检查。检查的频率很大程度上取决于肿瘤的分级、分期，一般情况下，术后2～3年内每半年进行一次，之后可每年进行一次。此外，还应进行胸部X线检查、肝功能酶学指标检查、骨扫描检查等评估有无远处转移。推荐随访内容与频率见表8-10。

表 8-10　推荐随访内容与频率

推荐内容	推荐频率
查体、尿常规(仅用于高分级肿瘤)及膀胱镜检查	第 1 年每 3 个月一次，第 2～3 年每半年一次，其后每年一次
对侧尿路造影(静脉尿路造影或逆行性尿路造影)	每年一次
同侧内镜检查	术后前几年每半年一次，其后每年一次
远处转移的评估：对所有高分级、高分期的患者均需进行体检、胸部 X 线片、肝功能检查	第 1 年每 3 个月一次，第 2～3 年每半年一次，其后每年一次
腹部和盆腔 CT 及 MRI	术后第 1～2 年每半年一次，第 3～5 年每年一次
骨扫描：仅用于碱性磷酸酶增高或有骨痛症状的患者	

(二)鳞状细胞癌

肾盂鳞状细胞癌少见，占肾盂癌的 14%。其组织来源仍然是尿路上皮。一般认为与慢性炎症刺激或滥用止痛药物有关，常伴有肾盂肾炎、肾结石及肾盂黏膜白斑。鳞状细胞癌通常为中低分化，易于早期浸润及转移。肾结石患者或结石取出后仍然有经常性严重血尿者，应警惕肾盂鳞状细胞癌的存在。CT 对鳞状细胞癌的诊断很重要，因为鳞状细胞癌比尿路上皮癌更容易向外围扩展，并且可能合并结石。其 5 年生存率近乎于 0。

诊断和治疗同尿路上皮癌。

(三)腺癌

肾盂腺癌少见，占肾盂癌的比例低于 1%，主要见于妇女，与肾结石、梗阻和肾盂肾炎有关。单一性腺癌少见，常为肠型、黏液型或印戒细胞型混合存在。长期炎症刺激(结石和反复感染等)导致尿路上皮腺性化生，发生腺性或囊性肾盂炎是腺癌发生的原因和基础。大多数腺癌是高级别的，有广泛浸润，预后很差。

(李洪法)

第三节　输尿管肿瘤

一、输尿管癌

近年来，输尿管移行细胞癌的发病率有升高的趋势。50%～73%发生在输尿管下 1/3。与膀胱移行细胞癌和肾盂移行细胞癌的生物学特性相似。输尿管鳞状细胞癌少见，占输尿管原发癌的 4.8%～7.8%，多为男性，60～70 岁多见。25%的患者有输尿管或肾盂结石。左右侧输尿管受累概率相同。65%的病例发生在输尿管下 1/3。一般认为与尿路上皮鳞状化生有关。发现的病例大多已经是临床Ⅲ～Ⅳ期。有报道最长存活期为 3 年，大多数患者 1 年内死亡。输尿管腺癌更少见，多见于 60～70 岁。72%的患者是男性，常合并肾盂或输尿管的其他恶性上皮成分，40%合并结石。

(一)临床表现

输尿管癌最常见的症状是肉眼或镜下血尿，占56%～98%。其次是腰部疼痛，占30%，典型为钝痛，如果有血凝块等造成急性梗阻，可出现绞痛。另约有15%的患者没有症状，在体检时发现。晚期还会出现消瘦、骨痛和厌食等症状。

(二)诊断

输尿管癌患者早期无症状，后期主要表现为无痛性肉眼或镜下血尿。诊断主要依靠辅助检查。

1.影像学表现

传统的方法是静脉肾盂造影，现在CT尿路造影的应用越来越广泛。CT尿路造影现在还能进行三维成像，在泌尿系统成像的效果与静脉造影相同。

输尿管移行细胞癌静脉造影主要表现为充盈缺损和梗阻。这要与血凝块、结石、肠气、脱落的肾乳头鉴别。结石可以通过超声或CT鉴别。其他的充盈缺损需要进一步行逆行尿路造影或输尿管镜来鉴别。评估对侧肾功能是重要的，因为存在双侧受累的可能，而且可以判断对侧肾功能，以选择治疗方法。

CT和MRI可以帮助确定侵犯程度以及是否存在淋巴结和远处转移，以判断临床分期。有研究显示，CT判断TNM分期的准确度为60%。

2.输尿管镜检

通过静脉尿路造影或逆行尿路造影诊断的准确率在75%左右，联合输尿管镜检准确率在85%～90%。55%～75%的输尿管肿瘤与膀胱肿瘤是低级别和低分期，输尿管浸润性肿瘤较膀胱更常见。由于输尿管镜活检标本较小，所以在确定肿瘤的分期时，应该结合影像学确定肿瘤的形态和分级。

(三)治疗

1.内镜治疗

内镜治疗输尿管肿瘤的基本原则与膀胱肿瘤相同。单肾、双侧受累、肾功能不全或并发其他严重的疾病是内镜治疗的指征。对侧肾功能正常的患者，如果肿瘤体积小、级别低，也可以考虑内镜治疗。

(1)输尿管镜：输尿管下段肿瘤可以通过硬镜逆行治疗，而上段肿瘤可以选择逆行或顺行，软镜更适合逆行治疗。

(2)经皮肾镜：主要治疗输尿管上段肿瘤，可以切除较大的肿瘤，能够获得更多的标本以使分期更准确，经皮肾通道还可以用于辅助治疗。准确的穿刺是关键，穿刺中盏或上盏能顺利到达肿瘤位置。术后4～14天，再次通过造瘘口观察是否有残余肿瘤，如果没有，则在基底部再次取材，并用激光烧灼。没有肿瘤，则拔除肾造瘘管。如果需要进一步的辅助治疗，则更换Fr 8的造瘘管。经皮通道破坏了泌尿系统的闭合性，有肿瘤种植的风险，并发症也比输尿管镜多，主要有出血、穿孔、继发性肾盂、输尿管交界处梗阻等。

2.开放手术

(1)输尿管部分切除术：适应证如下。①输尿管中上段非浸润性1级/2级肿瘤；②通过内镜不能完全切除的肿瘤；③需要保留肾单位的3级肿瘤。手术方法：通过影像学和输尿管镜确定肿瘤的大体位置，在距离肿瘤1～2 cm处切除病变输尿管，然后行端端吻合。

(2)末端输尿管切除术:适应证为不能通过内镜完全切除的输尿管下段肿瘤。手术方法:接近膀胱的下段和壁内段的输尿管可以通过膀胱外、膀胱内或内外联合的方式切除。对整个下段切除,如果不能直接吻合膀胱,首先选择膀胱腰肌悬吊。如果缺损过长,可行膀胱翻瓣。

(3)开放式根治性肾输尿管切除术:适应证为体积大、级别高的浸润性输尿管上段肿瘤;多发、体积较大、快速复发中等级别肿瘤;非浸润性输尿管上段肿瘤的肿瘤也可以行根治性全切。范围包括肾脏、输尿管全段和输尿管口周围膀胱黏膜。①肾脏、肾周脂肪和肾周筋膜完全切除:传统上还包括同侧的肾上腺。如果肾上腺在术前影像学和手术中观察是正常的,可以保留。②输尿管下段切除:包括壁内段,输尿管口和周围的膀胱黏膜。输尿管残端的肿瘤复发的风险是30%～75%。需要牢记移行细胞癌可能种植在非尿路上皮表面,所以保持整个系统闭合是重要的,尤其对于级别高的肿瘤。常用手术方法如下。

1)传统末端切除术:该手术可以经膀胱、膀胱外或膀胱内外相结合。经膀胱对于完整的输尿管切除是最可靠的,包括输尿管口周围 1 cm 的膀胱黏膜。

2)经尿道切除输尿管口:该手术用于低级别的上段肿瘤中。患者取截石位,经尿道切除输尿管口和壁内段输尿管,直到膀胱外间隙,这样可避免再做一个切口。如果是腹腔镜手术就不用这种方法,因为需要另作一切口取出标本。这种方法破坏了尿路的完整性,有局部复发的可能。

3)脱套法:术前予输尿管插管,输尿管尽量向远侧游离后切断,远端输尿管与导尿管固定,患者改为截石位,输尿管被牵拉脱套到膀胱,然后切除,但输尿管有被拉断的可能。

4)淋巴结切除术:根治性肾输尿管切除术应该包括局部淋巴结切除。对于中上段输尿管肿瘤,同侧的肾门淋巴结和主动脉旁和腔静脉旁淋巴结需要清除。是否进行局部淋巴结清除仍有争议。

3.腹腔镜根治性肾输尿管切除术

开放式根治性肾输尿管切除术是上尿路上皮癌的"金标准",但现在腹腔镜根治术被认为更适合。指征与开放手术相同,可以选择经腹腔、经腹膜后或手助式。与开放手术相比,术后恢复快、疼痛轻、住院时间短并且美观。所有的腹腔镜手术包括肾切除和输尿管切除两部分。始终需要注意肿瘤种植的风险。切口的选择也很重要,不仅只是取出标本还要满足末端输尿管的切除需求。

二、输尿管其他肿瘤

(一)输尿管乳头状瘤

输尿管乳头状瘤较少见,一般蒂窄,镜下观察,细长的绒毛状突起,表面被覆 5～10 层移行上皮,层次和细胞大小、形状与正常移行上皮无明显差别,核分裂少见。乳头中央为纤维血管轴心,乳头细长,一般无分支,乳头间无融合。以开放或内镜手术治疗为主。

(二)输尿管息肉

输尿管息肉是输尿管原发的良性病变,病因不清,可能与炎症、损伤、慢性刺激、激素失调、致癌物质等有关。肉眼呈灰白色,菊花瓣状,分支状如肉柱样悬垂在输尿管腔内,分支长短不一,最长者可达 20 cm。可发生于肾盂到输尿管的任何部位,但多发生于输尿管上段(62%),特别是肾盂输尿管连接处,中下段相对较少(38%)。静脉肾盂造影通常表现为输尿管内界限清楚,边缘光滑的条状充盈缺损,呈"蚯蚓状"。病变之上可见肾积水征象。输尿管逆行插管造影可显示病变区充盈缺损。手术多采用保留肾脏的方法，根据息肉部位、大小及肾受累情况选择不同的手术方式。对单发局限的息肉可行局部切除术或电灼术。若息肉多发、蒂宽，累及输尿管的周径与长度范围较广，单纯息肉切除加基底电灼术可能造成治疗不彻底或输尿管狭窄。根据部位及范围不同，可行肾盂成形、输尿管端端吻合及输尿管膀胱吻合术，以及回肠代输尿管或自体肾移植术。术中需送冷冻切片检查，如有恶变，应进行根治术。

（三）输尿管炎性假瘤

炎性假瘤是组织炎性增生形成的境界清楚的肿瘤样团块，发病机制不明确，可能与细菌或病毒感染、创伤、炎症后修复及变态反应物作用下间质细胞过度增生等有关。输尿管炎性假瘤少见，主要表现为梗阻。脱落细胞学检查有助于鉴别病变性质，确诊需要病理检查，其性质的明确对决定治疗方案有重要意义。术前难以明确肿物性质，同时发病隐匿，发现时肿物往往较大，以手术治疗为主。

（四）输尿管肾源性腺瘤

输尿管肾源性腺瘤多为单灶，呈息肉样或乳头状，由黏膜固有层内类似肾小管的细长小管组成，成群分布，表面被覆单层立方或钉头样细胞。有的腺管扩张成小囊状。电镜下腺管外包绕基膜，上皮细胞胞浆内有多量线粒体，腔面有微绒毛。被覆细胞和管腔内分泌物经胭脂红、过碘酸希夫反应和阿森蓝染色均呈阳性。免疫组织化学检查示具有植物凝血素连接特征，类似胚胎肾小管。超微结构无成人肾小管上皮的特征。肾源性腺瘤可见于肾盂、输尿管、膀胱、尿道及憩室腔内等部位，可发生于任何年龄，男性多见，常无典型的临床症状，可有血尿、尿频或尿痛等。本病通过肉眼与癌难以区别，所以均应完整切除和定期随访。

（五）子宫内膜异位症

子宫内膜异位症可累及输尿管，引起尿路梗阻，导致输尿管扩张及肾盂积水，严重者可致肾衰竭。但发病率低，起病隐袭，临床上常缺乏典型症状，不易确诊，导致漏诊误诊。子宫内膜异位症的症状主要有两类：盆腔子宫内膜异位症本身的症状及输尿管受累引起的尿路症状，包括与月经有关的症状、腰部疼痛、肉眼血尿及盆腔包块等。输尿管梗阻通常起病隐袭，可由广泛的或微小的病变所致，也可由输尿管内或其周围的病灶引起。广泛的盆腔子宫内膜异位症合并外在型输尿管子宫内膜异位症以痛经和性交困难为主，尿路症状常不明显。既往有盆腔子宫内膜异位症病史，出现与月经周期有关的症状如腰痛、血尿等或尿路梗阻症状，应高度怀疑输尿管子宫内膜异位症。输尿管子宫内膜异位症合并肾盂积水的患者，建议首选手术治疗，解除输尿管梗阻，手术包括输尿管松解术、输尿管部分切除术或肾脏切除术。

（韩　军）

第四节　膀胱肿瘤

一、膀胱癌

膀胱癌是人类常见恶性肿瘤之一。据美国癌症协会曾统计，在美国，男性膀胱癌是继前列腺癌、肺癌和直肠癌以后排名第四位的恶性肿瘤，占男性恶性肿瘤的5%～10%；在女性中排名第九位。在欧洲，意大利北部、西班牙和瑞士日内瓦男性发病率最高。我国膀胱癌的发病率也较高，且呈逐年增高趋势，近年平均增长速度为68.29%。

(一)病因

膀胱癌病因还不清楚，比较明确的因素为接触化学致癌物质与内源性色氨酸代谢异常。

1.化学致癌物质

一些芳香胺类的化学物质，如β-萘胺、4-氨基联苯、联苯胺和α-萘胺，经皮肤、呼吸道或消化道吸收后，自尿液中排出其代谢产物如邻羟氨基酚作用于尿路上皮而引起肿瘤，因尿液在膀胱中停留时间最长，故膀胱发病率最高。这些致癌物质多见于染料工业、皮革业、金属加工及有机化学等相关工作，致癌强度按前述顺序递减，人与该类物质接触后致癌的潜伏期为5～50年，多在20年左右。

2.内源性色氨酸代谢异常

色氨酸正常的最终代谢产物为烟酸，当有代谢障碍时则出现中间代谢产物积聚，如3-羟犬尿氨酸原、3-羟邻氨基苯酸及3-羟-2-氨基-苯乙酮等，这些中间产物均属邻羟氨基酚类物质，已在动物实验中证实可诱发小鼠膀胱肿瘤。

3.其他

近年发现吸烟与膀胱肿瘤有明显关系，吸烟者比不吸者膀胱癌发病率高4倍；人工甜味品(如糖精等)可能有膀胱致癌作用，另外长期服用镇痛药非那西丁，或肾移植患者长期服用环孢素A等免疫抑制剂也能增加发生膀胱肿瘤危险。

患埃及血吸虫病后，由于膀胱壁中血吸虫卵的刺激容易发生膀胱肿瘤。我国血吸虫病一般由日本血吸虫病所致，不引起这种病变。膀胱黏膜白斑病、腺性膀胱炎、结石、长期尿潴留、某些病毒感染及药物环磷酰胺等也可能诱发膀胱肿瘤。

(二)病理

1.病理类型

尿路被覆的上皮统称为尿路上皮。传统上将尿路上皮称为移行上皮，但当前更多的文献主要采用尿路上皮的概念。

膀胱癌包括尿路上皮细胞癌、鳞状细胞癌和腺细胞癌，其次还有较少见的转移性癌、小细胞癌和癌肉瘤等。其中，膀胱尿路上皮癌最为常见，占膀胱癌的90%以上。膀胱鳞状细胞癌比较少见，占膀胱癌的3%～7%。膀胱腺癌更为少见，占膀胱癌的比例<2%。生长方式：一种是向膀胱腔内生长成为乳头状瘤或乳头状癌；另一种在上皮内浸润性生长，形成原位癌、内翻性乳头状瘤和浸润性癌。

(1)上皮组织发生的肿瘤：主要包括尿路上皮性肿瘤、腺癌及鳞状上皮癌，98%的膀胱肿瘤来自上皮组织，其中尿路上皮性肿瘤占95%，故非特指情况下，膀胱肿瘤即为尿路上皮性肿瘤。

1)尿路上皮性肿瘤：此类型主要包括原位癌、乳头状瘤、乳头状癌及实体性癌。后两者可在一个肿瘤同时出现，称为乳头状实体性癌。①原位癌：一个特殊的尿路上皮性肿瘤，开始时局限于尿路上皮内，形成稍突起的绒毛状红色片块，不侵犯基膜，但细胞分化不良，细胞间的黏附性丧失，故细胞容易脱落而易于从尿中检查。原位癌的自然过程难以预测，有些长期无症状，不出现浸润,有些发展很快,从原位癌发展为浸润癌一般需 1～5 年,有长达 20 年的,因此有人认为原位癌存在两种形式,一种代表有浸润能力的实体性癌的前身,另一种却无浸润的能力,称为矛盾性癌,是良性的。②乳头状瘤:是一种良性肿瘤,组织学上可见肿瘤起源于正常膀胱黏膜,像水草样突入膀胱内,具有细长的蒂,其中可见清楚的纤维组织及血管的中心束。乳头状瘤有复发的特点,5 年内复发率为 60%,其中 48.6%复发两次以上。③乳头状癌:在移行上皮性肿瘤中最常见。病理特点是各乳头粗短融合,瘤表面不光洁、坏死或有钙盐沉着,瘤基底宽或蒂粗短。有时乳头状癌长如小拳,但仍保留一蒂,对其他部位无浸润。此情况虽不多见,但应注意,以免作不必要的全膀胱切除术。④实体性癌:在移行上皮性肿瘤中最为恶性,表面不平,无明显乳头形成,肿瘤表面有溃物,溃物边缘高起,表面呈结节状,早期向深处浸润,故又称为浸润性癌。

2)腺癌:又称腺样癌、黏液腺癌,属较少见的膀胱肿瘤。腺癌多见于膀胱三角区、侧壁及顶部。膀胱三角区的腺癌常起源于腺性膀胱炎或囊性膀胱炎。位于膀胱顶部的腺癌多起源于脐尿管残余,位置隐蔽,出现症状时往往已到晚期。膀胱也可以出现转移性腺癌,可来自直肠、胃、子宫内膜、卵巢、乳腺或前列腺等原发腺癌,比较罕见,有报告 5 000 例尸检中占 0.26%。

3)膀胱鳞状细胞癌:此类型不多见,国内近年 12 篇膀胱肿瘤报告中占 0.58%～5.55%。膀胱的尿路上皮在各种刺激下能化生为鳞状上皮。有报告指出局灶性鳞状上皮化生可达 60%,但主要仍属尿路细胞癌,只有在肿瘤各部出现一致的病理改变时,才能诊断为鳞状细胞癌。国内有不少膀胱结石伴发膀胱癌的报道。一般说来,膀胱鳞状细胞癌比尿路上皮性癌恶性度高,发展快,浸润深,预后不良。

(2)非上皮性膀胱肿瘤:为来自间叶组织的肿瘤,占全部膀胱肿瘤 2%以下,包括血管瘤、淋巴管瘤、恶性淋巴瘤、平滑肌瘤或肉瘤、肌母细胞瘤、横纹肌肉瘤、嗜铬细胞瘤、恶性黑色素瘤、息肉、类癌、浆细胞瘤、纤维瘤、纤维肉瘤、黏液性脂肪肉瘤、癌肉瘤、组织细胞瘤、神经鞘瘤、软骨瘤、恶性畸胎瘤及皮样囊肿等。其中恶性淋巴瘤可能是全身性疾病;血管瘤可能与毗邻器官的血管瘤同时发生并有相连,使手术困难。横纹肌肉瘤起源于膀胱三角区或膀胱黏膜下组织,一方面向黏膜下层扩展,另一方面,肿瘤推顶着膀胱黏膜向膀胱内生长,形成小分叶状肿物,状如葡萄串,故又称为葡萄状肉瘤,但少数也可形成实块性肿瘤。显微镜下可见横纹肌样纤维及幼稚的胚样间叶细胞。

2.分级

膀胱肿瘤的恶性程度以分级表示,目前普遍采用世界卫生组织分级法。

(1)世界卫生组织分级法:世界卫生组织的膀胱癌组织学分级法根据癌细胞的分化程度,将其分为高分化、中分化和低分化 3 级,分别用Ⅰ级、Ⅱ级、Ⅲ级表示。Ⅰ级肿瘤的分化好,移行上皮层多于 7 层,其结构及核的异型与正常稍有差异,偶见核分裂。Ⅱ级除上皮增厚外,细胞极性消失中等度核异型性出现,核分裂常见。Ⅲ级为不分化形,与正常上皮毫无相似之处,核分裂多见。膀胱癌的分级与膀胱癌的复发、浸润性成正比,Ⅰ、Ⅱ、Ⅲ级膀胱癌发展为浸润癌的可能性分别为 10%、50%、80%。

(2)世界卫生组织/国际泌尿外科病理学会分级法:世界卫生组织和国际泌尿外科病理学会提出了非浸润性尿路上皮癌新分类法。新分类法中肿瘤的分类主要基于光镜下的显微组织特征。此分级法将尿路上皮肿瘤分为低度恶性倾向尿路上皮乳头状肿瘤、低分级和高分级尿路上皮癌。低度恶性倾向尿路上皮乳头状瘤指乳头状尿路上皮损害,乳头状肿瘤细胞排列有序、结构轻度异常、细胞核轻度间变，可不考虑细胞层次的数目。低度恶性倾向尿路上皮乳头状瘤明显比乳头状瘤细胞层次增多和(或)细胞核轻微增大、染色质增多，有丝分裂像偶见，通常限于基底层。此种尿路上皮肿瘤虽然进展的风险很小，但不完全属于良性病变，仍有复发的可能。我国《膀胱肿瘤诊疗指南》建议使用世界卫生组织分级法，以便采用统一的标准诊断膀胱肿瘤，更好地反映肿瘤的危险倾向。

3.分期

膀胱癌的分期指肿瘤浸润深度及转移情况。病理分期同临床分期，是判断膀胱肿瘤预后的最有价值的参数。

目前主要有两种分期方法，一种是美国的 Jewett-Strong-Marshall 分期法，另一种为国际抗癌联盟的 TNM 分期法。目前普遍采用国际抗癌联盟的 TNM 分期(表 8-11，图 8-1)。膀胱乳头状瘤限于其细胞和正常移行细胞无区别，较少见，未列入临床和病理分期。

膀胱癌可分为非肌层浸润性膀胱癌(T_{is}，T_a，T_1)和肌层浸润性膀胱癌(T_2以上)。局限于黏膜(T_a～T_{is})和黏膜下(T_1)的非肌层浸润性膀胱癌(以往称为表浅性膀胱癌)占 75%～85%，肌层浸润性膀胱癌占 15%～25%。而非肌层浸润性膀胱癌中，大约 70%为T_a期病变，20%为T_1期病变，10%为膀胱原位癌。原位癌虽然也属于非肌层浸润性膀胱癌，但一般分化差，属于高度恶性的肿瘤，向肌层浸润性进展的概率要高得多。因此，应将原位癌与T_a、T_1期膀胱癌加以区别。

表 8-11　膀胱癌 TNM 分期

分期		标准
原发肿瘤(T)	T_X	原发肿瘤无法评估
	T_0	无原发肿瘤证据
	T_a	非浸润性乳头状癌
	T_{is}	原位癌："平坦肿瘤"
	T_1	肿瘤侵犯上皮下结缔组织
	T_2	肿瘤侵犯肌层 pT_{2a}肿瘤侵犯浅肌层(内 1/2) pT_{2b}肿瘤侵犯深肌层(外 1/2)
	T_3	肿瘤侵犯膀胱周围组织 pT_{3a}显微镜下 pT_{3b}肉眼(膀胱外肿块)
	T_4	肿瘤侵犯下列任何一器官：前列腺、子宫、阴道、盆腔、腹壁
	T_{4a}	肿瘤浸润前列腺、子宫、阴道
	T_{4b}	肿瘤侵犯盆腔、腹壁
*区域淋巴结(N)	N_X	区域淋巴结无法评估
	N_0	无区域淋巴结转移
	N_1	单个淋巴结转移，最大直径≤2 cm
	N_2	单个淋巴结转移，最大直径>2 cm，但≤5 cm 或多个淋巴结转移，但无一最大直径>5 cm

续表

分期		标准
	N_3	单个淋巴结转移，最大直径>5 cm
远处转移（M）	M_X	远处转移无法评估
	M_0	无远处转移
	M_1	有远处转移

* 区域淋巴结：为真性盆腔的淋巴结，即髂总动脉分叉以下的盆腔淋巴结。其分期中区域淋巴结转移的意义在于淋巴结的数量和大小，而不在于是单侧还是双侧转移。包括髂内动脉淋巴结、髂外动脉淋巴结、闭孔淋巴结、膀胱周围淋巴结、骶骨淋巴结（侧方、骶岬）和骶前淋巴结等。

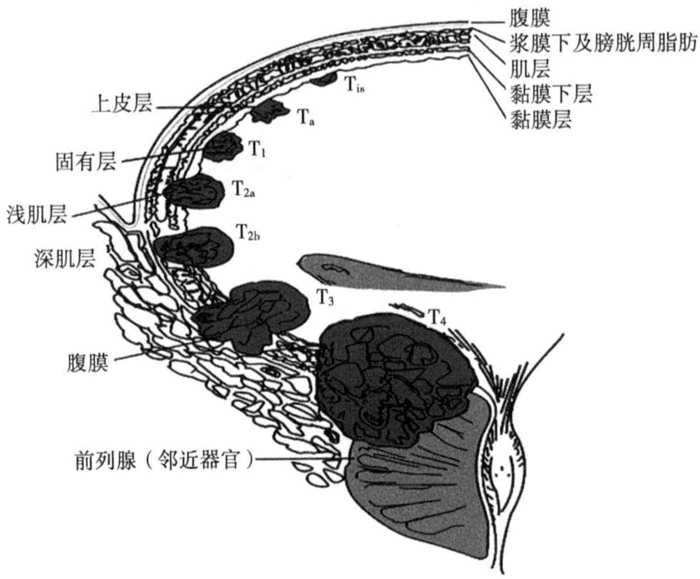

图 8-1　膀胱肿瘤 TNM 分期

肿瘤分布在膀胱侧壁及后壁多见，三角区和顶部次之。膀胱肿瘤的转移途径包括经淋巴道、经血行、经直接扩散及瘤细胞直接种植等。①淋巴道转移是最常见的一种途径，膀胱癌可转移到髂内、髂外、闭孔淋巴结群，或可到髂总淋巴结。髂内及闭孔淋巴结或许是膀胱癌转移的第一站淋巴结。②经血行转移常见于晚期病例，最多见于肝脏，其次为肺及骨骼，皮肤、肾上腺、肾、胰腺、心脏、睾丸、涎腺、卵巢、肌肉及胃肠均曾有报道，但均占少数。③直接扩散常出现于前列腺或后尿道。膀胱癌可延伸至膀胱外与盆腔粘连形成固定块，或蔓延至膀胱顶部的黏膜。④肿瘤细胞直接种植可以出现于手术过程中，术后在膀胱切口处或皮肤切口下发生肿块。膀胱内肿瘤的复发或出现多发性的肿瘤，有一部分也是由于肿瘤细胞种植所致。膀胱全切除术后尿道残端出现肿瘤也可能是手术种植的结果。

（三）临床表现

1.血尿

绝大多数膀胱肿瘤患者的首发症状是无痛性血尿，如肿瘤位于三角区或其附近，血尿常为终末出现。如肿瘤出血较多时，也可出现全程血尿。血尿可间歇性出现，常能自行停止或减轻，容易造成“治愈”或“好转”的错觉。血尿严重者因血块阻塞尿道内口可引起尿潴留。血尿程度与肿瘤大小、数目、恶性程度可不完全一致，非上皮肿瘤血尿情况一般不很明显。

2.膀胱刺激症状

肿瘤坏死、溃疡、合并炎症及形成感染时，患者可出现尿频、尿急、尿痛等膀胱刺激症状。

3.其他

当肿瘤浸润达肌层时，可出现疼痛症状，肿瘤较大影响膀胱容量或肿瘤发生在膀胱颈部，或出血严重形成血凝块等影响尿流排出时，可引起排尿困难甚至尿潴留。膀胱肿瘤位于输尿管口附近影响上尿路尿液排空时，可造成患侧肾积水。晚期膀胱肿瘤患者有贫血、水肿、下腹部肿块等症状，盆腔淋巴结转移可引起腰骶部疼痛和下肢水肿。

(四)诊断

成年人尤其年龄在 40 岁以上，出现无痛性血尿，特别是全程血尿者，都应想到泌尿系统肿瘤，而首先应考虑膀胱肿瘤的可能。查体时注意膀胱区有无压痛，直肠指检注意有无触及膀胱区硬块及活动情况。膀胱肿瘤未侵犯肌层时，此项检查常呈阴性，如能触及肿块，即提示癌肿浸润已深，病变已属晚期。下列检查有助于筛选或明确诊断。

1.尿常规

有较长时间镜下血尿，相差显微镜分析提示血尿来源于下尿路者，应该警惕有无膀胱肿瘤的发生。膀胱肿瘤导致的血尿可为间歇性，故 1～2 次尿常规正常不能排除膀胱癌。

2.尿液脱落细胞检查

尿细胞学检查是膀胱癌的重要检测手段，特别是检出高级别肿瘤(包括原位癌)。细胞体积增大、胞核-胞质比例增高、核多形性、核深染和不规则及核仁突起等是高级别膀胱癌的特征性所见。为了防止肿瘤细胞的自溶漏诊及增加阳性率，一般连续检查 3 天的尿液，留取尿液标本后应及时送检。

尿标本可取自患者自解尿液或膀胱冲洗液，多数资料证明自解尿液的阳性率要比膀胱冲洗液的阳性率低 20%，但前者无创，取材方便；后者有创，但可获取更多的肿瘤细胞，细胞的保存也较完好。尿细胞学检查对高级别肿瘤的敏感度为 60%～90%，特异度为 90%～100%。对低级别肿瘤敏感度为 30%～60%，但特异度仍在 85%以上。

总的说来，尿细胞学检查的敏感性随膀胱癌细胞分级、临床分期的增高而增高。尿细胞学检查对诊断原位癌尤为重要，因原位癌癌细胞黏附力差，易于脱落，膀胱镜检查不易发现。

3.瘤标检测

虽然有许多文献报道尿液中的瘤标可用于诊断膀胱癌，但目前尚无足够的临床资料证明这些标志物可取代膀胱镜检在膀胱肿瘤诊断中的作用。尽管如此，他们以快速、简便、非侵袭性及较敏感等优点在临床上仍有广阔的应用空间。

(1)以尿液中物质为检测对象的肿瘤标志物。

1)膀胱肿瘤抗原：该抗原是膀胱肿瘤在生长过程中释放的蛋白水解酶降解基膜的各种成分形成的胶原片段、糖蛋白和蛋白多糖等释放进入膀胱腔内形成的复合物。有两种检测膀胱肿瘤抗原方法：膀胱肿瘤抗原 stat 和膀胱肿瘤抗原-TRAK，前者为定性试验，后者为定量试验，均检测患者尿中补体因子 H 相关蛋白。由于所定阈值不一，其敏感度和特异度文献报道分别为 50%～80%和 50%～75%，随肿瘤级、期的增高而升高。膀胱有炎症和血尿时可出现假阳性。

2)核基质蛋白：核基质是充盈于细胞核内，除了核膜、染色质和核仁以外的三维网状结构，是细胞内部的结构支架，其主要成分为 RNA 和蛋白质。核基质蛋白是核基质的主要组成部分，核基质蛋白 22 属于核基质蛋白的一种，又称有丝分裂器蛋白，在细胞死亡后被释放，以可溶性复合物或片段的形式存在于人尿液中。采用酶联免疫吸附试验测定其浓度，敏感度为 60%～70%，特异度为 60%～80%。由于核基质蛋白 22 由已死亡和濒死尿路上皮细胞释放而来，故在尿路结石、炎症、血尿时可出现假阳性。

3)存活素：存活素也称尿液凋亡抑制蛋白，是一个具有潜在价值的肿瘤标志物。存活素在成人健康组织中不能被检测到，但在许多人类肿瘤中却表达丰富。据报道采用斑点印迹试验检测尿中存活素，敏感度为 64%～100%，特异度为 78%～93%，可用于膀胱癌的辅助诊断。

(2)以尿脱落细胞为检测目标的肿瘤标志物。

1)端粒酶：端粒酶是真核细胞染色体末端的一段特殊的 DNA 结构，在细胞分裂时，该区的端粒酶能复制 40～200 个碱基对的 DNA 序列，随着每个细胞的分裂，体细胞的端粒进行性缩短，停止分化并衰老，端粒酶失活。许多恶性肿瘤细胞的无限增殖中端粒酶被激活以维持肿瘤细胞不断合成 DNA，其端粒酶活性远高于那些高度增殖的正常细胞的酶活性，正常体细胞内端粒酶无活性可测及。各级膀胱上皮细胞癌患者尿中均有端粒酶活性表现，故检测端粒酶的 RNA 水平有助于诊断膀胱癌，但端粒酶活性与肿瘤的分期分级无关。本试验特异度较高，但敏感度和重复性差，结合细胞学检查，可以提高膀胱肿瘤的诊断准确率。

2)流式细胞光度术：流式细胞光度术是一种通过测量细胞 DNA 含量异常来诊断膀胱肿瘤的细胞学方法。正常尿液内应没有非整倍体干细胞系，超二倍体细胞应少于 10%，非整倍体细胞超过 15%则可诊断为肿瘤。非整倍体细胞增多与肿瘤恶性度成正比，采用模糊 C-均值聚类算，能实现膀胱肿瘤的早期诊断。

3)UroVysion 试验：试验采用多色荧光原位杂交探针，检测尿脱落细胞染色体异常，又称荧光原位杂交技术试验。本试验可与尿细胞学检查相结合，除了保持很高的特异度之外，还大大提高了敏感度，用于诊断膀胱癌具有很好的前景，但费用昂贵，目前仅用于少数大的研究单位。

4.膀胱镜检查

膀胱镜检查对诊断具有决定性意义。膀胱镜检查应包括全程尿道和膀胱，检查膀胱时应边观察边慢慢充盈，对膀胱壁突起要区分是真正病变还是黏膜皱褶。应避免过度充盈以免掩盖微小病变，如原位癌。绝大多数病例可通过直接观察肿瘤生长的部位、大小、数目，以及与输尿管开口和尿道内口的关系，并可在肿瘤附近及远离之处取材，以了解有无上皮变异或原位癌，这对决定治疗方案及预后很重要。取活检时须注意同时从肿瘤根部和顶部取材，分开送病检，因为顶部组织的恶性度一般比根部的高。若未见肿瘤，最后做膀胱反复冲洗，收集冲洗液并连同检查前自解尿液送细胞学检查。

(1)移行上皮细胞肿瘤。①乳头状瘤：乳头状瘤生长于膀胱黏膜上，初期可能仅仅表现为一红色小点，或有轻微隆起。逐渐长大成为带有长蒂的肿瘤，顶端有数目不等的细长绒毛，像水草一样在膀胱冲洗液中飘动，呈橘黄色外观，可清晰地看到乳头内的血管分布。②乳头状癌：表浅乳头状癌呈深红色或灰色，蒂粗而短，限于固有膜或浅肌层，表面的乳头短而粗，充水时活动性差。浸润性乳头状癌呈团块状或结节状，暗红或褐色，表面无乳头或乳头融合，中间有坏死组织，基底部宽广，不活动，周围黏膜呈充血水肿、增厚等浸润表现。少数肿瘤表面可有钙盐沉着，是恶性度高的表现。在膀胱镜下分化较好的乳头状癌与乳头状瘤不易鉴别，确诊需靠病理检查。

③浸润癌：呈褐色或灰白色，可覆盖有灰绿色脓苔或磷酸盐沉淀，表面有坏死、凹陷、溃疡、周边隆起、边缘不清、周围膀胱壁增厚、僵硬或有卫星灶。④原位癌：表现为局部黏膜发红，与黏膜充血和增生相似。

(2)腺癌：腺癌常位于膀胱的顶部，与其起源于脐尿管的残端有关。腺癌一般倾向于向膀胱外生长，故早期较难发现。进展期腺癌穿破膀胱黏膜后，特别是形成溃疡后才可被膀胱镜检发现。癌性溃疡边缘隆起，中心凹陷，周围有肿瘤浸润和炎性水肿，并伴有出血坏死，腺癌含有分泌黏液的细胞，故癌性溃疡底部常有黏液和炎性分泌物覆盖。

(3)鳞状细胞癌：鳞状细胞癌可呈现团块状、溃疡型、菜花状或广基乳头状肿块，表面不光滑，可有出血坏死。周围有充血水肿等炎症表现。伴有结石时可见结石区膀胱壁片状隆起或溃疡。

(4)非上皮细胞性肿瘤：这些肿瘤在临床上均少见，且表现各异。如畸胎瘤可表现为隆起的膀胱内肿块上长有毛发；血管瘤表现为膀胱壁上有深红色或紫蓝色的肿块。

5.超声检查

超声检查能在膀胱适度充盈下清晰显示肿瘤的部位、数目、大小、形态及基底宽窄等情况，能分辨出 0.5 cm 以上的膀胱肿瘤，同时还能检测上尿路是否有积水扩张，是目前诊断膀胱癌最为简便、经济、具较高检出率的一种诊断方法。超声检查有经腹、经直肠和经尿道三种路径，其中经腹超声检查最为简便易行，检查迅速，患者无痛苦，短时间内可多次重复检查，是膀胱癌术前诊断和分期、术后复查的首选方法，但经直肠超声检查和经尿道超声检查能更清晰显示膀胱癌部位及浸润程度，可对膀胱癌进行更为准确的分期。

超声诊断术前分期主要根据肿瘤侵入膀胱壁的深度及是否有盆腔转移而定。浸润与肿瘤生长方式或形态及基底部宽窄有一定关系，如乳头状向腔内凸出、蒂细小的肿瘤浸润浅，多属于 T_1 期；广基状肿瘤浸润深，多为 T_3 或 T_4 期。彩色多普勒超声检查还可显示肿瘤基底部血流信号，但膀胱肿瘤血流征象对术前肿瘤分期、分级帮助不大。

超声检查漏诊、误诊的原因多与肿瘤大小和发生部位有关，如小的隆起性病灶及直径 <0.5 cm的肿瘤，超声难以发现；位于膀胱顶部及前壁的肿瘤易受肠腔气体或腹壁多重反射等伪差干扰而遗漏，位于颈部的肿瘤不易与前列腺增生和前列腺癌相鉴别，故超声诊断多需与膀胱镜、CT 等其他检查相结合。

6.X 线

泌尿系统 X 线检查不能用于膀胱肿瘤的诊断，但可以了解有无伴发的泌尿系统结石。静脉肾盂造影（静脉尿路造影）可以了解上尿路有无同时发生的肿瘤，较大的膀胱肿瘤可见膀胱内充盈缺损。

7.CT

CT 检查能清晰地显示 1 cm 以上的膀胱肿瘤，肿块较小时，常为乳头状，密度多均匀，边缘较光整。较大肿块者密度不均，中央可出现液化坏死，边缘多不规则，呈菜花状。CT 薄层扫描能增加肿瘤的检出率。CT 平扫 CT 值为 24.6～46.4 Hu，增强后 CT 值为 33.8～81.5 Hu，呈轻至中度强化，强化无显著特异性。

CT 扫描可分辨出肌层、膀胱周围的浸润，用于膀胱癌的分期诊断。CT 对壁内浸润程度的区分不够满意，即对癌肿早期（T_1～T_{3a}）分期的准确性受到一定限制，但当肿瘤突破膀胱向外侵犯时(T_{3b}期以上),能清晰显示周围脂肪层中的软组织块影,进一步侵犯前列腺及精囊时,可使膀胱精囊角消失,前列腺增大密度不均。输尿管内口受累时可出现输尿管扩张积水。CT还可清晰显示肿大淋巴结,>10 mm者被视为有转移可能,但肿大淋巴结不能区分是转移还是炎症,有时需结合临床分析。

采用多层螺旋CT容积扫描可进行三维重建,从而可以多方位观察膀胱轮廓及肿块情况,对膀胱上下两极的病变的分期具有明显的优越性。

CT仿真膀胱镜可获取与膀胱镜相似的视觉信息,是膀胱镜较好的替代和补充方法。施行CT仿真膀胱镜时,一种方法是将尿液引出,用气体充盈膀胱,然后进行扫描,将所获数据进行三维重建。CT仿真膀胱镜检查准确率为88%,CT仿真膀胱镜对>5 mm的肿块能准确识别,并可以显示小至2 mm的黏膜异常。CT仿真膀胱镜检查还可经静脉或经膀胱注入造影剂进行对比。

CT对早期局限于膀胱壁内的<1 cm的肿块不易显示,易漏诊,需结合膀胱镜检查。另外,CT平扫有时因尿液充盈不够,也易掩盖病灶的检出,故若临床有血尿病史而平扫未发现问题者,需作增强扫描。在检查前必须让膀胱充盈完全并清洁肠道,若膀胱未完全充盈则很难判断膀胱壁是否有增厚。

8.MRI

MRI诊断原则与CT相同。凸入膀胱的肿块和膀胱壁的局限性增厚在T_1WI上呈等或略高信号,T_2WI上呈低于尿液的略高信号,但小肿瘤有时被尿液高信号掩盖显示不满意。

MRI对肿瘤的分期略优于CT,判断膀胱肌壁受侵程度较CT准确。MRI虽不能区分T_1期和T_2期,但可区分T_2期与T_{3a}期,即可较好显示肌层的受累情况,对膀胱壁外受累及邻近器官受累情况的显示也优于CT。若T_2WI表现为肿瘤附着处膀胱壁正常低信号带连续性中断,表示肿瘤侵犯深肌层。若膀胱周围脂肪受侵,则T_1或T_2像上可见脂肪信号区内有低信号区,并可见膀胱壁低信号带已经断裂。但MRI显示淋巴结转移情况并不优于CT。

应用造影剂行MRI检查可更好区分非肌层浸润性肿瘤与肌层浸润性肿瘤,也可发现正常大小淋巴结有无转移征象。例如,应用铁剂作为增强剂可鉴别淋巴结有无转移:良性增大的淋巴结可吞噬铁剂,在T_2加权像上信号强度降低,而淋巴结转移则无此征象。最近有学者评价钆增强MRI对膀胱癌分期的准确程度,MRI分期准确率为62%,32%出现分期过高,但在区分非肌层浸润性肿瘤与肌层浸润性肿瘤或区分肿瘤是否局限于膀胱方面,MRI分期准确率则分别提高到85%和82%。

9.5-氨基乙酰丙酸荧光膀胱镜检查

5-氨基乙酰丙酸荧光膀胱镜检查通过向膀胱内灌注5-氨基乙酰丙酸,使其产生的荧光物质特异性地积聚于肿瘤细胞中,在激光激发下可产生强烈的红色荧光,与正常膀胱黏膜的蓝色荧光形成鲜明对比,能够发现普通膀胱镜难以发现的小肿瘤、不典型增生或原位癌,检出率可以增加20%~25%。损伤、感染、化学或放射性膀胱炎、瘢痕组织等可以导致此项检查出现假阳性结果(图8-2)。

10.诊断性经尿道电切术

经尿道电切术作为诊断膀胱癌的首选方法,已逐渐被采纳。如果影像学检查发现膀胱内有肿瘤病变,并且没有明显的膀胱肌层浸润征象,可以酌情省略膀胱镜检查,在麻醉下直接行诊断性经尿道电切术,这样可以达到两个目的,一是切除肿瘤,二是对肿瘤标本进行组织学检查以明确病理诊断、肿瘤分级和分期,为进一步治疗及判断预后提供依据。

如果肿瘤较小，可以将肿瘤连带其基底的膀胱壁一起切除送病理检查；如果肿瘤较大，先将肿瘤的表面部分切除，然后切除肿瘤的基底部分，分别送病理检查，基底部分应达到膀胱壁肌层。肿瘤较大时，建议切取肿瘤周边的膀胱黏膜送病理检查，因为该区域有原位癌的可能。为了获得准确的病理结果，建议行诊断性经尿道电切术时尽量避免对组织进行烧灼，以减少对标本组织结构的破坏，也可以使用活检钳对肿瘤基底部及周围黏膜进行活检，这样能够有效地保护标本组织不受损伤。

（五）非肌层浸润性膀胱癌的治疗

膀胱癌复发或进展的倾向与分期、分级、肿瘤是否为多发病灶、肿瘤大小和早期复发率有关。肿瘤分期分级高、多发、体积大和术后早期复发的患者，肿瘤复发和浸润进展的可能性大，因此需要根据肿瘤复发或进展的风险制定治疗方案。一般将膀胱肿瘤按肿瘤浸润深度分为非肌层浸润性膀胱癌（T_{is}，T_a，T_1）和肌层浸润性膀胱癌（T_2以上），不同肿瘤的生物学行为有较大差异，因此治疗上应该区别对待。

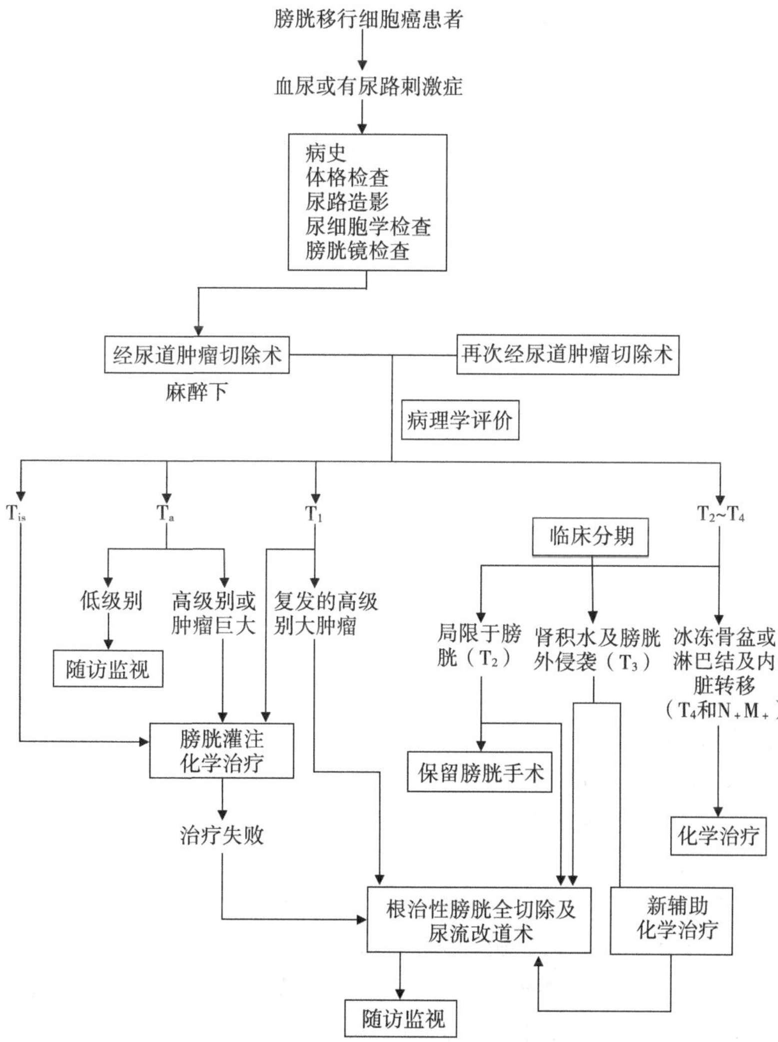

图 8-2　尿路上皮性膀胱癌诊断流程

非肌层浸润性膀胱癌又称为表浅性膀胱癌，占全部膀胱肿瘤的75%～85%，其中 T_a 占70%、T_1 占20%、T_{is} 占10%。T_a 和 T_1 虽然都属于非肌层浸润性膀胱癌，但两者的生物学特性有显著不同，由于固有层内血管和淋巴管丰富，因此 T_1 容易发生肿瘤扩散。

1.手术治疗

(1)经尿道膀胱肿瘤切除术：既是非肌层浸润性膀胱癌的重要诊断方法，同时也是主要的治疗手段。经尿道膀胱肿瘤切除术有两个目的，一是切除肉眼可见的全部肿瘤，二是切除组织进行病理分级和分期。经尿道膀胱肿瘤切除术应将肿瘤完全切除直至露出正常的膀胱壁肌层。在肿瘤切除后，最好进行基底部组织活检，以便于病理分期和下一步治疗方案的确定。经尿道膀胱肿瘤切除术应注意以下几个问题。

1)闭孔神经反射及处理：膀胱肿瘤好发于膀胱侧壁。闭孔神经通过盆腔时与膀胱侧壁相连，支配着骨盆、膀胱、大腿内侧区域，电切时电流刺激闭孔神经，常出现突发性大腿内侧内收肌群收缩的神经反射，是膀胱穿孔的主要原因。一般经尿道膀胱肿瘤切除术中采用的腰麻或硬膜外麻醉不能防止闭孔神经反射的发生，若将手术区受刺激部位的闭孔神经远端加以阻滞，可以有效阻滞其受到刺激后引起的兴奋传导，减弱或避免闭孔神经反射的发生。在切除膀胱侧壁肿瘤时，应警惕闭孔反射的发生，膀胱不要充盈过多，采用最小、有效的切割电流进行切割。肿瘤较小时，改用电凝摧毁肿瘤。手术时电切环稍伸出电切镜鞘，进行短促电切，以便发生闭孔反射时及时回收电切环。必要时可行闭孔神经封闭，具体方法：①经闭孔法。于患侧耻骨水平支下缘，耻骨结节外侧2 cm处进针，针尖斜向患侧盆壁，缓慢进针，待针尖碰到盆壁后回抽无血即可注入局麻药。②耻骨上法(经腹壁法)。在耻骨结节外上方2.0～2.5 cm处、耻骨水平支上缘进针，针尖也斜向骨盆壁，碰到盆壁回抽无血即可注射局麻药。③膀胱内直接注射法。该方法需有专用的注射针头，或自制一个能在膀胱镜下使用的注射针头。麻醉后置入膀胱镜，经膀胱镜置入膀胱注射针头，在肿瘤附近或在膀胱侧壁刺入针头0.5～0.8 cm，或碰到骨头感，回抽无血即可注入麻醉药。前两种方法要求患者取膀胱截石位，患侧小腿轻度外展，导尿排空膀胱。采用7号10 cm注射针头或腰麻针头穿刺，其中耻骨上法因进针方向与闭孔神经行走方向垂直不易准确定位，效果较差，临床上少用；经闭孔法进针方向与神经走行方向一致，阻滞效果相对较好。若有脉冲针麻仪则可刺入针头后接通电流，同侧下肢有抽动，则表明针刺点准确；若无下肢抽动，需重新调整穿刺方向，直至下肢有抽动。麻醉药一般可选用0.5%～1.0%的利多卡因溶液，或0.5%罗哌卡因10 mL。

2)膀胱肿瘤的再次电切：有些学者认为首次行有无经尿道膀胱肿瘤切除术时往往有9%～49%的肿瘤分期被低估，而再次电切可以纠正分期错误，也可发现残存肿瘤，尤其是对于高复发和进展风险的肿瘤，如 T_1 肿瘤。再次电切与首次电切的理想间隔时限尚未明确。大多数学者认为最好在首次电切后2～6周行再次电切，主要是经此间隔时间后，首次电切导致的炎症已消退。但也有少数学者认为不必等待2周以上。对于再次电切的手术部位并无一致意见。但大家公认应在首次电切部位进行，而且切除标本中应包含膀胱肌层组织。外观正常的膀胱黏膜不做常规活检，仅当存在可疑的病变区域或尿细胞学检查为阳性时需行随机活检。

3)膀胱肿瘤合并良性前列腺增生的同期手术：对于膀胱肿瘤合并良性前列腺增生患者是否能同时开展电切手术，临床医师主要有两个方面的顾忌：一是患者能否耐受手术，这个问题需结合患者的内科情况及膀胱肿瘤大小、前列腺大小等综合考虑，大多数患者能够耐受同期施行手术。另一个更为关注的顾忌为同期手术是否会导致前列腺窝的肿瘤种植。国外曾有人报道同期开放手术导致前列腺手术创面肿瘤种植，前列腺窝的复发占总复发率的 34.8%，建议分期手术。但多数学者认为同期的诊断性经尿道电切术是安全的，前列腺电切创面表面覆有 1～4 mm 厚的凝固层，无血液循环，肿瘤细胞不易种植。但同期手术应由腔内操作技术熟练、经验丰富的医师施行。因同期手术风险大，高压下施行经尿道前列腺电切术手术时间不宜过长；切除膀胱肿瘤时须谨慎操作，尽量避免膀胱穿孔，过早的膀胱穿孔会影响下一步的手术操作；术中密切观察下腹部变化，及时放液，避免压力过高导致膀胱内电切创面穿孔；中叶突入膀胱影响操作时，先切除部分中叶腺体，再切除肿瘤，这有利于膀胱肿瘤的彻底切除；经尿道前列腺电切术结束后应常规再次检查膀胱肿瘤创面及膀胱颈部，警惕肿瘤被遗漏。施行经尿道膀胱肿瘤切除术时采用蒸馏水灌洗，肿瘤切除完成后反复冲洗，吸净组织块，尽可能减少肿瘤种植。

（2）经尿道激光手术：激光手术可以凝固，也可以汽化，其疗效及复发率与经尿道手术相近。但术前需进行肿瘤活检以便进行病理诊断。激光手术对于肿瘤分期有困难，一般适合于乳头状低级别尿路上皮癌，以及病史为低级别、低分期的尿路上皮癌。目前临床上常用的激光有钬激光和绿激光等。钬激光的脉冲时间极短（0.25 ms），组织穿透深度限制在 0.5～1.0 mm，热弥散少，对周围组织的热损伤范围小，汽化切割效应较好，止血效果明显，使手术操作几乎在无血视野下进行。其切割、汽化肿瘤过程中无电流产生，释放热量少，其手术过程中可达到较精确解剖层次，其止血及电凝效果被认为优于电切。切除肿瘤时，应先将肿瘤周围 1 cm 范围的黏膜及基底封闭，以减少术中肿瘤转移机会。绿激光渗透组织深度仅 800 μm，使热能被限制在表浅组织中很小的范围内，组织汽化效果确切（组织温度达 100 ℃时，其内部会形成小气泡，气泡膨胀使组织基质分裂）。除汽化作用，激光束会在留下的组织上产生一条很薄的凝固带，深 1～2 mm，可限制热能向深层组织扩散，防止损伤深层组织。绿激光对组织的汽化切割、切开、止血同时完成，可达到非常精确的解剖层次。因为绿激光光束是侧向发射的，只要旋转光纤就可以做到使激光从组织上扫过，因此创面或周围无焦灼样外观，创面新鲜，无意外损伤。

（3）光动力学治疗：光动力学治疗的机制是光照射后，光敏剂与分子氧反应，生成具有细胞毒性的自由基和活性单态氧，破坏细胞，并引起局部非特异性免疫反应和强烈的炎症反应，从而破坏肿瘤组织。光动力学治疗主要适用于肿瘤多次复发，对化疗及免疫治疗无效的难治性膀胱癌及原位癌，或不能耐受手术行姑息治疗者。最初用于膀胱癌光动力学治疗的光敏剂是血卟啉衍生物，需做皮肤划痕试验，排泄较慢，易发生光毒反应，用药后须避光 1 个月以上。后来又有了卟吩等光敏剂，这些光敏剂均须经静脉或口服给药，无法克服皮肤光毒反应。新一代光敏剂 5-氨基乙酰丙酸可膀胱局部灌注给药，避免皮肤光敏反应等不良反应的出现。5-氨基乙酰丙酸膀胱灌注的肿瘤光动力学治疗方法：将 50 mL 浓度为 3%的 5-氨基乙酰丙酸溶液经尿管注入膀胱，尽量保留较长时间（4 小时以上），经尿道置入球形激光散射装置，激光功率设置为 3.9 W，以波长为 633 nm 激光行膀胱内照射 20 分钟左右。照射时一般采取全膀胱照射，以达到根治效果，必要时需辅助以 B 超来定位。为防止照射不均匀，还可用导光介质来充盈膀胱以使膀胱各区获得较一致的光量，从而达到更好的治疗效果。照射过程中须保持膀胱容量的恒定及避免膀胱出血，否则容量改变及血液吸收激光均对照射量产生影响。在照射时可用激光测量器测量光的强度，总光量应为直射光量的 5 倍。膀胱照射后通常留置 Foley 导尿管，使膀胱松弛，有膀胱痉挛者可使用解痉药物。患者术后不需避光。

2.术后辅助治疗

（1）术后膀胱灌注化疗：经尿道膀胱肿瘤切除术后有 10%～67%的患者会在 12 个月内复

发,术后 5 年内有 24%～84%的患者复发,以异位复发为主。复发的主要原因:①原发肿瘤未切净;②术中肿瘤细胞脱落种植;③来源于原已存在的移行上皮增殖或非典型病变;④膀胱上皮继续受到尿内致癌物质的刺激。非肌层浸润性膀胱癌经尿道膀胱肿瘤切除术后复发有两个高峰期,分别为术后 100～200 天和术后 600 天。术后复发的第一个高峰期同术中肿瘤细胞播散有关,而术后膀胱灌注治疗可以大大降低由于肿瘤细胞播散而引起的复发。尽管在理论上经尿道膀胱肿瘤切除术可以完全切除非肌层浸润的膀胱癌,但在临床治疗中仍有很高的复发概率,而且有些病例会发展为肌层浸润性膀胱癌。单纯经尿道膀胱肿瘤切除术不能解决术后高复发和进展问题,因此建议所有的非肌层浸润性膀胱癌患者术后均进行辅助性膀胱灌注治疗。

1)经尿道膀胱肿瘤切除术后即刻行膀胱灌注化疗:经尿道膀胱肿瘤切除术后 24 小时内完成化疗药物膀胱腔内灌注。对于低危非肌层浸润性膀胱癌患者可以术后即刻灌注表柔比星或丝裂霉素等化疗药物,肿瘤复发的概率很低,因此即刻灌注后可以不再继续进行膀胱灌注治疗。但化疗药物对肿瘤细胞的杀伤作用都遵循一级动力学原理,即只能杀死(伤)大部分肿瘤细胞,而不是全部,故对相对高危的膀胱肿瘤患者,仍推荐采用维持膀胱灌注化疗的方案。另外,对于术中有膀胱穿孔,或多发膀胱肿瘤手术创面大的患者,为避免化疗药物吸收带来的不良反应,也不主张行即刻膀胱灌注化疗。

2)术后早期膀胱灌注化疗与维持膀胱灌注化疗:对于中危和高危的非肌层浸润性膀胱癌,术后 24 小时内即刻行膀胱灌注治疗后,建议继续膀胱灌注化疗,每周 1 次,共 4～8 周,随后进行膀胱维持灌注化疗,每月 1 次,共 6～12 个月。研究显示,非肌层浸润性膀胱癌维持灌注治疗 6 个月以上时不能继续降低肿瘤的复发概率,因此建议术后维持膀胱灌注治疗 6 个月。但也有研究发现表柔比星维持灌注 1 年可以降低膀胱肿瘤的复发概率。灌注期间出现严重的膀胱刺激症状时,应延迟或停止灌注治疗,以免继发膀胱挛缩。

3)膀胱灌注化疗的药物:20 世纪 60 年代即有膀胱内灌注塞替派可降低非肌层浸润性膀胱癌术后复发率的报道。此后新药不断出现,常用的包括:羟喜树碱、表柔比星、多柔比星、丝裂霉素等,均有大量的文献报道。但这些药物临床应用的最佳剂量、灌注的频率、维持治疗的时间目前仍无最佳方案。化学药物灌注能降低肿瘤的复发率,但尚无研究表明其能阻止肿瘤的进展。不同于系统化疗,膀胱内灌注化疗药物的疗效与局部药物浓度成正比而不是与药物剂量,同时还依赖于药物与膀胱壁的接触时间,灌注药物的最佳 pH、局部的浓度也尤为重要。非肌层浸润性膀胱癌术后膀胱灌注方案的选择应根据具体情况而定。这些用药依据包括药物作用特点、细胞对化疗药物耐药性的特点及膀胱肿瘤的生物学性状等,如多柔比星、丝裂霉素等属于细胞周期非特异性药物,其疗效呈剂量依赖性,因此,要求在患者能够耐受的前提下,药物浓度应足量。而羟喜树碱、依托泊苷等属细胞周期特异性药物,其疗效呈时机依赖性,单次用药只能杀灭对药物较敏感的生长期细胞,不可能杀死全部肿瘤群细胞,因此,要求多次用药,而单次药物剂量不一定需要达到患者所能耐受的最大剂量,但要注意保证一定的用药时间,最好是与细胞周期非特异性药物联合应用。关于化疗次数,多次灌注优于单次灌注。因为无论是细胞周期非特异性还是细胞周期特异性药物,对癌细胞的杀伤都服从于一级动力学原理,即只能按一定比例而不能全部杀死恶性肿瘤细胞。此外,还可能存在药物耐药性问题。单次灌注不可能达到消灭全部残留细胞的目的,虽然机体自身免疫能消除部分化疗后残留肿瘤细胞,但残留细胞越多,复发的概率终究越高。所以,采用联合用药和重复用药,可以消灭不同生长周期的肿瘤细胞,也可逐次杀灭增殖不活跃的肿瘤细胞,提高化疗效果。膀胱灌注化疗常用药物包括多柔比星、表柔比星、丝裂霉素、吡柔比星、羟喜树碱等。尿液的 pH、化疗药的浓度与膀胱灌注化疗效果有关，并且药物浓度比药量更重要。化疗药物应通过导尿管灌入膀胱，膀胱内保留时间需依据药物说明书选择，常为 0.5～2 小时。灌注前不要大量饮水，避免尿液将药物稀释。表柔比星的常用剂量为 50～80 mg，丝裂霉素的常用剂量为 20～60 mg，吡柔比星的常用剂量为 30 mg，羟喜树碱的常用剂量为 10～20 mg。其他的化疗药物还包括吉西他滨等。膀胱灌注化疗的主要不良反应是化学性膀胱炎，程度与灌注剂量和频率相关，经尿道膀胱肿瘤切除术后即刻行膀胱灌注更应注意药物的不良反应。多数不良反应在停止灌注后可以自行改善。

4)化疗药物的耐药性：虽然可供选择的膀胱腔内化疗药物较多，但并非每一患者都对这些药物敏感。研究人员使用肿瘤细胞原代培养技术和 MTT 比色法测定了 24 例膀胱癌组织对灌注化疗药物的敏感性，结果显示不同个体对化疗药物的敏感性存在明显差异，如多柔比星、丝裂霉素、羟喜树碱和顺铂对不同个体膀胱癌细胞的抑制率分别为 0～95.1%、0～85.7%、0～99.0%和 0～56.8%，相同的组织学类型和分化程度的膀胱癌对同一药物的敏感性差别也很大。肿瘤细胞对化疗药物的耐受性有可能是固有的，也有可能是在治疗过程中获得的，后者往往为多药耐药性。多药耐药性是指肿瘤细胞接触一种抗肿瘤药物后，不仅对该药产生耐药性，而且对其他结构及作用机制不同的药物也产生交叉耐药性。因而对不同个体应用同一种药物治疗具有一定的盲目性，为提高膀胱肿瘤的化疗效果，对不同患者应用采取个体化疗方案。有条件的单位可以直接用从患者机体取材的肿瘤细胞做原代培养，这种方法最大优点是肿瘤细胞刚刚离体，生物学性状尚未发生很大变化，能较真实地反映整个肿瘤细胞群体的特性及不同供体的个体差异，在一定程度上能代表体内状态，检测结果能用于指导临床。在选择灌注药物时，选择肿瘤细胞最敏感的药物如同采用细菌学培养加药物敏感实验指导抗生素应用一样。有学者报道用 MTT 法测定膀胱癌对 4 种化疗药物的敏感性，并对据此进行的化疗效果进行随访，结果药物敏感试验组的单位时间复发率显著低于使用丝裂霉素的对照组（$P<0.05$）。肿瘤细胞对不同的化疗药物的耐受机制也是不一样的，可以充分利用这个特点选择合理的化疗药物。如多柔比星属抗生素类抗癌剂，对原位癌效果较好，但反复使用易诱导 P-糖蛋白、多药耐药相关蛋白等表达，并产生经典的多药耐药性，许多原发性耐药现象也包括对多柔比星耐药。因此，治疗时要充分考虑耐药性问题，有条件者可通过免疫组织化学方法检测 P-糖蛋白和多药耐药相关蛋白的表达情况，阳性者避免使用多柔比星。治疗后复发者不宜再采用该药及经典耐药机制中耐药谱中的药物，如表多柔比星、长春新碱、依托泊苷等。而丝裂霉素为烷化剂，对高分级和有肌层浸润的膀胱癌效果较好。膀胱肿瘤细胞对丝裂霉素也可产生耐药性，其耐药机制多与谷胱甘肽 S-转移酶 π 活性增强、DT 黄递酶和 P450 还原酶减少等有关，不同于 P-糖蛋白等介导的经典耐药机制。因此，对丝裂霉素治疗失败的病例，再次治疗必须更换治疗方案。但在经典的多药耐药性现象中，丝裂霉素仍敏感，故用多柔比星等治疗失败的患者也可考虑选用丝裂霉素治疗。由于肿瘤细胞对药物耐药具有不确定性，因此，为提高治疗效果，许多学者提倡采用联合用药行膀胱腔内灌注。联合用药的依据可根据肿瘤细胞增殖周期动力学特点、药物作用机制及常见的耐药谱特点等建立。Sekine 经临床观察，认为序贯采用丝裂霉素和多柔比星行膀胱腔内灌注是治疗膀胱原位癌的首选方案。对反复化疗失败的患者，可以采用卡介苗治疗。采用丝裂霉素和羟喜树碱联合序贯膀胱灌注治疗也取得了较好的疗效。

(2)术后膀胱灌注免疫治疗：主要有以下方式。

1)卡介苗：卡介苗为膀胱腔内灌注的常用生物制剂，为一种活的生物菌，具有一定的抗原性、致敏性和残余毒性，对表浅、无肌层浸润的膀胱肿瘤和原位癌效果较好。其抗肿瘤的机制仍不十分清楚，目前比较明确的有两点：①卡介苗与膀胱黏膜接触后引起膀胱黏膜的炎症反应，从而激发局部的细胞免疫反应，形成有胶原纤维包绕的成纤维细胞、巨噬细胞、淋巴细胞团，干扰肿瘤细胞生长。②卡介苗对黏膜上皮细胞及肿瘤细胞具有直接细胞毒作用。Michael 等通过体内外实验研究发现卡介苗黏附于移行上皮肿瘤细胞及体外培养的膀胱癌细胞株 T24、MBT22，并被这些细胞摄入，随后通过细菌增殖使细胞溶解，或生成某些有毒产物对细胞产生毒性作用。卡介苗膀胱灌注适合于高危非肌层浸润性膀胱癌的治疗，可以预防膀胱肿瘤的进展。但卡介苗不能改变低危非肌层浸润性膀胱癌的病程，而且由于卡介苗灌注的不良反应发生率较高，对于低危非肌层浸润膀胱尿路上皮癌不建议行卡介苗灌注治疗。对于中危非肌层浸润膀胱尿路上皮癌而言，其术后肿瘤复发概率为 45%，而进展概率为 1.8%，因此，中危非肌层浸润膀胱尿路上皮癌膀胱灌注的主要目的是防止肿瘤复发，一般建议采用膀胱灌注化疗，某些情况也可以采用卡介苗灌注治疗。卡介苗膀胱灌注的剂量：卡介苗治疗一般采用 6 周灌注诱导免疫应答，再加 3 周的灌注强化以维持良好的免疫反应。卡介苗灌注用于治疗高危非肌层浸润膀胱尿路上皮癌时，一般采用常规剂量（120～150 mg）；卡介苗用于预防非肌层浸润膀胱尿路上皮癌复发时，一般采用低剂量（60～75 mg）。研究发现采用 1/4 剂量（30～40 mg）卡介苗灌注治疗中危非肌层浸润膀胱尿路上皮癌时，其疗效与全剂量疗效相同，不良反应却明显降低。不同卡介苗菌株之间的疗效没有差别。卡介苗灌注一般在经尿道膀胱肿瘤切除术后 2 周开始。卡介苗维持灌注可以使膀胱肿瘤进展概率降低 37%。需维持卡介苗灌注 1～3 年（至少维持灌注 1 年），因此有文献建议在 3、6、12、18、24、36 个月时重复卡介苗灌注，以保持和强化疗效。卡介苗膀胱灌注的主要不良反应为膀胱刺激症状和全身流感样症状，少见的不良反应包括结核败血症、前列腺炎、附睾炎、肝炎等。因此，在经尿道膀胱肿瘤切除术后膀胱有开放创面或有肉眼血尿等情况下，不能进行卡介苗膀胱灌注，以免引起严重的不良反应。有免疫缺陷的患者，如先天性或获得性免疫缺陷综合征、器官移植患者或其他免疫力低下的患者，均不宜行卡介苗的治疗，因为不会产生疗效。活动性结核患者也不宜应用卡介苗灌注治疗，以免引起病情恶化。

2）免疫调节剂：一些免疫调节剂与化疗药物一样可以预防膀胱肿瘤的复发，包括干扰素、白细胞介素-2、钥孔戚血蓝素等。①干扰素是一种糖蛋白，为膀胱内灌注最常采用的生物制剂，能够上调宿主的免疫反应，具有抗病毒、抗增生及免疫调节等作用。膀胱内应用重组干扰素可以通过增加免疫细胞在膀胱壁内的浸润而增加自然杀伤细胞和细胞毒性 T 淋巴细胞的细胞毒性作用，即既有增强全身免疫系统的功能，又有增强膀胱内局部免疫的功能。目前国外多采用干扰素-α 进行膀胱内灌注，推荐使用剂量为每次 107～108 U。膀胱内应用干扰素-α 的毒副作用相对轻微，发生率为 27%，主要是类似流感症状的发热、寒战、疲乏和肌肉疼痛等。②白细胞介素-2 是另一种常用的免疫调节剂。采用腔内灌注或肿瘤部位注射的方式也取得了较好的疗效，但是使用的剂量及方案还有待于规范。

（3）复发肿瘤的灌注治疗：膀胱肿瘤复发后，一般建议再次经尿道膀胱肿瘤切除术治疗。依照经尿道膀胱肿瘤切除术后分级及分期，按上述方案重新进行膀胱灌注治疗。对频繁复发和多发者，建议行卡介苗灌注治疗。

（4）T_1G_3 膀胱癌的治疗：T_1G_3 膀胱癌通过卡介苗灌注治疗或膀胱灌注化疗，有 50% 的概率可以保留膀胱。建议先行经尿道膀胱肿瘤切除术，对术后病理诊断分级为 G_3 而标本未见肌层组织的病例，建议 2～6 周后再次行经尿道膀胱肿瘤切除术获取肌层组织标本。无肌层浸润者，术后行卡介苗灌注治疗或膀胱灌注化疗药物。对于2周期卡介苗灌注治疗或6个月膀胱灌注化疗无效或复发的病例，建议行膀胱根治性切除术。

(六)肌层浸润性膀胱癌的治疗

1.根治性膀胱切除术

根治性膀胱切除术联合盆腔淋巴结清扫术，是肌层浸润性膀胱癌的标准治疗，可以提高浸润性膀胱癌患者生存率，避免局部复发和远处转移。该手术需要根据肿瘤的病理类型、分期、分级、肿瘤发生部位、有无累及邻近器官等情况，结合患者的全身状况进行选择。文献报道浸润性膀胱癌患者盆腔淋巴结转移的可能性为30%～40%，淋巴结清扫范围应根据肿瘤范围、病理类型、浸润深度和患者情况决定。

(1)根治性膀胱切除术的指征：根治性膀胱切除术的基本手术指征为 $T_2 \sim T_{4a}$，$N_0 \sim N_x$，M_0 浸润性膀胱癌，其他指征还包括高危非肌层浸润性膀胱癌 T_1G_3 肿瘤，卡介苗治疗无效的Tis，反复复发的非肌层浸润性膀胱癌，保守治疗无法控制的广泛乳头状病变等，以及保留膀胱手术后非手术治疗无效或肿瘤复发者和膀胱非尿路上皮癌。

(2)根治性膀胱切除术的手术方法及范围：根治性膀胱切除术的手术范围包括膀胱及周围脂肪组织、输尿管远端，并行盆腔淋巴结清扫术；男性应包括前列腺、精囊，女性应包括子宫、附件和阴道前壁。如果肿瘤累及男性前列腺部尿道或女性膀胱颈部，则需考虑施行全尿道切除。对于性功能正常的较年轻男性患者，术中对周围神经血管的保护可以使半数以上患者的性功能不受影响，但术后需严密随访肿瘤复发情况及前列腺特异性抗原变化情况。手术过程中的淋巴结清扫为预后判断提供重要的信息。目前主要有局部淋巴结清扫、常规淋巴结清扫和扩大淋巴结清扫三种。局部淋巴结清扫仅切除闭孔内淋巴结及脂肪组织；扩大淋巴结清扫的范围包括主动脉分叉和髂总血管(近端)、股生殖神经(外侧)、旋髂静脉和克洛凯管(远端)、髂内血管(后侧)，包括闭孔、两侧坐骨前、骶骨前淋巴结，清扫范围向上达到肠系膜下动脉水平；常规淋巴结清扫的范围达髂总血管分叉水平，其余与扩大清扫范围相同。有学者认为扩大淋巴结清扫对患者有益，可以提高术后的5年生存率，但该方法仍存在争议。阳性淋巴结占术中切除淋巴结的比例(淋巴结密度)可能是淋巴结阳性高危患者的重要预后指标之一。目前根治性膀胱切除术的方式可以分为开放手术和腹腔镜手术两种。与开放手术相比，腹腔镜手术具有失血量少、术后疼痛较轻、恢复较快的特点，但手术时间并不明显优于开放性手术，而且腹腔镜手术对术者的操作技巧要求较高。近来机器人辅助的腹腔镜根治性膀胱切除术可以使手术更精确和迅速，并减少出血量。

(3)根治性膀胱切除术的生存率：随着手术技术和随访方式的改进，浸润性膀胱癌患者的生存率有了较大的提高。根治性膀胱切除术围手术期的死亡率为1.8%～2.5%，主要死亡原因有心血管并发症、败血症、肺栓塞、肝衰竭和大出血等。患者的总体5年生存率为54.5%～68%，10年生存率为66%。若淋巴结阴性，T_2期的5年和10年生存率分别为89%和78%，T_{3a}期为87%和76%，T_{3b}期为62%和61%，T_4期为50%和45%。而淋巴结阳性患者的5年和10年生存率只有35%和34%。

2.保留膀胱的手术

对于身体条件不能耐受根治性膀胱切除术，或不愿接受根治性膀胱切除术的浸润性膀胱癌患者，可以考虑行保留膀胱的手术。施行保留膀胱手术的患者需经过细致选择，对肿瘤性质、浸润深度进行评估，正确选择保留膀胱的手术方式，并辅以术后放疗和化疗，且术后需进行密切随访。

浸润性膀胱癌保留膀胱的手术方式有两种：经尿道膀胱肿瘤切除术（经尿道膀胱肿瘤切除术）和膀胱部分切除术。对于多数保留膀胱的浸润性膀胱癌患者，可通过经尿道途径切除肿瘤。但对于部分患者应考虑行膀胱部分切除术：肿瘤位于膀胱憩室内、输尿管开口周围或肿瘤位于经尿道手术操作盲区的患者，有严重尿道狭窄和无法承受截石位的患者。近来有学者认为对于T_2期患者，初次经尿道膀胱肿瘤切除术后4～6周内再次行经尿道膀胱肿瘤切除术并结合化疗与放疗有助于保全膀胱。

浸润性膀胱癌患者施行保留膀胱手术的5年生存率为58.5%～69%，T_2期的3年生存率为61.2%，T_3期的3年生存率为49.1%。

3.尿流改道术

浸润性膀胱肿瘤患者行膀胱全切术后常需行永久性尿流改道术。目前尿流改道术尚无标准治疗方案，有多种尿流改道的手术方法在临床上应用，包括不可控尿流改道、可控尿流改道、膀胱重建等。手术方式的选择需要根据患者的具体情况，如年龄、伴发病、预期寿命、盆腔手术及放疗史等，并结合患者的要求及术者经验认真选择。保护肾功能、提高患者生活质量是治疗的最终目标。神经衰弱、精神病、预期寿命短、肝或肾功能受损对于有复杂操作的尿流改道术属于禁忌证。

(1)不可控尿流改道：即采取最直接的路径，将尿液引流至体外。常用的方法为回肠膀胱术，手术方式简单、安全、有效，主要缺点是需腹壁造口、终身佩戴集尿袋。经过长期随访，患者出现肾功能损害约为27%，造瘘口并发症发生率约为24%，输尿管回肠吻合口并发症发生率约为14%，死亡率约为1.0%。伴有短肠综合征、小肠炎性疾病、回肠受到广泛射线照射的患者不适于此手术方式。对预期寿命短、有远处转移、姑息性膀胱全切、肠道疾病无法利用肠管进行尿流改道或全身状态不能耐受其他手术者可采取输尿管皮肤造口术。

(2)可控尿流改道：包括以下方式。

1)可控贮尿囊：该手术方式繁多，但主要由相互关系密切的三部分组成。首先利用末段回肠及盲升结肠等，切开重组成大容量、低压力、顺应性及调节性强的贮尿囊；将输尿管与贮尿囊行抗逆流的吻合，形成输入道，这是防止上行性输尿管肾积水、上尿路感染及保护肾功能的重要步骤；最后是利用末端回肠或阑尾形成有足够长度和阻力的抗失禁输出道。除了需建成单向活瓣结构外，保持贮尿囊内低压是防止逆流的重要因素。在多种手术方式中值得推荐的是使用缩窄的末段回肠作输出道的回结肠贮尿囊，使用原位阑尾作输出道的回结肠贮尿囊及去带盲升结肠贮尿囊。可控贮尿囊适用于：①预期寿命较长、能耐受复杂手术；②双侧肾脏功能良好可保证电解质平衡及废物排泄；③无上尿路感染；④肠道未发现病变；⑤能自行导尿。此手术方式适于男女患者，能自行插管导尿，不需佩戴腹壁集尿器，因此患者有较高的生活质量。随访发现该手术方式早、晚期并发症发生率分别为12%和37%。晚期并发症主要有输尿管狭窄或梗阻、尿失禁、导尿困难和尿路结石，代谢并发症也比较常见。正确的病例选择、术前指导及选用合适的肠段和早期治疗，可以降低大多数患者这些并发症的发生率。主要缺点是需要腹壁造口。

2)利用肛门控制尿液手术方式：利用肛门括约肌控制尿液的手术方式包括尿粪合流术、输尿管乙状结肠吻合术、结肠直肠吻合术。由于吻合术易出现逆行感染、高氯性酸中毒、肾功能受损和恶变等并发症，现已很少用；尿粪分流术，比较常用的方法为直肠膀胱、结肠腹壁造口术，该方法简单，能建立一个相对低压、可控的直肠储尿囊，现在仍为许多医院所采用。采用肛门括约肌控制尿液的手术方式要求患者肛门括约肌功能必须良好。

3)膀胱重建或原位新膀胱：原位新膀胱术由于患者术后生活质量高，近年内已被很多的治疗中心作为尿流改道的首选手术方式。此手术方式的主要优点是不需要腹壁造口，患者可以通过腹压或间歇清洁导尿排空尿液。缺点是夜间尿失禁和需要间歇性的自我导尿。早、晚期并发症发生率分别为20%～30%和30%，主要由输尿管与肠道或新膀胱与尿道吻合口引起。另一缺点是尿道肿瘤复发，发生率为4%～5%，如膀胱内存在多发原位癌或侵犯前列腺尿道则复发率高达35%，因此术前男性患者须常规行前列腺尿道组织活检，女性行膀胱颈活检，或者术中行冷冻切片检查，术后应定期行尿道镜检和尿脱落细胞学检查。原位新膀胱主要包括回肠原位新膀胱术、回结肠原位新膀胱术、去带回盲升结肠原位新膀胱术。一些学者认为回肠收缩性少、顺应性高，可达到好的控尿率，黏膜萎缩使尿液成分重吸收减少，手术操作不甚复杂，比利用其他肠道行原位新膀胱术更为优越。乙状结肠原位新膀胱易形成憩室和有癌变的危险，因此不适合作为长期的尿流改道，在其他改道术失败时可选用。胃原位新膀胱仅见个案报道和小样本病例报道，远期疗效需要进一步观察，一般主张在肠道严重缺损、骨盆接受过放疗或其他疾病无法利用肠道时可选用。原位新膀胱的先决条件是完整无损的尿道和外括约肌功能良好，术中尿道切缘呈阴性。一般来说，任何形式的可控性尿流改道，都要求患者有正常的肾功能。因为肾功能差的患者无论使用小肠还是结肠行可控性尿流改道术后均会出现严重的代谢紊乱。而回肠膀胱术，则是在患者肾功能较差的情况下唯一可以考虑的尿流改道手术。前列腺尿道有侵犯、膀胱多发原位癌、骨盆淋巴结转移、高剂量术前放疗、复杂的尿道狭窄及患者不能忍受长期尿失禁为原位新膀胱术的禁忌证。

4.化疗

尽管在确诊时只有20%的患者属晚期，但大多数早期或浸润性膀胱癌患者最终都会复发或发生转移，其中50%左右的浸润性膀胱癌患者在2年内将发生远处转移，5年生存率为36%～54%。对于T_3～T_4和(或)N_+M_0膀胱癌高危患者，5年生存率仅为25%～35%。化疗是唯一能延长这些晚期患者的生存时间并改善其生活质量的治疗方法，可使多数患者的预计生存时间由3～6个月延长至1年左右，少数患者可获得长期生存。

(1)新辅助化疗：对于可手术的T_2～T_{4a}期患者，术前可行新辅助化疗。新辅助化疗的主要目的是控制局部病变，使肿瘤降期，降低手术难度和消除微转移灶，提高术后远期生存率，其优点体现在：①在新辅助化疗期间如治疗有效可连续应用，而化疗无效或有进展的情况下可中断治疗或行膀胱切除术；②术前的化疗可能降低肿瘤分期，从而降低手术的难度；③可应用系统的、足量的化疗而不需考虑影响膀胱切除术的术后恢复的困难，患者在术前经常能耐受较大剂量和更多周期的化疗；④新辅助化疗对较早的微小转移有疗效，有可能减少后继的转移癌的发生率。新辅助化疗后，患者死亡率可下降12%～14%，5年生存率提高5%～7%，远处转移率降低5%，对于T_3～T_{4a}患者，其生存率提高可能更明显。新辅助化疗还被用作保留膀胱的手段，但这一方法备受争议。新辅助化疗的疗程尚无明确界定，但至少要用2～3个周期。

(2)辅助化疗：辅助化疗是在手术后选择性给予化疗的策略，包括较早期的膀胱切除术及后继的化疗。通过病理检查膀胱切除术后标本而给患者危险度分层指导后继的辅助化疗，对于临床T_2或T_3期患者，根治性膀胱切除术后病理若显示淋巴结阳性或为T_3，术前未行新辅助化疗者术后可采用辅助化疗。膀胱部分切除患者术后病理若显示淋巴结阳性或切缘阳性或为T_3，术后也可采用辅助化疗。对低危险患者(Ta和T_1～T_2)不必行辅助化疗。辅助化疗可以推迟疾病进展，预防复发，但各项对于辅助化疗的研究由于样本量小、统计及方法学混乱，因此结果备受争议。

(3)对于临床 T_{4a} 及 T_{4b} 患者，若 CT 显示淋巴结阴性或发现不正常淋巴结经活检阴性，可行化疗或化疗＋放疗，或手术＋化疗(仅限于选择性 cT_{4a} 患者)。CT 显示有肿大淋巴结经活检呈阳性的，则行化疗或化疗＋放疗。

(4)转移性膀胱癌应常规行全身系统化疗，尤其是无法切除、弥漫性转移、可测量的转移病灶。身体状况不宜或不愿意接受根治性膀胱切除术者也可行全身系统化疗＋放疗。

(5)动脉导管化疗：通过对双侧髂内动脉灌注化疗药物达到对局部肿瘤病灶的治疗作用，对局部肿瘤效果较全身化疗好，常用于新辅助化疗。文献报道，动脉导管化疗＋全剂量放疗的完全缓解率为 78%～91%，动脉导管化疗作为辅助化疗效果不佳。化疗药物可选用甲氨蝶呤/顺铂，或单用顺铂，还可使用氟尿嘧啶＋多柔比星＋顺铂＋丝裂霉素等。

(6)化疗方案：晚期膀胱癌的化疗早期多为单药化疗，其中以顺铂和甲氨蝶呤应用最多，有效率相对较高。顺铂单药治疗晚期膀胱癌的Ⅱ期临床研究显示有效率为 35%左右，但是大部分病例为部分缓解，完全缓解率只有 5%～16%。单药还包括长春新碱、多柔比星、长春新碱、5-氟尿嘧啶、环磷酰胺及丝裂霉素等，有效率一般在 10%～20%，完全缓解率均＜10%，但肿瘤缓解时间很少超过4 个月。在过去几年中涌现出一些新的化疗药物，其中一些对尿路上皮细胞癌较敏感，如紫杉醇、多西紫杉醇、吉西他滨及异环磷酰胺等，但临床资料表明，其疗效仍不及联合化疗方案。由于单药化疗的有效率并不高，而且肿瘤缓解时间、生存时间均较短，后来开始多采用联合化疗方案来治疗晚期膀胱癌，一些新开发出的化疗药物也用于联合化疗方案。

1)甲氨蝶呤＋长春新碱＋多柔比星＋顺铂方案：这是传统上膀胱尿路上皮癌的标准一线治疗方案。甲氨蝶呤用量为 30 mg/m²，第 1 天、第 15 天、第 22 天静脉滴注；长春新碱用量为 3 mg/m²，第 2 天、第 15 天、第 22 天静脉滴注；多柔比星用量为 30 mg/m²，第 2 天静脉滴注；顺铂用量为 70 mg/m²，第 2 天静脉滴注。每 4 周重复一次，共 2～6 个周期。两项随机前瞻性研究已经证实甲氨蝶呤＋长春新碱＋多柔比星＋顺铂方案效果明显好于单种药物化疗效果。多项研究显示此方案的完全缓解率为 15%～25%，有效率为 50%～70%，中位生存时间为 12～13 个月。尽管甲氨蝶呤＋长春新碱＋多柔比星＋顺铂方案的有效率较高，但是其毒性反应也较大，主要为骨髓抑制、黏膜炎、恶心、呕吐、脱发及肾功能损害等，粒细胞缺乏性发热的发生率为 25%，2/3 级黏膜炎为 50%，化疗相关死亡发生率高达 3%。Saxman 等对接受甲氨蝶呤＋长春新碱＋多柔比星＋顺铂方案化疗的患者做了长期随访后发现，患者的长期存活率并不理想，6 年的无病存活率只有 3.7%。

2)吉西他滨＋顺铂方案：该方案被认为是目前的标准一线治疗方案，可被更多患者选用。吉西他滨用量为 800～1 000 mg/m²，第 1 天、第 8 天、第 15 天静脉滴注；顺铂用量为 70 mg/m²，第 2 天静脉滴注。每 3～4 周重复一次，共 2～6 个周期。研究显示吉西他滨＋顺铂方案的完全缓解率为 15%，部分缓解率为 33%，中位疾病进展时间为 23 周，总生存时间为 54 周，较甲氨蝶呤＋长春新碱＋多柔比星＋顺铂方案耐受性好。在将新联合化疗方案与传统标准化疗方案进行比较的Ⅲ期临床研究中，将吉西他滨＋顺铂方案与甲氨蝶呤＋长春新碱＋多柔比星＋顺铂方案进行了比较，共有来自19 个国家 99 个中心的 405 例晚期膀胱癌患者入组，吉西他滨＋顺铂组 203 例，甲氨蝶呤＋长春新碱＋多柔比星＋顺铂组 202 例，两组分别接受标准剂量的吉西他滨＋顺铂方案和甲氨蝶呤＋长春新碱＋多柔比星＋顺铂方案化疗，两方案均为每 4 周重复一次，结果两组的有效率分别为 49%、46%，完全缓解率均为 12%，中位疾病进展时间均为 7.4 个月，中位总生存时间分别为 13.8 个月、14.8 个月，两组间的这些指标均无统计学差异。但甲氨蝶呤＋长春新碱＋多柔比星＋顺铂组毒性反应明显高于吉西他滨＋顺铂组，两组 3/4 级中性粒细胞减少发生率分别为 82％、71％，粒细胞缺乏性发热分别为 14％、2％，3/4 级感染分别为 12％、1％，3/4 级黏膜炎分别为 22％、1％，脱发分别为 55％、11％，甲氨蝶呤＋长春新碱＋多柔比星＋顺铂组的化疗相关死亡率高达 3％，而吉西他滨＋顺铂组只有 1％。由于严重的毒性反应，甲氨蝶呤＋长春新碱＋多柔比星＋顺铂组需要住院的患者数、住院天数及治疗费用均要高于吉西他滨＋顺铂组。该Ⅲ期临床研究表明吉西他滨＋顺铂方案与甲氨蝶呤＋长春新碱＋多柔比星＋顺铂方案在有效率、疾病进展时间、总生存时间等方面均相近，但前者毒性反应及化疗相关死亡率明显低于后者，因此吉西他滨＋顺铂方案取代了甲氨蝶呤＋长春新碱＋多柔比星＋顺铂方案成为晚期膀胱癌新的标准化疗方案，并得以广泛应用。

3)其他方案：紫杉醇＋顺铂方案、紫杉醇＋卡铂方案、多西紫杉醇＋顺铂 3 周方案、吉西他滨＋紫杉醇方案、甲氨蝶呤＋长春新碱＋顺铂方案和环磷酰胺＋多柔比星＋顺铂方案。吉西他滨＋顺铂＋紫杉醇方案，吉西他滨＋卡铂＋紫杉醇方案和异环磷酰胺＋顺铂＋紫杉醇方案等化疗方案毒副作用大，临床很少应用。

5.放疗

肌层浸润性膀胱癌患者在某些情况下，为了保留膀胱不愿意接受根治性膀胱切除术，或患者全身条件不能耐受根治性膀胱切除手术，或根治性手术已不能彻底切除肿瘤及肿瘤已不能切除时，可选用膀胱放疗或化疗＋放疗。但对于肌层浸润性膀胱癌，单纯放疗有效率只有 20％～40％，患者的总生存期短于根治性膀胱切除术。

(1)根治性放疗：膀胱外照射方法包括常规外照射、三维适形放疗及强调适形放疗。单纯放疗靶区剂量通常为 60～66 Gy，每天剂量通常为 1.8～2.0 Gy，整个疗程 6～7 周。目前常用的放疗日程：①50～55 Gy，分 25～28 次完成（＞4 周）；②64～66 Gy，分 32～33 次完成（＞6.5 周）。放疗的局部控制率为 30％～50％，肌层浸润性膀胱癌患者 5 年总的生存率为 40％～60％，肿瘤特异生存率为 35％～40％，局部复发率约为 30％。临床研究显示，基于顺铂的联合放、化疗的反应率为 60％～80％，5 年生存率为 50％～60％，有 50％的患者可能保留膀胱，但目前尚缺乏长期的随机研究结果。一项大规模的Ⅱ期临床研究提示联合放、化疗与单纯放疗相比能提高保留膀胱的可能性。对于保留膀胱的患者应密切随访，出现复发时应积极行补救性的膀胱根治性切除术。欧洲文献报道，T_1/T_2期小肿瘤患者可通过膀胱切开（行或未行膀胱部分切除）显露肿瘤后置入放射性碘、铱、钽或铯行组织内近距离照射，再联合外照射和保留膀胱的手术，从而达到治疗目的。根据肿瘤分期不同，5 年生存率为 60％～80％。

(2)辅助性放疗：根治性膀胱切除术前放疗无明显优越性。对膀胱全切或膀胱部分切除手术未切净的残存肿瘤或术后病理切缘阳性者，可行术后辅助放疗。

(3)姑息性放疗：通过短程放疗（剂量为 7 Gy，3 天；3.0～3.5 Gy，10 天）可减轻因膀胱肿瘤巨大造成无法控制的症状，如血尿、尿急、疼痛等。但这种治疗可增加急性肠道并发症的危险，包括腹泻和腹部痉挛疼痛。

二、膀胱非尿路上皮癌

（一）鳞状细胞癌

膀胱鳞状细胞癌可分为非血吸虫病性膀胱鳞状细胞癌和血吸虫病性膀胱鳞状细胞癌，诊断主要靠膀胱镜活检。单纯的膀胱鳞状细胞癌患者应选择根治性膀胱切除术，高分级、高分期肿瘤术前放疗有助于预防盆腔复发，在无有效化疗药物的情况下推荐根治性手术之前放疗。膀胱鳞状细胞癌的5年生存率约为50%，血吸虫病性膀胱鳞状细胞癌的预后相对较好。

1.非血吸虫病性膀胱鳞状细胞癌

细菌感染、异物、慢性下尿路梗阻或膀胱结石等引起的慢性炎症，以及膀胱黏膜白斑、长期留置导尿管等可能与膀胱鳞状细胞癌的发生有关。

非血吸虫病性膀胱鳞状细胞癌好发于膀胱三角区和侧壁，主要是溃疡和浸润，很少呈乳头样生长，可伴有膀胱憩室或膀胱结石。8%～10%膀胱鳞状细胞癌就诊时已发生转移。血尿是主要的临床表现，93%的患者伴有泌尿系统感染。本病单纯放疗效果差，根治性膀胱切除术疗效优于放疗，术前放疗加根治性膀胱切除术比单纯根治性膀胱切除术效果更好。膀胱鳞状细胞癌是一种化疗抵抗的肿瘤，目前还未发现有效的化疗方案。

2.血吸虫病性膀胱鳞状细胞癌

血吸虫病性膀胱鳞状细胞癌的发生可能与血吸虫存在导致的细菌和病毒感染有关，而非寄生虫本身。维生素A缺乏也可能是膀胱上皮鳞状化生及肿瘤发生的重要原因之一。

血吸虫病性膀胱鳞状细胞癌的平均发病年龄比非血吸虫病性膀胱鳞状细胞癌低10～20岁。主要症状是尿频、尿痛和血尿。肿瘤多发于膀胱后壁的上半部分或顶部，很少发生于三角区。确诊主要依靠膀胱镜检查活检及麻醉状态下仔细的双合诊。

根治性膀胱切除术是血吸虫病性膀胱鳞状细胞癌治疗的主要方法。研究显示术前放疗可改善高分级、高分期肿瘤患者的预后。

(二)腺癌

膀胱腺癌是少见的肿瘤，在泌尿系统肿瘤中，腺癌可以单独发生于膀胱，也可以与其他种类的肿瘤混合发生，例如移行细胞癌、鳞状细胞癌或者癌肉瘤，纯膀胱腺癌约占膀胱上皮癌的2%，生物学行为较特殊，有明显的浸润性、弥漫性和转移性，早期诊断困难，预后差。根据组织来源膀胱腺癌可分为五种类型：①起源于膀胱的原发性腺癌；②脐尿管腺癌；③印戒细胞癌；④转移性腺癌；⑤与移行细胞混合的腺癌。

腺癌诊断主要依靠膀胱镜活检，B超、CT及MRI等检查可显示肿瘤大小、侵犯范围及临床分期，特别是对脐尿管腺癌，当肿瘤未侵犯膀胱黏膜时，膀胱镜检可无异常发现。

1.原发性腺癌

原发性膀胱腺癌多见于男性，可能因移行上皮腺性化生引起，常伴腺性膀胱炎，并可见Brunn巢，在膀胱腺癌组织病理中可见到分化较好的高柱状上皮细胞，并呈不规则腺腔样排列，也可见癌细胞不成腺腔，而成不规则团块。长期的慢性刺激、梗阻及膀胱外翻则是引起化生的常见原因。血吸虫感染也是腺癌发生原因之一，在血吸虫流行地区膀胱腺癌约占膀胱癌的10%。

膀胱腺癌主要症状有血尿、尿痛、膀胱刺激症状、黏液尿。原发性膀胱腺癌发生于膀胱三角区及膀胱侧壁，病变进展较快，多为肌层浸润性膀胱癌。原发性腺癌的患者伴腺性膀胱炎比原位癌更常见。

临床就诊时大多数已属局部晚期，宜行根治性膀胱切除术以提高疗效。经尿道切除或膀胱部分切除术的疗效差。术后辅以放疗，可以提高肿瘤无复发生存率。对于进展期和已有转移的腺癌可以考虑化疗，一般采用5-氟尿嘧啶为基础的化疗，使用甲氨蝶呤＋长春新碱＋多柔比星＋顺铂方案进行化疗无效。

2.脐尿管腺癌

脐尿管癌可能与脐尿管上皮增生及其内覆移行上皮腺性化生有关，占膀胱腺癌的 20%～39%。主要的临床症状为耻骨上的肿块伴有血尿，好发于 50～60 岁，多见于女性，也可以发生于年轻的群体。脐尿管腺癌只发生在膀胱顶部前壁，膀胱黏膜无腺性膀胱炎和囊性膀胱炎及肠上皮化生，肿瘤集中于膀胱壁，即肌间或更深层，而非黏膜层，可见脐尿管残留。脐尿管腺癌可浸润到膀胱壁深层、脐、Retzius 间隙及前腹壁。在 MRI 的矢状位成像上，肿瘤的范围清晰可见。

脐尿管腺癌的治疗主要为手术治疗，包括扩大性膀胱部分切除术和根治性膀胱切除术。放疗和化疗的效果不佳。近年来脐尿管腺癌采用的扩大性膀胱部分切除术受到重视，手术应尽可能地整块切除膀胱顶、脐尿管和脐，切除范围包括部分腹直肌、腹直肌后鞘、腹膜及弓状线。术后复发和转移是治疗失败的主要原因，一般在术后 2 年内发生。常见的转移部位是骨、肺、肝和盆腔淋巴结。脐尿管腺癌诊断时往往分期较高，有较高的远处转移风险。脐尿管腺癌的预后比非脐尿管腺癌差。美国肿瘤中心的经验显示，边缘阴性与否和淋巴结情况是影响预后的重要因素，总体 5 年生存率为 40%，平均生存 46 个月。

3.印戒细胞癌

印戒细胞癌非常少见，发病年龄和性别差异与膀胱移行细胞癌相似，通常发生于50 岁以上的男性，临床表现也与移行细胞癌相似，尿频、尿急、尿痛、肉眼血尿为常见的临床表现。它可以发生于膀胱的任何部位，但绝大多数位于膀胱三角区和后壁。膀胱镜检查：黏膜常见水肿，部分病例表面呈溃疡状，但有时通过膀胱镜检查并不能发现癌的病变。多数呈弥漫性纤维化和皮革样膀胱壁增厚。肿瘤常常侵犯周围软组织。显微镜下见大量印戒状癌细胞弥漫浸润，癌细胞中等大小，圆形、卵圆形或多角形，胞质淡染，核偏位，呈印戒状。特殊染色：阿尔新蓝/过碘酸希夫反应(＋)；免疫表型：角蛋白(AE1/AE3)、角蛋白 7、角蛋白 20、癌胚抗原、上皮细胞膜抗原等上皮性标志物均(＋)。电镜观察：癌细胞内有大量圆形黏液颗粒，中等电子密度，黏液多糖物质呈细颗粒状态。

其组织学起源不详，有文献报道 20%的膀胱印戒细胞癌来自脐尿管残存上皮，也有学者认为起源于化生的尿路上皮，常与长期局部刺激有关。膀胱原发性印戒细胞癌专指几乎全部由印戒细胞组成，或由具有细胞内黏液，无丰富细胞外黏液的分化较差的圆形细胞组成的肿瘤。在诊断原发性膀胱印戒细胞癌时，必须排除直肠癌或前列腺癌的直接浸润，以及胃癌、卵巢黏液性癌等肿瘤的转移。

膀胱原发性印戒细胞癌浸润性非常强，常常广泛浸润周围软组织，病程进展快，预后差，复发率高，病死率高，仅靠手术切除不可能治愈，半数病例在诊断 1 年内死亡。

4.转移性腺癌

转移性腺癌是最常见的膀胱腺癌，原发病灶可来自直肠、胃、子宫内膜、乳腺、前列腺和卵巢。治疗上采用以处理原发病为主的综合治疗。

(三)未分化癌

未分化癌少见，已报道有一种小细胞癌类型，组织学上类似肺小细胞癌。肿瘤好发于膀胱两侧壁和膀胱底部。膀胱小细胞癌瘤体直径往往较大，平均约 5 cm。与尿路上皮癌相似，膀胱小细胞癌主要通过淋巴转移，不同点在于其更具侵袭性，转移得更早、更快。最常见的转移部位依次为淋巴结、肝脏、骨骼、肺和大脑。就诊时患者往往已有深肌层浸润。

膀胱小细胞癌的诊断同尿路上皮癌，但应考虑有无远处转移。膀胱小细胞癌与膀胱尿路上皮癌在 CT 上的区别:膀胱小细胞癌广基、无蒂、息肉样改变,向膀胱壁内浸润明显,在未出现膀胱邻近器官或淋巴结转移时往往已侵犯膀胱全层。

膀胱小细胞癌细胞病理学特征为零散的、相互孤立、圆形、大小均匀的小细胞,细胞学上相邻的肿瘤细胞缺乏巢状或腺状结构是膀胱小细胞癌最重要的特征。

治疗考虑采用小细胞肺癌的化疗方案做辅助化疗或者新辅助化疗,并联合局部治疗(手术治疗或放疗)。研究认为新辅助化疗有助于提高生存率。手术治疗应选择根治性膀胱切除术,病理分期为 T_3、T_4期考虑术后辅助化疗,化疗一般选用顺铂和依托泊苷。

(四)混合细胞癌

膀胱混合癌是一种临床少见的膀胱恶性肿瘤,通常以鳞状细胞癌、腺癌或小细胞癌与移行细胞癌共生,病程进展快,恶性程度高,预后极差。其发病机制尚不清楚,研究表明膀胱鳞状细胞癌的发病与慢性膀胱炎、埃及血吸虫病、结石、膀胱憩室、长期留置尿管等有关。治疗上建议行根治性膀胱切除术。根治术后没有证据表明辅助化疗有效(小细胞癌除外)。如果含有小细胞癌的成分,根治性膀胱切除术后应根据分期选择小细胞癌的辅助化疗方案。

(五)膀胱肉瘤样癌

膀胱肉瘤样癌是一种发生于膀胱的、可能来源于同一克隆细胞的上皮性肿瘤,同时存在上皮与间叶(梭形细胞)等两种形态表现的少见类型的高度恶性的癌。可能与接触放射线等有关。发病率不足膀胱恶性肿瘤的 0.3%。多见于 60 岁以上的老年,血尿、尿痛及尿路感染为最常见的症状。膀胱肉瘤样癌免疫组化染色可发现肉瘤样成分表达上皮组织标志物,如角细胞、癌细胞成分;也表达间叶组织标志物,如波形蛋白,呈双相表达。但需与癌肉瘤、肉瘤等相鉴别。手术切除尤其根治性膀胱切除是治疗膀胱肉瘤样癌的首选方法。但由于膀胱肉瘤样癌常有肌层浸润及远处或淋巴结转移,临床上常采用经尿道肿瘤电切、膀胱部分切除、放疗及化疗等,预后较差。

三、预后与随访

(一)影响预后的因素

膀胱癌的预后与肿瘤分级、分期、大小、复发时间和频率、数目及是否存在原位癌等因素密切相关,其中肿瘤的病理分级和分期是影响预后的最重要因素。

非肌层浸润性膀胱癌的预后因素主要与以下几个方面有关:①肿瘤越多发,复发的概率越大;②既往曾复发或术后 3 个月内复发,则预后差;③若肿瘤>3 cm 则预后差;④肿瘤的病理分级越高,预后越差;⑤临床分期 T_1期比 T_a 期预后差;⑥肿瘤在高危区域(如膀胱颈部尿道、后壁、三角区及顶壁)的复发率明显高于其他区域。对于这类肿瘤,可以通过一个综合肿瘤数目、大小、复发率、分级、分期和有无伴发原位癌等 6 项指标的评分系统来评估经尿道膀胱肿瘤切除术后近期和远期复发及进展的概率。不同因素对非肌层浸润性膀胱癌复发与进展影响的评分见表 8-12,不同评分肿瘤复发的可能性见表 8-13,不同评分肿瘤进展的可能性见表 8-14。

表 8-12　不同因素对非肌层浸润性膀胱癌复发与进展影响的评分

影响因子		复发影响评分	进展影响评分
肿瘤数目	单发	0	0
	2～7	3	3
	≥8	6	3
肿瘤大小	≤3 cm	0	0

续表

影响因子		复发影响评分	进展影响评分
	>3 cm	3	3
既往复发率	原发	0	0
	≤1	2	2
	>1	4	2
T 分期	T_a	0	0
	T_1	1	4
原位癌	无	0	0
	有	1	6
分级	G_1	0	0
	G_2	1	0
	G_3	2	5
总分		0～17	0～23

表 8-13　不同评分肿瘤复发的可能性(%)

评分	1 年复发概率	5 年复发概率
0	15(10～19)	31(24～37)
1～4	24(21～26)	46(42～49)
5～9	38(35～41)	62(58～65)
10～17	61(55～67)	78(73～84)

表 8-14　不同评分肿瘤进展的可能性(%)

评分	1 年进展概率	5 年进展概率
0	0.2(0～0.7)	0.8(0～1.7)
2～6	1.0(0.4～1.6)	6.0(5.0～8.0)
7～13	5.0(4.0～7.0)	17(14～20)
14～23	17.0(10～24)	45(35～55)

随着对肿瘤分子机制认识的加深，许多肿瘤标志物相继被发现可用于膀胱癌的预后判断。研究发现，核基质蛋白-22、端粒酶、血管内皮生长因子、透明质酸酶、增殖相关核抗原^{67}Ki 及P 53 基因等均对膀胱癌的预后判断有一定价值。但必须指出的是，目前膀胱癌肿瘤标志物的研究尚处于实验室阶段，临床上尚没有一种标志物能准确估计膀胱癌的预后。

(二)对患者的随访

膀胱癌患者治疗后随访的目的是尽早发现局部复发和远处转移，如果有适应证且有可能，应及早开始补救治疗。膀胱癌的随访方案应该由预后评估和所采取的治疗方式(如经尿道膀胱肿瘤切除术、膀胱切除术、尿流改道方式等)来决定。

1.非肌层浸润性膀胱癌的随访

在非肌层浸润性膀胱癌的随访中，膀胱镜检查目前仍然是金标准，泌尿外科医师应该尽可能地帮助患者克服恐惧心理而接受膀胱镜检查。同时一旦发现异常则应该行病理活检。B超、尿脱落细胞学及静脉尿路造影等检查在非肌层浸润性膀胱癌的随访中也有一定价值，但均不能完全代替膀胱镜检的地位和作用。

所有的非肌层浸润性膀胱癌患者都必须在术后3个月接受第一次膀胱镜检查，但是如果手术切除不完整、创伤部位有种植或者肿瘤发展迅速则需要适当提前。以后的随访应根据肿瘤的复发与进展的危险程度决定。一旦患者出现复发，则治疗后的随访方案须重新开始。

2.根治性膀胱切除术后的随访

膀胱癌患者接受根治性膀胱切除术和尿流改道术后必须进行长期随访，随访重点包括肿瘤复发和与尿流改道相关的并发症。

根治性膀胱切除术后肿瘤复发和进展的危险主要与组织病理学分期相关，局部复发和进展及远处转移在手术后的前24个月内最高，24～36个月逐渐降低，36个月后则相对较低。肿瘤复发通过定期的影像学检查很容易发现，但是间隔多长时间进行检查仍然存在着争论。有学者推荐T_1期肿瘤患者每年进行一次体格检查、血液生化检查、胸部X线检查和B超检查（包括肝、肾、腹膜后等）；T_2期肿瘤患者6个月进行一次上述检查，而T_3期肿瘤患者每3个月进行一次。此外，对于T_3期肿瘤患者应该每半年进行一次盆腔CT检查。需要特别指出的是，上尿路影像学检查对于排除输尿管狭窄和上泌尿系统肿瘤的存在是有价值的，上泌尿系统肿瘤虽然并不常见，但是一旦发现往往需要手术治疗。

根治性膀胱切除术后尿流改道患者的随访主要涉及手术相关并发症（如反流和狭窄）、替代物相关代谢问题（如维生素B_{12}缺乏所致贫血和外周神经病变）、尿液贮存相关代谢问题（水、电解质紊乱）、泌尿道感染及继发性肿瘤问题（如上尿路和肠道）等方面。

（梁　元）

第五节　尿道肿瘤

临床上，尿道癌发病率占全身恶性肿瘤的1%以下。尿道肿瘤主要为上皮源性肿瘤，绝大多数为原发性。尿道癌是泌尿系统中女性患病率高于男性的唯一恶性肿瘤，由于男性和女性尿道在解剖及组织学上的特点不同，所以临床上一般将尿道肿瘤区分为男性尿道肿瘤和女性尿道肿瘤。

一、男性尿道良性肿瘤

男性尿道常见的良性肿瘤主要有尿道息肉、尿道尖锐湿疣及尿道乳头状瘤等。尿道血管瘤、尿道囊肿和尿道纤维瘤等很少见。

（一）尿道息肉

尿道息肉是发生于尿道的一种良性肿瘤，可为先天性，多发生于前列腺部尿道的底部、精阜周围。本病多见于青、中年人。有蒂尿道息肉可引起排尿梗阻症状。尿道息肉出血可致血尿、血精等。根据发生的部位及病理组织学特性，可分为尿道纤维性息肉和尿道腺瘤性息肉。

1.尿道纤维性息肉

尿道纤维性息肉多发生在10岁之前，也可见于中青年。息肉常单发，一般为细长、有蒂的息肉，或呈无蒂的绒毛状、乳头状息肉，直径多在1.0 cm以内。息肉由平滑肌组织覆以尿道上皮组织构成，少数病例可有鳞状上皮化生。

(1)临床表现：①下尿路梗阻症状有排尿困难、尿流细、尿流中断，甚至尿潴留、上尿路积水。②血尿可为无痛性肉眼血尿，一般呈初始血尿。③继发感染时，出现尿频、尿急、尿痛等尿路刺激症状。

(2)诊断：①尿道镜检查可见息肉。②排尿期膀胱尿道造影可见充盈缺损影像。③取活组织行病理检查，可明确诊断。

(3)鉴别诊断：尿道息肉应该与尿道癌、尖锐湿疣等相鉴别。尿道息肉一般表面光滑，不呈乳头状，可与移行细胞乳头状瘤相鉴别。尿道内镜检查合并活检可以明确诊断。

(4)治疗：有症状者诊断明确后应进行手术治疗，可以选择经尿道电切、钬激光等。

2.尿道腺瘤性息肉

腺瘤性尿道息肉位于前列腺部尿道，有人认为是异位前列腺组织。好发于中青年，发病率比纤维性尿道息肉高，常<1 cm，可无蒂。息肉由前列腺腺泡、血管纤维组织覆以移行或柱形上皮细胞组成。

(1)临床表现：①血精；②血尿，多为无痛性终末血尿，饮酒或射精后发生；③可出现排尿梗阻的症状。

(2)诊断：①可根据临床表现；②尿道镜检查可见息肉；③排尿期膀胱尿道造影可见前列腺部位尿道充盈缺损影像；④取活组织行病理检查。

(3)鉴别诊断：需与尿道癌相鉴别，尿道内镜检查合并活检可以明确诊断。

(4)治疗：确诊后经尿道镜电切或钬激光切除，效果良好。

(二)尿道乳头状瘤

尿道乳头状瘤多发生于尿道远端及前列腺部尿道，有时位于尿道内口。各年龄组均可发生，但以30～49岁较多。肿块呈乳头状，可单发或多发，大小不一，从数毫米至4 cm都有，常有蒂。在尿道远端发生者表面被覆鳞状上皮，发生于近端的则被覆移行上皮，可恶变为乳头状癌。

1.病理

(1)鳞状细胞乳头状瘤：罕见，主要发生于前尿道。大体上为乳头状肿物，类似于尖锐湿疣，但镜下见乳头状瘤表面被覆鳞状上皮，细胞无异型性、无核分裂象，中央的结缔组织薄，无炎性细胞浸润。

(2)移行细胞乳头状瘤：罕见，主要发生在男性尿道前列腺部及膜部。肿瘤呈纤维乳头状或绒毛状，有蒂，常同泌尿道上皮性肿瘤同时存在。

(3)内翻性乳头状瘤：少见，多发生于男性后尿道，好发年龄为50岁以上，肉眼观察呈息肉样或结节样，黏膜下向腔内突出，表面较平滑。

2.临床表现

尿道乳头状瘤的主要症状为初始或终末性血尿。有时伴随尿频、尿痛等症状。

3.诊断

尿道造影可见充盈缺损，尿道镜检查可以明确诊断。同时要注意仔细检查膀胱，有无类似肿瘤的存在。

4.治疗

经尿道镜电切或钬激光，效果良好。但术后有一定的复发率。术后用化疗药灌注膀胱及尿道可以防止复发，注意定期随访。

二、男性尿道恶性肿瘤

男性尿道恶性肿瘤较少见，常发生在50岁以后，多数起源于尿道球部或膜部。膀胱恶性肿瘤伴有原位癌者易伴发尿道癌。尿道球膜部最常见(占60%)，其次是尿道阴茎部和尿道前列腺部。有1/3的患者伴有尿道狭窄，另有1/3的患者有尿道慢性炎症病史。因此，这些尿道的慢性炎症刺激可能是本病的诱因。

(一)病理

尿道癌起源于尿道上皮或尿道腺，有少数尿道癌起源于尿道周围腺体或胚胎残留的组织。尿道癌中最常见的组织学类型为鳞状细胞癌，其次为移行细胞癌、腺癌、肉瘤、恶性黑色素瘤和未分化癌等。

1.鳞状细胞癌

鳞状细胞癌是最常见的病理类型，约占尿道癌的80%，常为未分化型。好发年龄为60～70岁。肿瘤可发生在尿道各部，常发生在男性尿道球膜部，呈菜花状或结节溃疡状，表面常有坏死或溃疡，浸润性生长，易侵犯尿道周围组织。组织学上常为高分化鳞状细胞癌，部分为中分化或低分化，癌细胞中有间桥和(或)角化是与其他类型尿道癌鉴别的要点。

2.移行细胞癌

移行细胞癌约占尿道癌的15%，常发生在男性尿道的前列腺部，也可发生在前尿道，一般与膀胱移行细胞癌同时存在。肿瘤大体为乳头状或结节状，呈浸润性或外向性生长，也可为原位癌，表现为病变处黏膜充血性红斑或黏膜粗糙。细胞形态与膀胱移行细胞癌相似。

3.腺癌

腺癌约占尿道癌的10%。可发生于尿道各部，以后尿道多见，主要来源于尿道周围腺体或胚胎残留组织。尿道腺癌细胞形态各异，可分为透明细胞腺癌和非透明细胞腺癌两类，均罕见。

尿道非透明细胞腺癌可发生在尿道的任何部位，但多发生在前尿道，呈浸润性生长，易于侵犯尿道周围组织。细胞形态基本上均呈柱状，部分病例细胞核被挤压到细胞的一侧，癌细胞形如戒指，被称为印戒细胞癌，预后差。

4.未分化癌

未分化癌包括尿道小细胞癌、大细胞癌等，罕见。尿道未分化癌是指任何移行细胞癌、鳞状细胞癌及腺癌特点的未分化肿瘤。尿道未分化癌可单独发生，或与移行细胞癌同时存在，预后极差。

5.恶性黑色素瘤

此类型罕见，好发部位为男性尿道舟状窝。

6.肉瘤

肉瘤是来源于间质的肿瘤。如恶性肿瘤有平滑肌肉瘤、纤维肉瘤、横纹肌肉瘤、副神经节瘤、恶性淋巴瘤等。

(二)临床表现

男性尿道癌主要临床表现有尿道梗阻症状、尿道滴血、尿道血性或脓性分泌物。前、后尿道癌的临床表现有所不同。

1.前尿道癌

前尿道癌最常见的症状为排尿困难和阴茎腹侧触及肿块。部分前尿道患者可伴有单侧或双侧腹股沟淋巴结肿大,肿大的淋巴结常为转移所致,而非感染;肿瘤破溃可形成尿道瘘或伴感染,引起尿道出血、尿道口有血性或脓性分泌物排出,后期类似于后尿道癌表现。

2.后尿道癌

后尿道癌会因肿瘤阻塞尿道引起尿道梗阻,症状类似于尿道狭窄。表现为尿频、尿线细、射程短、排尿困难、尿失禁等,严重时可引起尿潴留;后期表现为会阴部有实性或有波动感肿块,痛性阴茎勃起,阴茎异常勃起,阳痿,阴茎增大、硬化,阴茎、阴囊及会阴部水肿等。因肿瘤侵犯会阴部周围组织或器官并破溃可形成尿道瘘或尿道周围脓肿;晚期出现体重减轻等全身消耗症状。

3.膀胱癌全膀胱切除术后尿道残端癌

该类型的主要临床表现为尿道滴血或血性分泌物,肛门指诊可触及尿道残端肿块。但因男性尿道癌早期无特征性的临床症状,类似于轻度尿道狭窄的临床表现,不易引起注意,以至于常常延误诊断。

(三)分期

尿道癌的转移主要通过局部浸润及经淋巴道转移,发生血行转移较少。晚期可转移到肺、肝、胃和骨骼系统等。约 50%的尿道癌经淋巴转移,前尿道癌一般转移至腹股沟浅、深淋巴结,后尿道癌常转移至髂内、外淋巴结和闭孔淋巴结。黑色素瘤早期即可发生血行或淋巴道转移。根据尿道癌的浸润程度和转移情况,可采用 Levine 分期(表 8-15)或国际抗癌联盟的 TNM 分期(表 8-16),建议采用后者。

表 8-15 男性尿道癌 Levine 分期

分期	肿瘤情况
0 期	原位癌(局限于黏膜)
A 期	黏膜下(不超过黏膜固有层)
B 期	侵犯海绵体或前列腺,但未穿透
C 期	直接侵犯海绵体外组织(阴茎海绵体、肌肉、筋膜、皮肤、骨骼、前列腺包膜外)
D 期	转移:①腹股沟淋巴结;②主动脉分叉以下盆腔淋巴结;③主动脉分叉以上淋巴结;④远处转移

表 8-16 国际抗癌联盟的 TNM 分期

分期		标准
原发肿瘤(T)	T_X	未能评定原发性肿瘤
	T_0	无原发肿瘤证据
	T_{is}	原位癌
	T_a	非浸润性乳头状、息肉状或疣状癌
	T_1	侵犯尿道黏膜下结缔组织
	T_2	侵犯尿道海绵体或前列腺或尿道周围肌肉

续表

分期		标准
	T_3	侵犯阴茎海绵体或前列腺包膜
	T_4	侵犯邻近脏器
区域淋巴结(N)	N_X	未能评定区域淋巴结
	N_0	区域淋巴结无转移
	N_1	单个淋巴结转移，其最大直径≤2 cm
	N_2	单个淋巴结转移，最大直径>2 cm，或多个淋巴结转移
远处转移(M)	M_X	未能评定远处转移
	M_0	无远处转移
	M_1	远处转移

(四)诊断

男性尿道癌的诊断需结合病史、查体、膀胱尿道镜检查及影像学检查。确诊需要病理学检查。尿道癌应与尖锐湿疣、尿道狭窄、尿道周围脓肿、结核、前列腺尿道腺瘤样息肉、阴茎海绵体硬结症及继发性尿道肿瘤鉴别，必要时应做活体组织检查。

1.细胞学检查

尿道分泌物的细胞学检查发现癌细胞有助于尿道癌的诊断。

2.尿道造影检查

排泄性或逆行尿道造影或双重对比的方法可用于尿道肿瘤的诊断，尿道肿瘤在造影片上显示为充盈缺损或尿道狭窄及瘘管形成。

3.胸部 X 线检查

胸部 X 线检查可以帮助了解尿道癌是否伴有肺转移，胸部 X 线片显示肺部有可疑病变时还可进行胸部 CT 检查。

4.B 超检查

B 超检查可检测尿道病变的长度，肿瘤的大小、数目、部位及范围，尤其是可以显示肿瘤浸润深度或范围；也可检测腹股沟、盆腔、腹膜后有无肿大的淋巴结及肝脏等腹内脏器有无转移。

5.CT 与 MRI 检查

CT 与 MRI 检查可显示尿道癌浸润程度，可对腹股沟、盆腔、腹膜后淋巴结是否有转移的判定提供重要帮助。

6.尿道镜检查与活检

尿道镜检查可观察肿瘤的大小、形态、部位，镜检时结合直肠指检检查可判定肿瘤的范围，经尿道腔镜取活体组织或针吸活检送病理或细胞学检查是确诊的主要依据。

(五)治疗

男性尿道癌的治疗方法主要有外科治疗、放疗、化疗。治疗方案的选择主要是根据肿瘤的分期、年龄及患者一般情况等综合因素考虑。

1.治疗原则

(1)$T_{is}N_0M_0$～$T_1N_0M_0$期尿道癌的主要方法是外科治疗，可行经尿道电切或电灼、肿瘤局部切除及尿道部分切除再吻合术等。术后联合放疗和(或)化疗。

(2)T_2～T_3期尿道癌则采用扩大性外科治疗，距离肿瘤 2 cm 处行阴茎部分切除术或阴茎全切及会阴尿道造口术。术后联合放疗和(或)化疗。

(3)转移性尿道癌则以放、化疗为主，可联合姑息性外科治疗。

(4)如发现腹股沟淋巴结肿大，应在外科手术同时行单侧或双侧腹股沟淋巴结清扫。

2.手术治疗

手术切除的范围需根据肿瘤的大小、部位和分期决定。尿道肿瘤的部位对选择手术方式最为重要，前尿道癌与后尿道癌具有不同的生物学行为。主要手术方法有以下几种。

(1)经尿道肿瘤切除术或尿道外口切除术。手术适应证：①尿道良性肿瘤；②局限性、浅表性、孤立性尿道癌乳头状移行细胞癌；③分化良好的尿道癌；④局限性尿道外口癌。可经尿道电切或激光切除肿瘤，尿道外口肿瘤应将尿道外口切除。注意预防尿道狭窄。

(2)阴茎部分切除术。手术适应证为位于前尿道的远端尿道癌，尿道近侧端切缘距肿瘤至少 2 cm，阴茎残段应保留 3 cm 以上，以保证患者术后能站立排尿。距肿瘤边缘 3 cm 左右环行切开皮肤和阴茎浅、深筋膜，并在切口水平横断阴茎海绵体，自阴茎背侧向阴茎头方向游离尿道海绵体 1 cm 后横断尿道，切除标本。如阴茎残段不足 3 cm，应将阴茎脚从耻骨支上游离以延长阴茎。主要并发症为尿道出血和尿道狭窄，定期尿道扩张有助于预防尿道狭窄。

(3)男性尿道切除术。手术适应证：①多发性浅表性尿道癌；②膀胱癌同时伴发的尿道癌；③全膀胱切除术后尿道复发癌；④膀胱三角区或颈部癌侵犯前列腺尿道，术中尿道残端快速病理呈阳性。由于膀胱或上尿路移行细胞癌伴发尿道癌并不常见，一般不主张在进行全膀胱切除术时常规进行预防性尿道全切除术。有学者建议对全膀胱切除术后患者定期行残存尿道冲洗液细胞学检查，一旦发现细胞学呈阳性，应尽早进行尿道切除术。切除全尿道后要注意做好尿流改道术。并发症主要有会阴部局部感染、直肠损伤、粪瘘、尿瘘等。

(4)阴茎全切除术。手术适应证：①位于前尿道前半部的尿道癌，不宜行阴茎部分切除术者；②肿瘤侵犯尿道海绵体或尿道海绵体外组织，但有足够的尿道可以做会阴部尿道造口术。

(5)尿道癌根治性切除术。位于前尿道后半部分或后尿道的尿道癌如广泛浸润海绵体、波及会阴时，应行根治性阴茎全切除术、腹股沟淋巴盆腔淋巴清扫术。根治性后尿道癌应切除全膀胱、全阴茎、尿道、前列腺、精囊及盆腔淋巴结。浸润范围广的应进行扩大根治术，切除范围扩大至邻近的尿生殖膈、耻骨联合下部及耻骨下支，甚至全部的耻骨联合。近期并发症主要有切口感染、盆腔脓肿、直肠损伤，远期并发症主要有输尿管吻合口狭窄、肾盂肾炎及继发尿路结石等。

3.放疗

男性尿道癌的首选治疗是手术治疗，放疗主要用于局部晚期或有区域性淋巴结转移的患者，或即使有全身远处转移而需要做姑息治疗的患者，或其他不适合手术治疗的患者。与手术相比，放疗的优点是保存了器官的正常生理功能。男性尿道癌的放疗可分为单纯放疗和综合治疗；按治疗目的分为根治性放疗和姑息性放疗；按治疗方式分为体外照射和体内照射。

体外照射治疗男性早期前尿道癌有较好的疗效，照射范围包括尿道原发肿瘤部位及腹股沟淋巴结区。对于有转移的腹股沟淋巴结，采用腹股沟区加小野照射，总剂量为 60～65 Gy。体内照射的方法有组织间插植和腔内照射。插植照射是在肿瘤部位插植 1～2 根^{192}Ir 针，总剂量为 70～80 Gy，腔内照射剂量应控制在 30～65 Gy。放疗早期可以出现阴茎或会阴部疼痛，可自行缓解，一般不需特殊处理。注意尿道狭窄、皮肤坏死或溃疡等并发症的发生。

男性尿道癌的放疗效果主要取决于肿瘤的部位和浸润程度，一般而言，前尿道的放疗效果优于后尿道。

4.化疗

对于远处转移的尿道癌应以化疗为主，目前尚无统一的化疗方案，应根据病理类型选择化疗方案。对移行细胞癌有效的化疗药物主要有甲氨蝶呤、长春新碱、多柔比星、顺铂、氟尿嘧啶、丝裂霉素 C、环磷酰胺等。常用的化疗方案主要有甲氨蝶呤＋长春新碱＋多柔比星＋顺铂及顺铂＋5-氟尿嘧啶等方案。对于尿道鳞状细胞癌有效的化疗药物主要有博来霉素、环磷酰胺、氟尿嘧啶、二磷酸腺苷及甲氨蝶呤等。

5.综合治疗

对于浸润型尿道癌，有报道认为术前做化疗、放疗联合疗法，可以减少远处转移，使得肿瘤局部得到控制。并建议前尿道癌行阴茎全切术，后尿道癌行膀胱、前列腺及阴茎全切术，以提高生存率。

三、女性尿道良性肿瘤

女性尿道良性肿瘤好发于中老年女性，病理类型、临床表现与男性相似，目前对其发病机制尚不清楚，一般认为和雌激素水平紊乱及人乳头状瘤病毒感染有关。

（一）女性尿道息肉

女性尿道息肉发病率较低，息肉多生长于尿道外口，也可见于尿道全程。临床症状主要为初始或终末性血尿、尿道滴血及尿道口异物感。尿道镜及病理组织学检查可以确诊。需与尿道肉阜、尖锐湿疣等鉴别。治疗上，症状较重者可以经尿道电切或钬激光治疗。

（二）女性尿道平滑肌瘤

女性尿道平滑肌瘤发病率低。肿瘤主要由尿道平滑肌组成，其发病机制不明，但可能与雌激素受体表达异常有关。临床症状为排尿不畅、反复尿路感染及下尿路刺激症状。肿瘤体积过大可以引起尿路梗阻、性交疼痛、性交困难等。诊断上，尿道镜检查可见较光滑肿瘤，有时突入膀胱；B 超检查可见尿道肿块，尿道造影可以见到充盈缺损。病理检查可与尿道其他良性肿瘤及尿道恶性肿瘤相鉴别。手术可以采用经尿道肿瘤切除术，预后良好，复发率低。

（三）女性尿道肉阜

尿道肉阜是成年女性较常见的疾病，发生于尿道口，表现为带蒂或无蒂的息肉样病变。好发于 30～60 岁的成年女性。病因不明，一般认为与雌激素水平降低有关。此外，由于尿道外口的长期刺激及排尿不畅等原因，使得排尿时过度用力，黏膜下小血管壁变薄并且曲张，导致局部黏膜组织息肉样增生。尿道肉阜体积在 0.5～1.5 cm，少数可以超过 3 cm。偶有多发。

1.病理

病理上，根据被覆上皮、血管及炎性细胞的多少，将尿道肉阜分为以下三个类型。

(1)乳头状瘤型：肉阜表面覆以移行或鳞状上皮，呈乳头状瘤样生长，上皮下为纤维结缔组织并伴有炎症细胞浸润。

(2)血管瘤型：被覆上皮下方的结缔组织中，有大量扩张增生的毛细血管。

(3)肉芽肿型：被覆上皮较薄，间质有大量炎性肉芽组织。

2.临床表现

尿道肉阜早期常无明显症状，肉阜较大或局部感染、损伤时，可出现尿道外口疼痛、尿道口流血。肿块过大时，可出现排尿困难。肿块常位于尿道外口 6 点钟处，表面光滑、色红、质软，触之易出血。多数为单发，少数呈环状围绕尿道口生长。

3.治疗

无症状者无须治疗；症状明显者可以采用经尿道切除、电切等。

四、女性尿道恶性肿瘤

女性原发性尿道恶性肿瘤发病率虽然很低，但却明显高于男性，男女尿道癌发病率的比约为1∶4。肿瘤好发于50～70岁的中老年妇女。常见的症状为尿道流血、持续性尿频及排尿困难等。

（一）病因

病因不明，膀胱恶性肿瘤伴有原位癌者，常伴发尿道癌。长期的慢性感染刺激，特别是人乳头状瘤病毒感染与肿瘤发生有关。此外，长期的尿道病变如尿道肉阜、尿道乳头状瘤、尿道黏膜白斑病等均是诱发尿道癌的因素。

（二）病理

通常前段尿道癌恶性程度较低而且浸润较浅，远段尿道癌恶性程度较高。肿瘤的病理类型对疾病预后影响不大，不同病理类型的肿瘤治疗方法也相似。主要有以下病理类型。

1.表皮样癌

表皮样癌包括鳞状上皮细胞癌（60%），好发于尿道远段，主要为高分化鳞状细胞癌及疣状癌；移行上皮细胞癌（20%），好发于后尿道，与膀胱移行细胞癌相似。

2.腺癌

腺癌占10%～15%，可发生于尿道的任何部位，以中段及远段尿道多见。其组织来源主要是尿道被覆的柱状上皮或鳞状上皮及移行上皮化生的腺上皮或尿道腺体所发生的肿瘤。

3.其他

未分化癌和肉瘤（8%）及黑色素瘤（2%）等，均罕见。

（三）临床表现

女性尿道癌早期无特征性的临床症状，有2%～12%的尿道癌患者无症状，有些类似于轻度尿道狭窄的临床表现，不易引起注意，以至于延误诊断。20%～40%的前尿道癌患者因尿道口触及肿物而就诊，早期因尿道外口的肿瘤小常被误诊为尿道肉阜或尿道脱垂，随着肿瘤逐渐增大、破溃或伴感染，引起尿道出血或血性分泌物，部分患者可伴有腹股沟淋巴结肿大。

女性尿道癌最常见的临床表现有尿道出血或血性分泌物、尿频、尿痛、排尿困难、触及尿道肿物。①血尿或血性分泌物：患者可有初始或终末性血尿，晚期可出现全程血尿。尿道有血性分泌物流出。②排尿症状：常出现尿频、尿急，可出现梗阻表现如排尿不畅甚至充盈性或急迫性尿失禁。③尿道肿块：部分患者可触及尿道口肿块，肿瘤过大时可发生性交困难。④疼痛：部分患者可出现尿道疼痛或尿路刺激症状。⑤溃疡及并发症：肿瘤增大可形成溃疡，可直接蔓延会阴部或阴唇的皮肤，近端尿道癌浸润膀胱，向后累及阴道，可出现尿道阴道瘘或膀胱阴道瘘。⑥其他：晚期出现厌食、体重减轻、恶病质等晚期肿瘤症状。

尿道外口恶性肿瘤可表现为息肉状、乳头状或菜花状；表面可形成溃疡，触之易出血；晚期肿瘤可侵犯阴蒂、阴唇、阴道，与女性外阴或阴道肿瘤侵犯尿道相似，常不易鉴别；经直肠指检或阴道指诊及双合诊检查，可触及前尿道或后尿道肿物，触诊时尿道易出血；尿道癌患者腹股沟肿大90%以上为淋巴结转移所致。

女性尿道癌的分期主要有Grabstald分期和国际抗癌联盟的TNM分期，目前使用较多的是Grabstald分期，其与TNM分期对照见表8-17。

表8-17 女性尿道癌Grabstald分期与TNM分期对照

TNM分期	Grabstald分期	肿瘤情况
T_X		未能评定原发性肿瘤
T_0		无原发肿瘤证据
T_{is}	0	原位癌
T_a	0	非浸润性肿瘤
T_1	A	侵犯尿道黏膜下结缔组织
T_2	B	侵犯尿道周围肌肉
T_3	C_1	侵犯阴道壁肌层
T_3	C_2	侵犯阴道壁肌层和黏膜
T_4	C_3	侵犯膀胱、阴唇和阴蒂
N_0		区域淋巴结无转移
N_1	D_1	腹股沟淋巴结转移
N_2	D_2	主动脉分叉以下盆腔淋巴结转移
N_3	D_3	主动脉分叉以上淋巴结转移
M_0		无远处转移
M_1	D_4	远处转移

(四)诊断

女性尿道癌的诊断主要依靠病史、体检、膀胱尿道镜、影像学及肿瘤组织病理活检及血、尿常规和血生化检查。尿道近段肿瘤应同时检查膀胱，注意是否伴发膀胱肿瘤。女性尿道癌需注意与尿道肉阜、尿道息肉、尿道尖锐湿疣、尿道转移肿瘤等鉴别，必要时应做活体组织检查。

1.细胞学或肿瘤组织病理检查

尿道分泌物的细胞学检查发现癌细胞有助于尿道癌的诊断，但假阴性率高。采取经膀胱尿道镜取活体组织或针吸活检送病理或细胞学检查是确诊的主要依据。

2.尿道造影

应用排泄性尿道造影可帮助了解上泌尿系统有无梗阻、膀胱内有无充盈缺损；判定膀胱是否受侵，尿道内肿瘤的大小、部位及用于确定是否合并尿道瘘。

3.B超

对女性尿道的B超检查可经直肠或阴道进行，B超检查可检测尿道病变的长度，肿瘤的大小、数目、部位及范围，尤其是在显示肿瘤浸润深度和范围上可弥补尿道造影的不足；也可检测腹股沟、盆腔、腹膜后有无肿大的淋巴结及肝脏等腹内脏器有无转移。

4.CT与MRI

由于尿道横断面细小，尿道周围缺乏软组织对照，CT扫描并不能很好显示较小的尿道病变，而MRI具有可对尿道做多方位成像及组织对比分辨率高的特点，在显示尿道病变方面优于CT和B超。

5.淋巴管造影

淋巴管造影可发现 3～6 mm 的淋巴结，但只有淋巴结>1 cm 的充盈缺损才对判定淋巴结转移有帮助。

6.膀胱尿道镜检查

膀胱尿道镜检查可观察肿瘤的大小、形态、部位，镜检时，结合直肠、阴道指诊及腹部检查可帮助判定肿瘤的范围，经尿道膀胱镜还可以取活体组织，行病理学检查。

7.其他

T_2期以上的女性尿道癌或伴盆腔淋巴结转移的患者，治疗前需评价全身其他部位有无转移，特别要注意尿道癌最易转移的部位如肺、肝、骨和脑等。对怀疑有转移的患者可行脑部、胸腹部 CT、核素全身骨扫描或 MRI 检查。

（五）治疗

1.治疗原则

女性尿道癌的治疗方法主要有外科治疗、放疗和化疗，具体治疗方案的选择主要根据肿瘤的分期、部位和患者一般情况等确定。前尿道癌一般较为局限，多以外科手术为主，后尿道癌常伴有局部浸润或腹股沟及盆腔淋巴结转移，应以手术联合放疗为主，而对单纯放疗或手术后尿道复发癌可考虑联合手术治疗或放疗。

依据尿道癌的肿瘤分期，治疗原则有以下几点：① $T_{is}N_0M_0$～$T_2N_0M_0$期尿道癌的主要方法是肿瘤局部切除术。前尿道癌可选择尿道部分切除术，而后尿道癌选择女性全尿道切除术。② $T_3N_0M_0$～$T_4N_2M_0$期尿道癌则采用扩大性外科治疗联合放疗和（或）化疗。③发现腹股沟淋巴结肿大、无远处转移者，应同时行单侧或双侧腹股沟淋巴结清扫术。④转移性尿道癌则以放、化疗为主，行姑息性手术。

2.手术治疗

（1）局部切除术：适合于局限性、浅表性或高分化的原位癌。可以采用电切或激光切除。肿瘤应切除彻底，但勿超过肌层。注意防止尿道穿孔、预防尿瘘及尿道狭窄。

（2）女性尿道部分切除术：适用于位于尿道外口或前尿道远侧端的局限性、高分化、早期（T_{is}、T_0～T_2）不适合行局部切除的尿道癌。先游离尿道 1.0～1.5 cm，保证切缘距肿瘤 0.5 cm 以上。然后切除尿道及邻近的阴道前壁，缝合阴道前壁切口后将尿道断端与切口对位缝合。手术并发症主要有局部感染、尿道狭窄及尿失禁等。

（3）女性全尿道切除术：适用于肿瘤分期为 T_2～T_3、侵犯尿道中部的前尿道癌或后尿道癌。先游离全部尿道至膀胱颈部，于尿道根部切断尿道，全层缝合膀胱颈部切口，然后缝合阴道前壁切口，最后行永久性耻骨上膀胱造口术。手术主要并发症有感染、尿瘘及输尿管损伤等。

（4）前盆腔脏器切除术：适用于肿瘤分期为 T_2～T_3、侵犯全尿道或膀胱颈部的尿道癌。手术切除范围：全尿道、全膀胱、子宫及其附件、阴蒂、阴道前壁及两侧壁、盆腔淋巴结，后尿道浸润性癌者还应包括耻骨联合及耻骨降支。手术并发症较多，主要有出血、髂血管及闭孔神经损伤、直肠损伤、感染等。

（5）髂腹股沟淋巴结清除术：根据活检及肿瘤分期选择腹股沟淋巴结清扫术、髂淋巴结清扫术及盆腔淋巴结清扫术。手术适应证：①女性前尿道癌患者，腹股沟前哨淋巴结活检、肿大淋巴结切除活检和淋巴结穿刺活检证实有转移者，应进行腹股沟淋巴结清除术，如深组腹股沟淋巴结有转移，应同时行髂淋巴结清除术。② T_2期以上肿瘤分化差的后尿道患者，或伴有盆腔淋巴结转移的患者,应进行盆腔淋巴结清除术。并发症主要有切口感染、皮瓣坏死、会阴部及下肢水肿、下肢深静脉血栓形成及肺栓塞、血管神经损伤等。

3.放疗

放疗一般配合外科手术治疗,晚期尿道癌如单纯放疗,5 年生存率约 30%,手术联合放疗可以提高生存率。放疗的最大益处是可以保存器官的完整性,但注意避免引起尿瘘、尿道狭窄、尿失禁、会阴部水肿等并发症。放疗主要有以下几种。①外照射:用^{60}Co进行外阴或阴道照射。②组织内照射:将 Ra 针或^{192}Ir针植入尿道组织内。③腔内照射:将镭针或^{192}Ir针放于导尿管内,再将导尿管固定于尿道内。

4.化疗

化疗主要用于合并远处转移的患者,目前无统一的化疗方案,主要是根据病理类型选择化疗方案,参见男性尿道癌的化疗。

(六)预后

影响女性尿道癌的预后的最主要因素是肿瘤发生部位和分期,一般前尿道癌预后较后尿道癌预后好。总的 5 年生存率为 12%~32%。

(薛　刚)

第六节　前列腺肿瘤

前列腺肿瘤包括前列腺上皮来源或间叶来源的肿瘤,大部分为恶性肿瘤,包括前列腺癌、前列腺肉瘤等。本节主要介绍前列腺癌。

前列腺癌是男性生殖系统常见的恶性肿瘤,在美国,前列腺癌的发病率位居所有男性肿瘤首位,死亡率仅次于肺癌。在我国,虽然前列腺癌的发病率远低于欧美国家,但随着人均寿命的增长、饮食习惯西化及诊断技术的提高,前列腺癌的发病率和死亡率均呈现明显上升趋势,尤其是早期前列腺癌患者的检出率较前明显增加。

一、病因

(一)年龄

前列腺癌流行病学研究表明,年龄是最明显的危险因子,随着年龄增长,前列腺癌发病率也明显升高。

(二)遗传

另一个重要危险因子是遗传,如果一个直系亲属(兄弟或父亲)患前列腺癌,其本人患前列腺癌的危险性会增加 1 倍;两个或两个以上直系亲属患前列腺癌,相对危险性增至 5~11 倍;有前列腺癌家族史的人比无家族史的人患病年龄要提早 6~7 年。

(三)饮食与环境

二者在前列腺癌发展中也起重要作用。重要的危险因素包括高动物脂肪饮食、红色肉类消耗量高、肥胖、吸烟量大、白酒饮用量高和植物摄入量低等。大豆及豆制品、绿茶、番茄、红葡萄酒等有可能降低前列腺癌发病率。前列腺癌与机体内维生素 E、维生素 D、胡萝卜素、硒等水平低下关系密切,而与总蛋白质、碳水化合物、镁、锌、铁、铜等无相关性。这些危险因素并非确定的病因。不过，重视这些危险因素，在降低前列腺癌的发生率上还是有一定的效果。

(四)其他

前列腺癌发病危险因子还包括性活动和职业等社会因素。性活动方面：首次遗精年龄越小，危险性越大；有手淫习惯者危险性较高；再婚者危险性最高；性传播疾病，尤其是淋病，患前列腺癌的危险性可增加2～3倍。性行为活跃者体内有较高的睾酮水平，这或许促进了前列腺癌的发展。输精管结扎术与前列腺癌之间的关系仍有争议。职业方面，如农民和从事镉职业的工人等，患前列腺癌的风险大。

遗传因素决定了临床前列腺癌的发生发展，外源性因素可能影响潜伏型前列腺癌发展至临床型前列腺癌的进程。外源性因素只是危险性因子，具体作用仍是未来前列腺癌流行病学研究的重点。

二、发病机制

前列腺癌是遗传易感性肿瘤。近年来，围绕前列腺癌的发病机制开展了大量富有成效的研究。

(一)前列腺癌形成的分子机制

1.前列腺癌的遗传易感性

遗传流行病学研究发现，约42%的前列腺癌患者存在遗传易感背景，虽然未表现出癌遗传综合征。前列腺癌的遗传性可能由某个常染色体显性遗传的等位基因来控制，如*CYP*基因。目前有以下两个比较认可的易患前列腺癌基因。

(1)位于17*p* 12上的*HPC* 2/*ELAC* 2基因是金属依赖性的水解酶，参与DNA链内交联的修复和信使RNA的编辑，其多态性或许增加了患前列腺癌的风险。

(2)位于8*p* 22上的巨噬细胞杀伤受体-1基因(*MSR* 1)在遗传性前列腺癌患者中经常会发生缺失，而且参与前列腺癌变。

2.体细胞遗传变异

(1)染色体变异：前列腺癌基因变异有两大特点：一是抑癌基因某些片段的缺失多于扩增，例如染色体区域6*q*、8*p*、10*q*、13*q*、16*q*和18*q*；二是染色体的缺损多见于前列腺癌形成的早期阶段，而其扩增更多见于激素难治性前列腺癌中，如染色体区域7*p*/*q*、8*q*和*Xq*以扩增为著，说明癌基因的激活参与了前列腺癌晚期的间变。前列腺癌最常见的染色体缺损区域是8*p*和13*q*。

(2)前列腺癌的相关基因：目前研究较多的前列腺癌相关基因改变包括*NKX* 3.1丢失，*GSTP* 1扩增，常染色体隐性遗传和维生素D受体基因多态性等。不过，只有常染色体隐性遗传基因明确参与前列腺癌的形成和进展。

常染色体隐性遗传基因位于*Xq* 11-12上，其第一外显子的可变性最大，基因多态性多位于该区域，如氨基末端的重复序列(*CAG*)*n*和(*GGC*)*n*。这两种多态性可能对前列腺癌遗传易感性产生重要影响。常染色体隐性遗传基因突变绝大多数是单个氨基酸的替代，分散在整个配体结合区，从而影响受体和激素结合。突变可致常染色体隐性遗传基因缺失、数量减少或结构异常，如配体结构区*T* 877*A*点突变，不仅能使常染色体隐性遗传基因与雄激素结合，还能被孕激素、雌二醇激活。

(二)前列腺癌细胞生物学行为

前列腺癌细胞的生物学行为(包括黏附、转移、浸润、间变等)不仅取决于遗传基因，还依赖于由细胞因子和不同细胞组成的微环境。

前列腺细胞内信号传导决定了细胞增殖、分化和凋亡基因的表达水平等。信号传导通路异常将促进前列腺癌细胞的恶变，主要通路是受体酪氨酸激酶信号和磷酸肌醇-3-激酶/苏氨酸激酶信号，前者参与前列腺癌细胞的增殖，并抑制凋亡，后者在激素难治性前列腺癌中更活跃。

鼠双微基因 2 位于 12*q* 13、12*q* 14 上，在多种肿瘤中表现为突变或扩增。鼠双微基因 2 作为一种锌指蛋白，能够结合*P* 53 蛋白并使*P* 53 的转录调节功能失活，而且还可以不依赖*P* 53 途径发挥作用，如下调转录因子 *E*2*F*1，参与前列腺癌放疗后局部复发、远处转移。鼠双微基因 2 过度表达可作为前列腺癌预后的预测因素。前列腺癌鼠双微基因 2 过度表达患者，5 年远处转移率为20.1%，总死亡率仅为 28.3%。

(三)激素非依赖性前列腺癌的形成

激素非依赖型前列腺癌的形成机制非常复杂，涉及肿瘤异质性、常染色体隐性遗传基因变异、自分泌/旁分泌环形成及癌基因与抑癌基因改变四方面。

目前认为，激素非依赖性前列腺癌的出现是因为组织中激素敏感的癌细胞组织被大量不依靠雄激素生长的前列腺肿瘤干细胞和(或)神经内分泌细胞所取代。长期抗雄激素治疗的前列腺癌患者，前列腺组织中嗜铬粒蛋白 A 表达明显增多，此时内分泌治疗无效，而且病情呈进展性。因此，中性粒细胞的大量增多预示激素非依赖性前列腺癌的出现。

三、病理与分期

尸检发现，病理型前列腺癌在 50 岁男性中的发病率为 10%，在 80 岁男性中发病率则高达 80%。病理学诊断包括定性、分级和分期，有助于治疗方案的制定和准确的预后。

(一)癌前病变

前列腺主要有两类公认的癌前病变，即前列腺上皮内瘤和不典型腺瘤样增生，前者病理学特点为细胞异型性，后者为细胞不典型生长而无细胞异型性。

1.前列腺上皮内瘤

前列腺上皮内瘤也称为导管内异型增生或大腺泡异型增生，病理学特点为前列腺导管、小管、腺泡的上皮细胞异常增生。前列腺上皮内瘤分为两级：低分级(L 前列腺上皮内瘤)和高分级(H 前列腺上皮内瘤)。H 前列腺上皮内瘤是癌前病变，而 L 前列腺上皮内瘤与癌无明显关系，一般无须做出病理诊断。因此，临床上通常将 H 前列腺上皮内瘤直接称为前列腺上皮内瘤。

前列腺上皮内瘤常见于 40 岁以上男性，好发于前列腺外周带，病变呈多灶性，发病率随年龄的增长而增加。前列腺上皮内瘤形态学特点：①细胞数目明显增多，核呈假复层，核染色质增多，胞核增大，形状不一，空泡化，细胞被核塞满；②核仁$>1\ \mu m$；③基底细胞层有中断。不同形态的前列腺上皮内瘤与将来发展为前列腺癌的类型无相关性，也无判断预后价值。前列腺上皮内瘤与前列腺癌形态学不同之处在于，前列腺上皮内瘤有完整或至少不连续的基底细胞层，而前列腺癌丧失了整个基底细胞层。

前列腺上皮内瘤与前列腺癌的关系密切，发病机制相似。在正常前列腺穿刺标本中，前列腺上皮内瘤检出率为 0.15%～16.50%；而在前列腺癌标本中，86%发现伴有前列腺上皮内瘤，其中 64.5%的前列腺上皮内瘤呈多灶性，且 63%的病灶位于外周带。

血清前列腺特异性抗原对前列腺上皮内瘤的诊断价值还不确定。单纯前列腺上皮内瘤并不会引起血清前列腺特异性抗原升高，如果前列腺上皮内瘤患者血清前列腺特异性抗原水平升高，提示合并前列腺癌。因此，前列腺上皮内瘤患者血清前列腺特异性抗原值持续升高，或高于10 ng/mL时，应高度怀疑前列腺癌的存在，首次前列腺穿刺活检至少需穿刺10点；如果穿刺结果为阴性，则需要进行重复活检，以免遗漏。

2.非典型腺瘤样增生

前列腺非典型腺瘤样增生是一类伴有新腺体形成的良性前列腺上皮增生性病变，又称为不典型小腺泡增生或腺病。前列腺非典型腺瘤样增生常伴发于前列腺增生，容易与高分化前列腺腺癌或小腺泡型前列腺癌混淆。前列腺非典型腺瘤样增生结构上类似癌，但细胞形态呈增生样，无明显癌浸润现象和癌性腺泡，而且有不完整节段性基底细胞。

前列腺非典型腺瘤样增生多位于移行区和尖部。前列腺穿刺活检标本中较少见，仅为2.5%。前列腺非典型腺瘤样增生与前列腺癌的关系尚未完全被确认。有报道，前列腺癌患者伴前列腺非典型腺瘤样增生者多于无癌患者，而且高级别前列腺非典型腺瘤样增生中80%以上合并前列腺癌。所以，前列腺非典型腺瘤样增生可以当作前列腺癌的癌前病变来对待。

前列腺非典型腺瘤样增生的病理学诊断标准：存在一群密集的小腺泡，衬以单层分泌上皮，上皮细胞无核异型性且无核仁，呈小腺体样增生。其组织学病理特征：①病变区增生的腺体小，常呈簇状、局灶片状或境界较清楚的结节状病灶，少数显示浸润现象，腺体排列紧密，多为小腺体或大小腺体混合。②新生的腺体内衬分泌上皮，为立方形或柱状。③腺体呈圆形、卵圆形或长形，腺体间可见少量间质，偶见腺体背靠背现象。④增生腺体细胞分化成熟，胞质丰富较透明，核仁不清或有小核仁。⑤管腔内有时出现淡嗜伊红性分泌物，个别出现晶状体。⑥可有基底细胞或不连续节段存在，细胞角蛋白呈节段性阳性。

(二)类型

前列腺癌具有隐匿性特点，大部分患者发展缓慢而无临床表现。通常依照发现方式，前列腺癌可分为四大类型。

1.潜伏癌

潜伏癌是指患者生前没有前列腺疾病的临床表现，尸检时才发现有前列腺原发腺癌。潜伏癌可起源于前列腺任何部位，但以中心区和外周带多见，一般分化良好。

2.偶发癌

患者以良性前列腺疾病就诊，手术组织标本的病理检查过程中意外发现前列腺癌。组织学特征为分化较好的腺癌，以管状腺癌和筛网状腺癌为主，少数为低分化腺癌。

3.隐匿癌

患者无前列腺疾病的临床表现，但已经出现淋巴结转移或病理性骨折，经病理证实为前列腺癌，然后在前列腺穿刺活检中进一步被证实。这类患者血清前列腺特异性抗原和前列腺酸性磷酸酶(前列腺酸性磷酸酶)水平往往升高显著。

4.临床癌

临床诊断为前列腺癌，并经前列腺穿刺活检确诊，血清前列腺特异性抗原不同程度升高。多数患者直肠指检可触及前列腺结节，直肠超声检查提示前列腺结节外形不规整，内部回声不均匀。

(三)病理学检查

前列腺癌中，95%以上为腺泡上皮来源的腺癌，好发部位依次为外周带(75%)、移行带(20%)和中央带(5%)。腺癌中85%呈多中心性，可能是前列腺内部转移的缘故，以外周区多见。

前列腺癌组织学诊断基于两个标准:低倍显微镜下组织结构的改变和高倍显微镜下细胞改变,其特征如下。

1.腺体结构改变

腺泡双层结构消失,只见一层分泌型肿瘤性上皮细胞;腺腔内乳头或锯齿状结构消失,代之为排列紧密的小腺泡,有的腺泡周围间质很少,呈“背靠背”状;腺泡共壁或筛状,分化低时可呈实性巢状、梁状、条索状结构;基底细胞层缺如,消失范围一般认为必须多于 3 个连续腺泡,因正常前列腺中少数腺泡也可以没有基底细胞,因而基底细胞的存在与否是鉴别癌与其他良性病变的重要特征之一。

2.细胞间变

核增大,染色质靠边、凝集,核膜清晰;核仁明显增大,尤其是出现直径>1.2 μm 的核仁,或出现 2～3 个偏位的大核仁,则更有诊断价值。

3.浸润

腺泡旁有单个或成簇细胞向腺泡外伸出,并脱离腺泡散落在间质中,前列腺周围组织的浸润表现为神经组织和纤维脂肪组织中出现肿瘤性腺泡或细胞团,提示为晚期癌,可作为一个重要的预后指标。

其他一些病理学变化,如腺癌腺腔内的酸性黏液、类结晶和胶原性小结等,虽然为非诊断性,但对前列腺癌的鉴别诊断有一定的参考价值。当光镜下不足以做出前列腺癌诊断时,免疫组织化学检查可以协助明确诊断。

(四)分级

前列腺癌的病理分级目前较常用的方法有 Broders 分级、Anderson 分级、Mostofi 分级、Gleason分级等。世界卫生组织建议使用 Mostofi 分级,因为该方法较为简单;而临床上更多使用 Gleason 分级,在判断患者预后及疗效上更准确。

1.Mostofi 分级

Mostofi 分级是从核的异型性和腺体的分化程度两方面对肿瘤的恶性程度作出判断。核的异型性是针对核的大小、形状、染色质分布和核仁的变化而言,分轻度(核分级Ⅰ级)、中度(核分级Ⅱ级)、重度(核分级Ⅲ级)。腺体的分化程度分四级:高分化是指肿瘤由单纯的小腺体或单纯的大腺体组成;中分化指肿瘤由复杂的腺体、融合的腺体或筛状腺体组成;低分化是指肿瘤主要由散在的或成片的细胞构成,有很少的腺体形成;未分化指肿瘤主要由柱状或条索状或实性成片的细胞组成。在描写前列腺癌分级时要兼顾细胞学特征和腺体结构,如低分化腺癌(核分级Ⅱ级)。

2.Gleason 分级

Gleason 分级是以腺体分化的程度及肿瘤在间质中的生长方式作为分级的标准,以此来评价肿瘤的恶性程度。因其重复性强,形态操作简单,不费时,目前在国内外被广泛应用于临床。Gleason 分级主要在低、中倍显微镜下观察组织结构改变,不对个别癌细胞形态进行判断。Gleason分级兼顾了肿瘤不同区域组织结构的变异,即主要的和次要的两种方式。Gleason 分级标准见表 8-18。

表 8-18 Gleason 分级标准

级别	肿瘤边界	腺体结构	腺体排列	浸润
1 级	清	单个、分散、圆形或卵圆形、规则	密、背靠背	少见
2 级	欠清	同上但稍不规则	分散	可见
3 级	不清	形状大小不一，含筛状或乳头状改变	更分散，成团块边缘整齐	明显
4 级	重度不清	小且融合，排列成条索状	融合成不规则团块	极明显
5 级	重度不清或团块	少有腺体形成，有小细胞或印戒细胞，包括粉刺癌	排列成实性片状或团块状，中心坏死	极明显

(1)Gleason 组织类型分级：①1 级，极为罕见。腺体大小均匀一致，排列紧密，互相挤压，背靠背，细胞分化良好，膨胀型生长，几乎不侵犯基质，肿瘤多呈圆形，边界清楚。一些病理学家称Ⅰ级癌为“小区性腺病”。②2 级，很少见，多发生在前列腺移行区。癌腺泡被基质分开，呈简单圆形，腺体大小不一，不规则，腺体排列较疏散，有较多不典型的单个细胞，可见浸润现象。③3 级，最常见，多发生在前列腺外周区。腺体的体积和形态明显不规则，且向周围间质浸润，肿瘤边缘尚整齐，构成乳头状或筛状肿瘤，胞质多呈碱性染色。④4 级，分化差，腺体不规则融合在一起，形成微小腺泡型、筛状或乳头型。肿瘤边缘破坏及浸润，腺体小但排列紧密，核仁大而红，胞质可为碱性或灰色反应。⑤5 级，极度分化不良，肿瘤边缘全被破坏。肿瘤呈实性或中心坏死，偶尔有分散的腺腔形成。癌细胞核大，核仁大而红，胞质染色可有变化。

(2)Gleason 分级的组织学分数：计分标准和评分方法如下。

1)计分标准：前列腺癌细胞呈多型性，可以在一个癌内有 2 个以上级别。Gleason 按腺体分化程度分为 5 级，1 级为分化最好，5 级分化最差；同时取主要的和次要的两种生长方式，分别进行评分。然后将两者得分相加，即为 Gleason 评分。分化最好者为 2 分；分化最差者为 10 分；所以 Gleason 系统是两方面、五分级、十分计的分级法。上述的主要的和次要的生长方式一般以所占面积而定，占面积大者为主要生长方式，占面积次大者为次要生长方式，但次要生长方式必须占肿瘤面积的 5%以上，少于此比例则不计。

2)评分方法：①如果只有单一级别，或另一级别所占肿瘤面积<5%，则主要的和次要的为同一级别。②若最低级别所占面积小于整个肿瘤的 5%，则该级别忽略不计。③若各级所占面积均超过 5%，则只计最低级和最高级。④若最高级所占面积>5%，而其他某一级别所占比例最大，则将比例最大者计为主要的，最高级者计为次要的。⑤若最高级所占面积<5%，而其他两级别所占比例较大，则删去最高级。⑥若级别不连续，如 1 级、3 级、5 级，则记录分级最高的两种。⑦组织有微小变形或炎症变异或挤压变形均忽略不计。

(3)注意事项：①Gleason 评分一致时，如评分为 8 分时，可由 4+4、3+5、5+3、2+6和 6+2 等不同组成，但患者的预后基本一致。②临床上有时为方便理解，常把 Gleason 分级计分总分为 2～5 分视为高分化癌，6～8 分视为中分化癌，而 9～10 分视为低分化癌。③前列腺穿刺活检标本与根治性切除术标本 Gleason 评分往往有差别，两者符合率为 36%，高估率为 18%，而低估率则达 46%。两种标本的 Gleason 评分差异主要是前列腺癌组织结构的生物学多样性和组织形态特征：不仅在同一病例的不同部位可有不同结构的癌组织同时存在，同一部位相邻的腺体也可以有不同结构的不同级别的癌组织存在。因此，活检时遗漏某些结构的癌组织是不可避免的。另外，低级别癌由于生长缓慢，其在整个癌组织中所占比例越来越小；而高级别癌侵袭生长快，其所占比例则越来越大。因此，在对中高分化前列腺癌进行评分时，结合穿刺阳性针数的比例能有效筛选出存在精囊侵犯风险的病例；对于穿刺标本 Gleason 评分＜4 的病例，尤其是穿刺阳性针数少的病例，一方面可以在阳性针数周围的组织进行重复活检；另一方面，为了弥补 Gleason 评分只根据组织结构不考虑瘤细胞的异型性的不足之处，可兼用世界卫生组织分级标准。

（五）分期

目前有 4 种不同的前列腺癌病理分期在临床上应用，分别为 Whitmore-Jewett 分期、TNM 分期、OSCC 分期和超声分期，其中前两种应用最多。病理分期是以临床分期为基础的，其表达形式为 T_{1a} 等。

1.TNM 分期与 Whitmore-Jewett 分期

TNM 分期与 Whitmore-Jewett 分期的对照见表 8-19。

表 8-19　TNM 分期与 Whitmore-Jewett 分期的对照

TNM 分期	标准	Whitmore-Jewett 分期	
T 指原发肿瘤有无	T_X	原发肿瘤不能评估	
	T_0	没有原发肿瘤的证据	
	T_1	临床检查没发现肿瘤而病理检查有肿瘤	
	T_{1a}	组织学检查偶然发现肿瘤占≤5%	A_1
	T_{1b}	组织学检查偶然发现肿瘤占＞5%	A_2
	T_{1c}	血清前列腺特异性抗原升高，针刺活检发现肿瘤	B
	T_2	局限在前列腺内	
	T_{2a}	肿瘤侵犯前列腺的一叶的 1/2 或更少	B_1
	T_{2b}	肿瘤侵犯前列腺一叶的 1/2 以上但小于两叶	B_1
	T_{2c}	肿瘤侵犯前列腺的两叶	B_2
	T_3	肿瘤穿透前列腺包膜	
	T_{3a}	一侧包膜外扩展	C_1
	T_{3b}	两侧包膜外扩展	C_1
	T_{3c}	肿瘤侵犯精囊	C_2
	T_4	肿瘤侵犯精囊以外的邻近组织并与之固定	C_2
	T_{4a}	侵犯其中之一：膀胱颈、外括约肌、直肠	C_2
	T_{4b}	肿瘤侵犯肛提肌和(或)固定盆壁	C_2
N 指有无淋巴结转移	N_X	局部淋巴结不能评估	
	N_0	无局部淋巴结转移	
	N_1	单个淋巴结转移，最大径≤2 cm	D_1
	N_2	单个淋巴结转移，最大直径 2～5 cm；或有多发淋巴结转移，最大直径＜5 cm	D_1
	N_3	单个淋巴结转移，最大直径＞5 cm	D_1
M 指有无远处转移	M_X	不能评价是否有远处转移	
	M_0	无远处转移	

续表

TNM 分期	标准	Whitmore-Jewett 分期
	M_1	远处转移	D_2
	M_{1a}	远处转移但无区域淋巴结转移	D_2
	M_{1b}	骨转移	D_2
	M_{1c}	其他部位转移	D_2

2.TNM 分期与病理分级结合的组群分期

该分期方式见表 8-20。

表 8-20 TNM 分期与病理分级结合的组群分期

分期	T	N	M	Gleason 分级(Gleason 评分)
Ⅰ期	T_{1a}	N_0	M_0	G_1(2～4)
Ⅱ期	T_{1a}	N_0	M_0	$G_{2\sim4}$(>4)
	T_{1b}	N_0	M_0	$G_{1\sim4}$(2～10)
	T_{1c}	N_0	M_0	$G_{1\sim4}$(2～10)
	T_2	N_0	M_0	$G_{1\sim4}$(2～10)
Ⅲ期	T_3	N_0	M_0	$G_{1\sim4}$(2～10)
Ⅳ期	T_4	N_0	M_0	$G_{1\sim4}$(2～10)
	T_x,$T_{0\sim4}$	N_1	M_0	$G_{1\sim4}$(2～10)
	T_x,$T_{0\sim4}$	N_x,N_0,N_1	M_1	$G_{1\sim4}$(2～10)

(六)危险因素分析

根据血清前列腺特异性抗原、Gleason 评分和临床分期将前列腺癌分为低、中、高危三类,以便指导治疗和判断预后,详见表 8-21。

表 8-21 前列腺癌低、中、高危评价标准

项目	低危	中危	高危
前列腺特异性抗原(ng/mL)	<10	10～20	>20
Gleason 评分	≤6	7	≥8
临床分期	≤T_{2a}	T_{2b}	≥T_{2c}

四、临床表现

早期前列腺癌的临床症状多呈隐匿性,一部分患者甚至是在接受前列腺电切术或开放手术中才被发现。许多患者是在体检时经直肠指检发现前列腺硬结或质地硬,或常规行血清前列腺特异性抗原检查时发现异常升高而进一步就诊的。前列腺癌的临床表现和良性前列腺增生类似,以排尿障碍为主;晚期则以局部浸润或远处转移症状为主。

(一)排尿功能障碍症状

前列腺癌患者的排尿功能障碍一般呈渐进性或短时期内迅速加重,表现为尿频、排尿费力、尿线变细、排尿不尽感、夜尿增多、排尿困难、充盈性尿失禁，甚至反复尿潴留。起源于外周带前列腺癌对后尿道管腔压迫较少且较晚，因此排尿障碍的症状不易察觉；而来自尿道周围腺体的前列腺癌患者可早期出现下尿路梗阻症状。当外周带前列腺癌患者出现排尿障碍时，预示前列腺癌已发展至晚期。

外周带起源的前列腺癌易侵犯膀胱直肠间隙的组织器官，如精囊、输精管、膀胱颈及输尿管下端。前列腺癌患者的血尿发生率虽然仅为15%，但有时可以引起严重的肉眼血尿，易与膀胱癌混淆。可能原因是梗阻致膀胱颈部或后尿道表面血管丰富且易破损，或肿瘤侵犯膀胱三角区和前列腺尿道部所致。

老年人突然出现血精时应考虑前列腺癌的可能性。前列腺内膜样癌可以在疾病早期出现血精。如肿瘤侵犯并压迫输精管会引起患者腰痛及患侧睾丸疼痛，部分患者还诉说射精痛。癌灶突破包膜侵犯阴茎海绵体的盆腔神经丛的分支时，可出现会阴部疼痛及勃起功能障碍等症状。前列腺癌较少浸润、较少破坏尿道外括约肌，故真性尿失禁少见。前列腺癌向直肠方向发展时，可以压迫直肠，出现便秘、腹痛、便血或间断性腹泻等异常表现，类似直肠癌的表现。

当前列腺癌向膀胱腔内发展并浸润三角区时，可引起不同程度的膀胱出口梗阻和(或)输尿管开口受压，发生急、慢性尿潴留或肾积水。当出现双侧肾积水时，表现为上尿路梗阻症状，最终将导致肾功能不全，表现为少尿、无尿、全身水肿、腹水、高钾血症等。

(二)转移所致症状

前列腺癌首诊时可以是转移性症状，其中以转移性骨痛最为明显，而无下尿路梗阻症状。最常见的转移部位是盆腔内淋巴结群及全身骨骼。

1.骨骼转移

常见转移部位依次是脊椎的胸、腰部、肋骨、骨盆，股骨、胸骨和颅骨转移比较少见。表现为持续的、剧烈的腰、背、髋部疼痛及坐骨神经痛，疼痛严重程度可影响预后。病理性骨折以股骨和肱骨为多见，脊椎骨折少见，不过可引起截瘫。部分患者出现骨髓抑制症状，表现为出血、白细胞水平低下或贫血。

2.淋巴结转移

常无明显症状。髂窝淋巴结肿大压迫髂静脉导致下肢水肿和阴囊水肿，腹主动脉旁淋巴结肿大可压迫输尿管或局部病变浸润输尿管开口，而引起单侧或双侧肾积水，继发少尿、腰痛、尿毒症等。

3.内脏转移

肝转移表现为肿大、黄疸、肝功能异常；胃肠道转移表现为恶心、呕吐、出血、上腹痛等。

4.远处实质器官转移

肺转移表现为咳嗽、咯血、呼吸困难、胸痛、胸腔积液；肾上腺转移表现为肾上腺功能不全、乏力；睾丸转移表现为睾丸、精索结节样病变。

5.神经症状

前列腺癌伴神经症状者达20%，原因是脊椎转移导致脊髓被压迫或侵犯。压迫部位常在马尾神经以上，胸椎第1～6节最多见。表现为疼痛、知觉异常、括约肌功能失常、四肢疲软无力等。颅脑转移多数无明显症状，可引起头痛、嗜睡、复视、吞咽困难等。垂体转移可致失明。

6.内分泌症状

前列腺癌可出现库欣综合征和抗利尿激素分泌异常，表现为疲乏、低钠血症、低渗透压、高钙血症或低钙血症。

7.恶病质

前列腺癌晚期会出现全身情况恶化、极度消瘦、弥散性血管内凝血、严重贫血等表现。

五、诊断

(一)病史

大多数前列腺癌患者早期无任何症状，接受直肠指检或血清前列腺特异性抗原检查时才被发现。有些前列腺癌患者的早期症状，通常不是下尿路梗阻症状，而是局部扩散和骨转移引起的表现。因此，了解患者的前列腺癌家庭史就非常重要。出现以下三种情况时，家族性前列腺癌的可能性大：①家族中有 3 个或 3 个以上的前列腺癌患者；②父系或母系中三代均有前列腺癌患者；③家族中有 2 个以上亲属在 55 岁前患前列腺癌。对于前列腺癌家族史阳性的男性人群，应该从 40 岁开始定期检查、随访。

(二)直肠指检

细致的直肠指检有助于前列腺癌的诊断和分期。典型的前列腺癌直肠指检征象是前列腺坚硬如石头、边界不清、不规则结节、无压痛、活动度差，但是差异大，浸润广、高度恶性的癌灶可能相当软。前列腺结节还必须与前列腺结石、肉芽肿性前列腺炎、结核性前列腺炎等良性病变相鉴别。

直肠指检可发现前列腺周缘区的病灶，而中央区、前列腺前部及移行区的肿瘤，尤其是$<$0.5 cm的肿瘤病灶，就难以触及；而且主观性强，对比性差。所以，现在不推荐直肠指检作为前列腺癌筛查方法。

直肠指检诊断前列腺癌的准确率与血清前列腺特异性抗原水平存在一定关系。有报道比较前列腺特异性抗原水平和直肠指检检出率的关系后发现，受检者血清前列腺特异性抗原为 0～1.0 ng/mL、1.1～2.5 ng/mL 和 2.6～4.0 ng/mL 时直肠指检的准确率分别为 5%、14%和 30%。

(三)前列腺特异性抗原检查

血清前列腺特异性抗原是目前诊断前列腺癌、评估各种治疗效果和预测预后的一个重要且可靠的肿瘤标志物。健康男性血清前列腺特异性抗原值一般为 0～4 ng/mL，主要以复合前列腺特异性抗原形式存在。就同一正常个体而言，血清前列腺特异性抗原水平是相当稳定的，年变化率在 0.5 ng/mL 以下。

1.前列腺特异性抗原相关指标

为了提高前列腺特异性抗原灰区(4～10 ng/mL)患者的前列腺癌检出率和准确率，近年来采用了一些基于前列腺特异性抗原发展的相关指标，如游离前列腺特异性抗原/总前列腺特异性抗原、复合前列腺特异性抗原、复合前列腺特异性抗原/总前列腺特异性抗原等。这些指标在诊断前列腺癌，以及在减少不必要前列腺穿刺活检方面，均已显示出较好的临床价值，但仍有待于循证医学来规范其标准值和使用范围。

(1)年龄相关前列腺特异性抗原：是指针对不同年龄组设立不同的血清前列腺特异性抗原正常值范围，从而提高不同年龄人群中前列腺癌的检出率，在早期诊断方面有一定价值。男性随着年龄增加，前列腺特异性抗原水平也相应升高，见表 8-22。

表 8-22 男性前列腺特异性抗原水平与年龄的参考范围

年龄(岁)	国内标准(ng/mL)	Oestering 亚洲标准(ng/mL)	Anderson 修改标准(ng/mL)
40～49	0～1.5	0～0.2	0～1.5
50～59	0～3.0	0～3.0	0～2.5
60～69	0～4.5	0～4.0	0～4.5
70～79	0～5.5	0～5.0	0～7.5

(2)前列腺特异性抗原密度：前列腺特异性抗原密度是指单位体积前列腺的前列腺特异性抗原含量，以前列腺特异性抗原值与前列腺体积之比表示，正常值<0.15。对于前列腺特异性抗原灰区患者，前列腺特异性抗原密度临界值为 0.19 时诊断前列腺癌的特异性>70%。Kalish 首先提出移行带前列腺特异性抗原密度这个概念，即血清前列腺特异性抗原水平与前列腺移行带间的比值。对前列腺特异性抗原灰区的患者，前列腺特异性抗原密度以0.35 ng/(mL·cm^3)作为临界值时，诊断前列腺癌的敏感性和特异性分别达 86%和 89%。对于前列腺特异性抗原灰区患者，前列腺体积较小时(<40 mL)，游离前列腺特异性抗原/总前列腺特异性抗原低于临界值时肿瘤可能性大；而前列腺体积较大时(≥40 mL)，前列腺特异性抗原密度值越高，前列腺癌的可能性越大。

(3)前列腺特异性抗原速率：通过对同一患者连续检测血清前列腺特异性抗原，可以得到前列腺特异性抗原速率和血清前列腺特异性抗原倍增时间。前列腺特异性抗原速率是指血清前列腺特异性抗原水平的年均升高幅度，临界值为 0.75 y/(ng·mL)。前列腺癌患者的前列腺特异性抗原速率的特点是在缓慢升高的基础上突然快速升高，可以比临床表现提前 7～9 年出现。因此，前列腺特异性抗原速率的优势在于能纵向比较同一患者每年前列腺特异性抗原水平变化的幅度，可以早期发现前列腺癌患者。

(4)游离前列腺特异性抗原/总前列腺特异性抗原：单独检测游离前列腺特异性抗原对前列腺癌诊断的意义不大，可是游离前列腺特异性抗原/总前列腺特异性抗原可以显著提高总前列腺特异性抗原灰区时前列腺癌的检出率。目前临床上应用较广泛的游离前列腺特异性抗原/总前列腺特异性抗原临界值为≤18%。游离前列腺特异性抗原/总前列腺特异性抗原与前列腺体积有一定关系，当前列腺体积<40 cm^3时，游离前列腺特异性抗原/总前列腺特异性抗原才有鉴别诊断价值。

(5)复合前列腺特异性抗原及其相关参数：除复合前列腺特异性抗原外，还有复合前列腺特异性抗原的相关参数，包括复合前列腺特异性抗原百分比(复合前列腺特异性抗原/总前列腺特异性抗原)、复合前列腺特异性抗原密度及复合前列腺特异性抗原移行区指数。临界值为2.5 ng/mL时，血清复合前列腺特异性抗原诊断前列腺特异性抗原灰区前列腺癌患者的敏感性为 87%，特异性为 42%；如果复合前列腺特异性抗原和游离前列腺特异性抗原/复合前列腺特异性抗原相结合，可使敏感性提高到 83%，特异性至 54%。复合前列腺特异性抗原移行区指数的临界值为 0.31 时，诊断前列腺癌的敏感性为 93%，特异性可增至 72%。由于前列腺肿瘤组织比良性组织每克增加的前列腺特异性抗原多，复合前列腺特异性抗原移行区指数和复合前列腺特异性抗原密度在发现前列腺癌上更有价值，特别对于体积小的前列腺。

2.前列腺特异性抗原的临床应用

前列腺特异性抗原可以用于前列腺癌普查。男性应从 45 岁开始检查前列腺特异性抗原，有前列腺癌家族史可以从 40 岁开始。前列腺特异性抗原<2.0 ng/mL 时，如果直肠指检为阴性，两年一次的检查并不会漏诊一个可治愈的肿瘤。对于那些有家族史或有侵袭性倾向的前列腺癌患者来说，更频繁、更集中的检查也是必要的。

以前列腺特异性抗原≥4.0 ng/mL 作为异常指标时，其诊断前列腺癌敏感性为 87%、特异性为 27%；以前列腺特异性抗原≥2.0 ng/mL 作为异常指标时，其敏感性为 96%、特异性只有 13%。可见前列腺特异性抗原缺乏足够的特异性，会导致许多前列腺特异性抗原≥4.0 ng/mL 的患者接受不必要的前列腺穿刺活检。为了减少这种不必要的穿刺活检，临床医师可以同时结合前列腺特异性抗原密度、前列腺特异性抗原速率、年龄相关前列腺特异性抗原等来综合判断。

对于前列腺特异性抗原≥10 ng/mL 的患者，可以直接进行前列腺穿刺活检来明确诊断。对于前列腺特异性抗原灰区患者，目前临床一般先参考游离前列腺特异性抗原/总前列腺特异性抗原比值。游离前列腺特异性抗原/总前列腺特异性抗原临界值的选用应个体化。如果希望检出更多的肿瘤患者，以 27%作为分界值时，其特异性仅为 30%，但敏感性却从 87%升高到 94%；如果为了避免不必要的活检，同时又保证与总前列腺特异性抗原相似的敏感性，可选游离前列腺特异性抗原/总前列腺特异性抗原≤21%为临界值，敏感性为 84%，23%的患者可避免不必要的活检。

血清前列腺特异性抗原检查是前列腺癌客观评价指标，其水平受许多因素的影响，除了年龄外，还有一些因素，如前列腺体积和肿瘤体积、医源性因素等。

(四)经直肠超声检查

超声检查是前列腺癌影像学检查的首选方法。前列腺超声检查有经腹、经直肠、经尿道三种途径，其中以直肠超声检查最常用。经直肠超声检查(经直肠超声检查)可以清晰显示前列腺内结构、移行区和血流变化，精确测量前列腺和前列腺内肿块体积。前列腺癌好发于外周带，解剖位置在直肠前侧，非常适合经直肠超声检查。

经直肠超声检查可发现直径>5 mm 的癌灶。随着超声技术的发展，传统灰阶、二维经直肠超声检查发现前列腺癌不理想的状况将得到显著改善。对于前列腺特异性抗原水平升高伴直肠指检阴性或阳性的患者，经直肠超声检查可以提高前列腺内病灶或系统穿刺活检的成功率。

典型的前列腺癌二维灰阶经直肠超声检查声像图为外周带或移行区低回声，占 70%左右。由于约 30%或更多的前列腺癌灶呈等回声或高回声，另外，部分低回声病灶也可能是良性或炎性结节，因此，经直肠超声检查诊断前列腺癌的价值不如前列腺特异性抗原和直肠指检。现阶段，灰阶经直肠超声检查只用于前列腺系统穿刺活检。

灰阶经直肠超声检查的典型前列腺癌声像图表现为前列腺体积增大，左右不对称，形态不一致；包膜异常隆起，连续亮线中断有破坏，局部层次不清；内部回声不均匀，病灶常出现在后叶或左右侧叶，内外膜结构界限不清；侵犯邻近组织，可在精囊、膀胱、膀胱直肠窝或直肠壁探及肿块回声，或有膀胱颈部不规则增厚，突入膀胱。经直肠超声检查可以发现前列腺内 50%未触及的肿瘤；与经直肠超声检查未能发现的肿瘤相比，这些肿瘤体积较大，病理分期更差；前列腺内阳性检出率为 17%～57%。经直肠超声检查预测前列腺外浸润的敏感性为 23%～66%，特异性为 46%～86%，阳性检出率为 50%～62%，阴性预测率为 49%～69%。

Sauvain 等认为，能量多普勒超声诊断前列腺癌的敏感性高达 92.4%，并能发现是否存在穿透包膜的血管，从而评价前列腺癌包膜外扩散情况。能量多普勒超声可以提高前列腺穿刺活检的准确性。穿刺前可用能量多普勒超声扫描前列腺获取血流供应情况和可疑癌灶位置等，当前列腺体积<50 cm^3，普通灰阶超声的检出率为 48.08%，能量多普勒超声的检出率为 55.36%，后者中 70%可以显示血管不规则分布，并减少穿刺点，同样能获得准确结果，因此提高了前列腺穿刺活检的敏感性和特异性。对于前列腺癌复发肿瘤，能量多普勒超声联合经直肠超声检查诊断的敏感性和特异性分别为 93%和 100%，阳性预测值和阴性预测值分别为 100%和 75%。由于彩色多普勒超声和能量多普勒超声对小血管、低灌注的前列腺癌的显现价值有限，故单独使用发现前列腺癌的价值不大。

三维超声显像和能量多普勒超声技术联合使用能重建前列腺血流真实的解剖图像，对判断血管的变化很重要。Unal 等用三维对比增强显像前列腺癌，阳性预测率为 87%，阴性预测率为 79%。三维显像的敏感性高于直肠指检、灰阶经直肠超声检查及能量多普勒超声，但不如前列腺特异性抗原，所以联合三维超声显像和前列腺特异性抗原水平诊断前列腺癌更有临床价值。不过，三维超声不能发现直径为 1～2 mm 的小卫星癌灶。

经直肠超声检查除了应用于前列腺癌的诊断，还可以用于对各种治疗的监测和疗效评价，尤其是对前列腺癌去雄激素治疗的监测。应用能量多普勒超声比较前列腺癌患者在去势术前和术后前列腺体积和肿瘤血管阻力指数的变化，发现前列腺体积和阻力指数在去势术后均很快出现减小，而且血流出现动态变化的时间要早于前列腺体积缩小的时间，这与组织学上的发现相吻合。经直肠超声检查可以动态显示前列腺癌治疗前后肿瘤体积和肿瘤内血流变化，较客观评价治疗效果，以便决定是否维持原有治疗方案，或采用其他治疗方案。经直肠超声检查还可以引导前列腺癌进行冰冻治疗和射频消融，并在近距离放疗中协助精确放置放射性粒子等。

(五)经直肠前列腺穿刺活检

现在基本不采用经直肠前列腺随意穿刺活检，而是在经直肠超声检查引导下，不仅对明确或可疑病灶进行穿刺，还对前列腺进行分区，以便系统地穿刺。检出率受前列腺体积、年龄等影响，前列腺穿刺活检针数与患者年龄、前列腺体积的关系见表 8-23。

表 8-23 前列腺穿刺活检针数与患者年龄、前列腺体积的关系

前列腺体积(cm^3)	年龄(岁)			
	<50	50～60	60～70	>70
20～29	8	8	8	6
30～39	12	10	8	6
40～49	14	12	10	8
50～59	16	14	12	10
60～69	—	16	14	12
>70	—	18	16	14

前列腺穿刺活检与经直肠超声检查不同回声的关系：低回声结节的穿刺阳性率为 25.5%，而无低回声结节患者的阳性率为 25.4%，两者无差别；对低回声和等回声病灶分别穿刺，阳性率分别为 9.3%和 10.4%，两者比较也无差别。因此，尽管经直肠超声检查可以发现低回声病灶，但低回声病灶本身的穿刺阳性率和等回声无差别。如果有条件，可以应用能量多普勒超声代替灰阶

经直肠超声检查引导前列腺穿刺活检，能显著提高首次和第二次穿刺的阳性率。

1.患者选择

直肠指检发现前列腺结节和血清前列腺特异性抗原＞10 ng/mL 的患者，都应该接受前列腺穿刺活检。前列腺特异性抗原为 4～10 ng/mL 时，如果前列腺特异性抗原密度＞0.26 ng/(mL・cm^3)和(或)游离前列腺特异性抗原/总前列腺特异性抗原＜18%，或经直肠超声检查、CT、MRI 发现前列腺有可疑病灶，均必须进行前列腺穿刺活检。

2.穿刺活检的方法

(1)患者的准备：首先是向患者介绍穿刺活检的过程、目的、风险和价值。对于那些太紧张的患者可以适当应用镇静药。经直肠超声检查穿刺前，要求患者排干净大便，必要时使用开塞露或灌肠。常规检查血常规和出凝血时间。穿刺前如患者使用抗凝药物，则应停用。有严重肛门疾病或肛门改道的患者则不能进行，而患有严重糖尿病，严重脑、心血管疾病，有出血倾向和凝血障碍的患者应慎重；如必须活检，应做好各种应急措施，以防发生意外和继发菌血症等。

(2)穿刺活检的步骤：①患者常取左侧卧位，并尽量靠近床边；②专用直肠探头，频率一般为 5.0～7.5 MHz，如果用能量多普勒超声指引时，可用 9 MHz，并配以专用穿刺架，18～20 G、长 20 cm的穿刺针或枪；③经直肠超声检查获取前列腺情况，设计穿刺区域和针数；④穿刺时避开较大的搏动性血管，深度为 1 cm；如果病灶明确，则在结节上穿刺 2 针，其他不同部位再穿刺 3～4 针；如果病灶可疑或不明确，以前常规采用前列腺系统 6 点穿刺活检，现在认为至少应 10 点，增加了外周区和中央区穿刺点；⑤穿刺时局部麻醉，多应用利多卡因凝胶，尤其是对年龄大或心理焦虑的前列腺癌患者。一般 10～15 分钟即可完成从检查到穿刺的全过程。

(3)穿刺活检后处理：①预防性口服抗生素，连用 1～3 天；②嘱患者多饮水，保持大便通畅，注意观察术后反应，如血尿、血精、便血等，发现异常后随时就诊，及时处理。

3.穿刺活检针数

经直肠超声检查引导下 6 点前列腺系统穿刺活检术是标准手术方式，被称为“金标准”。穿刺点平均相距 1 cm，6 点分别在前列腺中叶旁两侧矢状面上的基底部、中部和尖部。首次穿刺诊断前列腺癌的准确率为 28.5%。

回顾性分析大量临床资料后发现，常规 6 点系列穿刺活检存在缺陷，即外周区穿刺点太少，易漏诊好发于外周带的肿瘤病灶。6 点系统穿刺阳性检出率还随着前列腺体积增大而下降。Uzzo 等对 1 021 例接受标准的经直肠超声引导 6 点前列腺系统穿刺活检术的患者进行比较研究后指出：对于前列腺体积＜50 mL 的患者，活检阳性率为 38%；而对于前列腺体积＞50 mL 的患者，活检阳性率仅 23%($P<0.05$)。显然，对于前列腺体积较大的患者，穿刺点数有必要进行个体化调整，如增加外周区和移行区穿刺点的 13 点穿刺法，见图 8-3。

4.重复穿刺

对于前列腺特异性抗原 2.5～10 ng/mL 的患者，常规经直肠首次前列腺穿刺活检的阳性检出率为 47.05%，第 2 次可以检出 5.6%。为了提高总的穿刺检出率，对首次前列腺穿刺活检呈阴性的患者，有必要进行重复穿刺。重复活检可以在 6 周后进行，不增加疼痛和并发症。

(1)重复穿刺的依据。①总前列腺特异性抗原水平：前列腺特异性抗原值为 4～10 ng/mL 的前列腺癌患者，第一次和第二次穿刺阳性率分别为 22%和 10%，而且第二次中 84%在外周区，16%在移行区。在预测重复穿刺阳性率上，一般认为游离前列腺特异性抗原/总前列腺特异性抗原＜30 和前列腺特异性抗原移行区指数＞0.26 ng/(mL・cm^3)的患者更有穿刺价值。因此，如果前列腺特异性抗原>10 ng/mL 的患者，第一次穿刺为阴性，则要重复穿刺；如果前列腺特异性抗原在 4～10 ng/mL，则可以依据游离前列腺特异性抗原/总前列腺特异性抗原和前列腺特异性抗原移行区指数值来判断，两次穿刺间隔时间为 6～12 个月。②病理学检查：如果第一次穿刺为阴性，但出现了高级上皮内瘤，需要重复穿刺，尤其是同时伴有前列腺特异性抗原水平高(>10 ng/mL)和异常直肠指检或经直肠超声检查发现。③前列腺体积：考虑到 6 点系列穿刺的标本总量为 90 mm 的前列腺组织，当前列腺体积>45 cm^3，移行区>22.5 cm时，6 点穿刺肯定是不够的，必须增加穿刺点。当前列腺体积>50 cm^3时，穿刺点一般为 12～15 点。

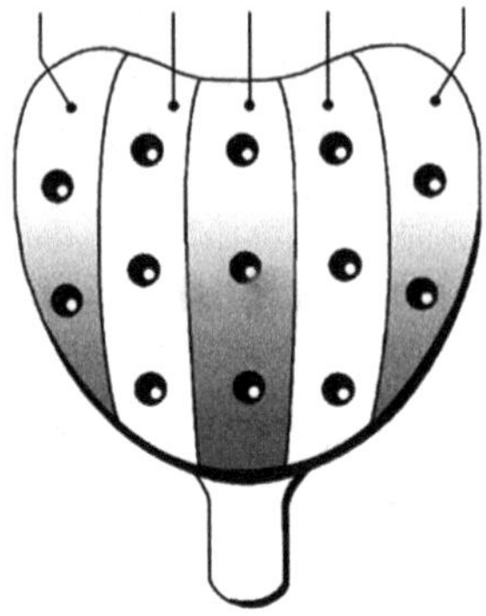

图 8-3　13 点前列腺穿刺法

(2)重复穿刺的技巧：大部分前列腺癌起源于外周区，重复穿刺提高检出率也主要体现在外周区，达 96%，而移行区单独检出率仅为 1.8%～2.4%。因此，重复穿刺应增加前列腺尖-背部的针数。

(3)穿刺活检停止的问题：Djava 等比较了前列腺穿刺活检第一、第二、第三和第四次的肿瘤检出率，分别为 22%、10.5%和 4%；局限性肿瘤依次为 58.0%、60.9%、86.3%和 100%，而且，第三和第四次检出的肿瘤 Gleason 分级、分期和肿瘤大小均低。第一次和第二次的穿刺并发症情况一致，但后 2 次会增多。因此，第二次复穿刺可以进行，第三次或第四次应尽量避免，除非是高度怀疑和(或)前两次穿刺后仍高度怀疑者。

5.穿刺活检 Gleason 评分

评分与随后的根治术标本 Gleason 评分间普遍存在偏差，符合率仅为 42%；穿刺活检 Gleason 评分偏低率达 49%，偏低 2 分以上占 27%，评分偏高占 9%。Gleason 评分为 2～4 时穿刺标本评分容易偏低，而 8～10 时评分易偏高。当 Gleason 评分<4 时，尤其同时伴穿刺阳性针数少时，应重复活检；当 Gleason 评分>7 时，分析显示前列腺穿刺阳性针数比例在前列腺癌精囊浸润和非浸润组的差异有显著性意义，这可以弥补 Gleason 评分在临床指导作用中的欠缺，从而筛选出有侵袭性病例。不过，穿刺标本 Gleason 评分偏差与前列腺体积、患者年龄、血清前列腺特异性抗原水平、穿刺阳性针数比例、分级及病理分期无关。

6.穿刺的并发症

经直肠超声检查指引下的前列腺系统穿刺活检术是安全的，很少需要住院治疗。主要并发症有血尿、血便、血精，罕见前列腺脓肿、高热、败血症等严重感染。出血最常见，大约有 50%的患者表现为肉眼血尿，穿刺前列腺中线部位会使这样的并发症发生率升高。如肉眼血尿显著，可用导尿管或膀胱冲洗以排出血凝块。穿刺结束后行直肠指检可以明确有没有直肠出血，如发现显著的直肠出血，可以将合适大小的阴道棉条润滑后塞入直肠留置几小时可有效止血。很少需要通过内腔镜在直肠内行止血。前列腺活检后很少感染，发生率仅为2.5%。预防性应用抗生素能降低感染的发生。感染患者如出现发热、寒战、尿路感染等一般在门诊即可治愈。

（六）CT与MRI

CT和MRI对前列腺内癌灶的诊断率均不高，但能显像盆腔淋巴结转移、前列腺包膜外浸润情况、远处脏器转移灶等，对临床分期有一定的帮助。随着影像学检查技术和材料的改进，在提高前列腺癌检出率上有所突破，如三维质子磁共振波谱分析。

1.CT检查

常规CT平扫时，不能分辨出前列腺的周边带、中央带及移行带，而且前列腺癌低密度癌灶与正常腺体相似；强化CT扫描时，可发现前列腺密度正常或小片状低密度灶或前列腺外形局限性轻度隆起，但总的来说，CT对局限性前列腺癌的诊断率相当低。CT预测前列腺包膜外侵犯的敏感性为2.5%～75%，特异性为60%～92%；判断精囊浸润的敏感性为5.8%～33%，特异性为60%～90%。

CT对前列腺癌转移灶的敏感性也较低，如不能辨别小淋巴结或肿瘤微浸润造成假阴性，分不清增大的淋巴结是炎症或是肿瘤转移引起导致假阳性。CT对血清前列腺特异性抗原＞20 ng/mL的前列腺癌患者，淋巴结转移阳性检出率只有1.5%。事实上，CT对前列腺癌临床分期的价值不大。近年来，CT更多用于前列腺癌放疗前剂量图的计算和指引近距离放疗时的粒子精确放置，后者效果明显优于超声。

2.MRI检查

MRI具有较好的组织分辨率和三维成像特点。前列腺外周带T_2加权像中高信号区内出现低信号征象时，前列腺肿瘤的可能性大，准确性达80%。起源于中央区及移行区前列腺增生的MRI信号与前列腺癌相似，而且外周区T_2加权出现低信号也不是前列腺癌所特有的，所以MRI不能诊断发现前列腺癌，尤其是前列腺内微小肿瘤。不过，MRI可以区别局限性与侵犯性前列腺癌。预测前列腺癌侵犯包膜或包膜外浸润的准确率为70%～90%。

前列腺癌MRI分期往往偏高。可能原因：①前列腺癌一般为散在性、多灶性，而且肿瘤浸润范围在辨别上存在主观性或部分伴有前列腺炎；②MRI可能因前列腺炎、出血、纤维化及前列腺周围带两旁血管神经纤维表现T_2低信号而引起分期偏差，如穿刺3周后行MRI检查时穿刺区局部出血对影像显示的影响小。

直肠内线圈MRI可以更好地显示前列腺各分区的解剖结构，并能明确肿瘤位置、体积和向外侵袭等情况。直肠内线圈MRI显示精囊侵犯准确率为70.5%，特异性和敏感性分别为92%和20%；显示包膜外浸润的准确率为65%，特异性和敏感性分别为87%和37.5%。而且，直肠内线圈MRI更容易发现前列腺内直径＞1.0 cm的肿瘤，检出率达89%；但对＜0.5 cm的肿瘤检出率较低，仅为5%。

（七）放射性核素骨扫描

放射性核素骨扫描是一种无创伤性检查，可以发现前列腺癌患者的骨转移癌灶。常规X线片难以发现骨实质微小改变，而全身骨扫描一般能比X线提前3～6个月甚至更长时间发现前列腺癌骨转移灶。不过，现在不推荐早期或常规对前列腺癌患者进行骨扫描，因为前列腺特异性抗原≤20 ng/mL时骨转移阳性率仅为1%。

(八)放射免疫显像

放射免疫显像是以抗肿瘤抗体为载体，以放射性核素为“弹头”，对肿瘤原发病灶和(或)转移病灶进行显像的技术。目前经美国食品药品监督管理局批准上市检测前列腺癌的放射性核素是^{111}In标记的全段鼠单克隆抗体，为抗前列腺特异性膜抗原的鼠源性免疫球蛋白C抗体，对于检查前列腺癌盆腔淋巴转移情况有很好的显像效果，敏感性、特异性、阳性预测值和阴性预测值分别为67%、80%、75%和73%。虽然放射免疫显像在前列腺癌诊断上取得一定成果，但不推荐用于低风险和中风险的前列腺癌患者，可以用于晚期前列腺癌患者。携带治疗性放射性核素时，还可以同时进行治疗。

六、治疗

前列腺癌治疗方法繁多，具体选用单一治疗还是联合治疗，应根据前列腺癌发展不同阶段来制定个体化治疗方案，同时兼顾患者年龄、全身状况、经济条件、生存意愿等。对于低风险前列腺癌患者，等待观察治疗和根治性治疗的5年无生化复发生存率基本相同；但是，各治疗方法对中、高风险前列腺癌的远期疗效相差显著。单一治疗能治愈的前列腺癌，应集中在降低并发症发生率上；对进展、恶性程度高的前列腺癌，治疗主要目的是提高肿瘤控制率和改善生活质量。以下主要介绍局限性前列腺癌的治疗。

局限性前列腺癌是指肿瘤局限于前列腺内，无周围浸润和淋巴结、远处脏器转移。局限性前列腺癌是能够治愈的恶性肿瘤。

(一)观察等待治疗

观察等待治疗是指主动监测前列腺癌的进程，在出现病变进展或临床症状明显时给予其他治疗。对于低危前列腺癌(前列腺特异性抗原4～10 ng/mL，Gleason评分≤6，临床分期≤T_{2a})和预期寿命短的患者可以接受观察等待治疗。对于观察等待治疗的患者必须密切随访，每3个月复诊，检查前列腺特异性抗原，进行直肠指检，必要时缩短复诊间隔时间和进行影像学检查。对于直肠指检、前列腺特异性抗原检查和影像学检查进展的患者可考虑转为其他治疗。

(二)根治性前列腺切除术

根治性前列腺切除术是治疗局限性前列腺癌最有效的方法，目前主要手术方式有经会阴、经耻骨后及腹腔镜前列腺癌根治术，以及机器人前列腺癌根治术。根治性前列腺切除术的切除范围包括完整的前列腺、双侧精囊、双侧输精管壶腹段和膀胱颈部。盆腔淋巴结清扫术范围：彻底切除髂动脉和髂静脉前面、后面及其之间的纤维脂肪组织，下至腹股沟管，后至闭孔神经后方；并可经同一入路完成盆腔淋巴结清扫，达到根治目的。手术时机上，一旦确诊为低危前列腺癌并且具备手术条件者应择期接受根治术。经直肠穿刺活检者应等待6～8周，经尿道前列腺切除术者应等待12周再行手术，可以降低手术难度并减少并发症。

1.适应证

手术适应证要综合考虑肿瘤的临床分期、预期寿命和健康状况。

(1)尽管手术没有硬性的年龄界限，但70岁以后伴随年龄增长，手术并发症及死亡率将显著增加。预期寿命≥10年者则可选择根治术。

(2)适用于临床分期T_1～T_{2c}的局限性前列腺癌患者。对于T_3期前列腺癌尚有争议，有主张给予新辅助治疗后行根治术，可降低切缘阳性率。

(3)前列腺癌患者多为高龄男性，手术并发症的发生率与身体状况密切相关。因此，身体状况良好、没有严重心肺疾病的患者均可进行该手术。

(4)前列腺特异性抗原或 Gleason 评分为低、中危的患者。

2.禁忌证

(1)患者有显著增加手术危险性的疾病，如严重的心血管疾病、肺功能不良等。

(2)患有严重出血倾向或血液凝固性疾病。

(3)已有淋巴结转移(术前通过影像学或淋巴活检诊断)或骨转移。

(4)预期寿命不足 10 年。

3.开放性根治性前列腺切除术

Mill 率先开展耻骨后前列腺根治性切除术。Walsh 等根据解剖学研究成果，提出了阻断前列腺背静脉丛、保护尿道外括约肌及保留性神经血管束等技术改进，从而大大减少了手术并发症，促进了该手术成为标准手术方式。根治性经会阴前列腺切除术首先由 Young 报道。由于会阴局部解剖结构较复杂，临床经此途径的手术病例相对少。临床上所说的前列腺癌根治术主要指耻骨后式。耻骨后根治性前列腺切除术的优点为术野暴露充分，操作过程易掌握，可完整、彻底切除肿瘤；同时进行盆腔内淋巴结清扫术及临床分期；可在直视下分离并保留血管神经束和尿道括约肌；直肠损伤机会较少。不足之处是手术创伤大，前列腺尖部切缘阳性率高于经会阴手术方式。有关该手术主要介绍以下几个方面。

(1)技术改进：在保证彻底切除肿瘤组织情况下，尽量减少手术并发症是技术改进的基本原则，主要有以下几个方面。①保留神经：手术方式分保留单侧和双侧神经两种，其目的是降低术后勃起功能障碍发生率，其次有利于术后尿失禁的早期恢复。神经血管束于前列腺尖旁 2～3 mm、尿道外侧或后外侧穿过尿生殖膈。术中解剖分离神经血管束时手法要轻，避免在其附近用电凝止血或功率调低。神经血管束分离出来后，提起后顺行或逆行游离，同时辨清膜部尿道和前列腺尖部，避免被损伤；也可以开始就在前列腺至尿道部位从前列腺侧面解剖出神经血管束。神经血管束距前列腺 3.2～9.5 mm，平均 4.9 mm，而肿瘤包膜外侵犯大多数只超过前列腺 1～2 mm，因此双侧神经血管束仍有保留的机会。Walsh 指出，约 58%根治术患者行双侧神经血管束切除是不必要的，如肿瘤侵犯范围广，累及双侧神经血管束，即使切除双侧神经血管束，术后远期效果仍然不理想。如果术中发现双侧神经血管束被肿瘤侵犯，为了达到根治效果，还是应该将其完整切除。保留神经血管束后性功能恢复程度还与患者年龄和术前性功能有关。术前勃起功能正常患者行双侧神经保留根治术后，50 岁以下者术后都正常，50～60 岁者术后正常率为 87%，60～70 岁者为 70%，>70 岁者仅为 38%；切缘阳性率为 9%，主要在前列腺尖部。②选择性控制背侧静脉丛：根治术中大出血的主要原因是阴茎背深静脉丛被损伤。术中借助直角血管钳结扎背侧静脉主干，或经静脉丛和尿道间隙缝扎远端静脉丛，或用示指在尿道和背侧静脉丛之间钝性分离出一个平面，然后选择性分离结扎背侧静脉丛。Walsh 的经验是将阴茎背深侧静脉丛缝扎在耻骨联合的软骨膜上，可以达到止血效果，同时起到重建耻骨前列腺韧带作用。③改进尿控：外科技术和患者年龄是影响根治性前列腺切除术后尿失禁发生的重要因素。年轻患者术后易恢复尿控状态，而年龄较大的患者恢复较慢。保护尿道远端括约肌、保留前列腺侧旁神经血管束、保留耻骨前列腺韧带、保留精囊尖部、保留功能性尿道等均有助于改进尿控。④前列腺尖部的处理：在良好视野下，将前列腺向头侧牵引，可以充分暴露尖部，并尽量使用手术刀进行锐性分离尖部和切割尿道。⑤膀胱尿道吻合：膀胱黏膜外翻，重建膀胱颈部与尿道远端吻合时要保证尿道精确成线型，可以减少术后尿道狭窄发生率。一般无张力缝合 5～8 针，缝合严密，以减少尿瘘发生率。重建膀胱颈至 24～26 F,可以明显降低尿失禁发生率,达 20%～60%。

(2)疗效及其影响因素:局限性前列腺癌患者在接受根治性前列腺切除术后 5 年内复发率为 5%～15%,5 年无瘤生存率可达 78%,10 年无瘤生存率仍达 75%。从这个结果可以看出,根治性前列腺切除术治疗局限性前列腺癌的长期效果十分理想,手术失败常发生在术后 5 年内。因此,术后 5 年内应加强随访,及时给予挽救性治疗。影响手术效果的术前因素包括临床分期、术前穿刺标本阳性数、Gleason 评分和术前血清前列腺特异性抗原水平。

(3)手术切缘阳性的处理:手术切缘情况是一个非常重要的独立预测指标。切缘阳性的患者不仅局部和远处复发率较高,而且显著影响术后长期存活率。临床上将手术切缘阳性分为两类:一类是真阳性,即前列腺肿瘤包膜外浸润,肿瘤侵犯包膜外组织,术中无法彻底切除肿瘤,而出现肿瘤组织残留;另一类是假阳性,即无包膜外肿瘤浸润,切缘阳性是由于前列腺解剖切除困难或技术尚不熟练,尤其是前列腺尖部或后侧的包膜裂开所造成。术中检查前列腺切缘是否为阳性的标准方法是快速冷冻切片检查,简单方法则是将整个切除标本墨染、固定后观察。如果标本局部被墨染,则表示肿瘤已穿透前列腺包膜,切除标本的墨染缘即定义为切缘阳性。切缘阳性最常见部位为前列腺尖部和后侧,少见部位为后外侧和神经血管束区域。为了及时、准确诊断切缘是否为阳性,泌尿外科手术医师应和病理科医师密切合作,建立完善的墨染和全前列腺切片工作流程。有学者认为严格坚持根治性手术适应证、进行新辅助激素治疗、完善手术技巧有助于减少切缘阳性率。

4.腹腔镜根治性前列腺切除术

由于创伤小,疗效与开放根治术近似,腹腔镜前列腺癌根治术已成为国内外许多大医院或中心治疗前列腺癌的首选手术方式。腹腔镜前列腺癌根治术有经腹腔和腹膜外两条途径。与经腹腔途径比较,腹膜外途径平均手术时间短、术后恢复正常饮食时间短,总的治疗效果和术后并发症发生率两者无明显差异。腹腔镜前列腺癌根治术的病例选择与开放手术基本相同。国外由于经验丰富,已将病例选择扩大到 T_{3b},但切缘阳性率会相应升高。腹腔镜根治性前列腺癌切除术的手术步骤与耻骨后前列腺癌根治术一样,难度最大的仍是前列腺尖部和神经血管束的处理。现有手术经验如下。

(1)控制出血:张氏等认为应注意以下几个步骤:①分离精囊时留心其外侧蒂,其中有精囊动脉,可用钛夹或超声刀直接处理;②前列腺尖部阴茎背深血管束需小心分离,最好先缝扎之,然后切断耻骨前列腺韧带;③分离前列腺侧壁和切断膀胱颈时,用双极电凝处理盆壁出血和前列腺动脉出血。

(2)剥离神经血管束:用双极电凝剪刀沿前列腺外后壁剥离神经血管束,用冷刀紧贴前列腺尖部,剪断前游离尿道 0.5 cm 以便吻合,吻合前看清输尿管口位置及连续缝合尿道后壁,可明显降低尿失禁、尿道狭窄和输尿管损伤的发生率。

(3)方便操作:分离精囊时使用 0°镜,在耻骨后间隙操作时使用 30°镜。对膀胱尿道吻合可以采用连续缝合,但是间断缝合可能更方便。可以使用 120°拉钩显露前列腺尖,使用自动缝合技术替代订合器处理背静脉丛,用 5 mm 钛夹替代双极电凝处理神经血管束,完全离断尿道前先缝合尿道 6 点钟处,对 T_{1c} 和 T_{2a} 患者的肿瘤保留膀胱颈及采用间断缝合替代连续缝合膀胱尿道等。

(4)处理前列腺体积过大:前列腺体积超过 90 mL 时应引起手术者的重视。切断尿道后再从前列腺后入路游离,将前列腺往前提起,以便于切除腺体。大体积前列腺和极度肥胖的前列腺癌患者应首选开放手术。

5.机器人腹腔镜根治性前列腺切除术

机器人前列腺根治术是近年来前列腺癌外科治疗的最新进展，首先在法国进入临床应用。目前已获得美国食品药品监督管理局许可上市的机器人手术系统主要有美国的达·芬奇手术系统和宙斯机器人手术系统。由于达·芬奇手术系统能进行三维立体显像，以及手术钳有活动关节等优点，在前列腺癌根治术中应用较广泛。国内也已开展了保留性神经的机器人腹腔镜前列腺癌根治术。手术机器人的最大优点是机器人手臂不会颤动，所有时刻都保持稳定，故手术解剖更加精确，能够长时间进行复杂、高精度的手术。这对于前列腺根治术来说相当重要，因为在保护神经血管束和前列腺尖部处理时，就需要既能精确切除肿瘤，减少切缘阳性率，又能更好保护性功能和尿控；与开放手术相比，创伤更小，更美观，而且术后恢复快。机器人手术系统运用小器械，增加了活动范围。机器人手术系统的不足之处主要有缺乏触觉反馈和最佳配套手术器械、技术故障、治疗和维护费用昂贵。

6.手术并发症

前列腺癌根治术的围手术期死亡率目前为0～2.1%。

(1)术中大出血：在各种前列腺癌根治手术方式中，术中出血以经会阴手术方式为少，这是因为此手术方式在阴茎背深静脉丛之下进行的。耻骨后手术方式中如果能妥善处理阴茎背深静脉丛，可明显减少出血量。

(2)膀胱尿道吻合口狭窄：发生率一般为0.5%～9.0%，有的高达17.5%，可能原因有术前接受过经尿道前列腺电切术、过度手术中血管丧失和尿道吻合口处外渗导致的。微小的吻合口狭窄只需进行尿道扩张就可以解决，严重者采用冷刀切开和(或)定期尿道扩张。

(3)尿失禁：目前发生率＜10%。术后尿失禁的主要原因是括约肌功能不全，其次是逼尿肌功能不稳定和顺应性下降，但术后1年尿失禁率少于5%。术后拔除导尿管时应鼓励患者进行盆底肌肉锻炼，有助于尿失禁的早期恢复。尿失禁1年内最好不采用侵袭性治疗方法。顽固性尿失禁一定要寻找原因，有膀胱颈挛缩的患者有充溢性尿失禁，必须电切开；软膀胱镜可以于超声检查残余尿后进行。所有治疗必须基于尿流动力学检查结果。

(4)勃起功能障碍：前列腺癌根治术后勃起功能障碍与多种因素有关，如年龄、术前性功能情况、肿瘤侵袭范围及术中对影响勃起的生理基础的保留情况等。保留神经的前列腺癌根治术可以使术后勃起功能障碍发生率明显降低。

(5)直肠损伤：直肠损伤在经会阴前列腺癌根治切除术中多见，可高达10%。直肠损伤多发生在分离显露直肠与前列腺、精囊之间的界面时，如处理不当可造成肠瘘、尿道直肠瘘、腹腔感染等并发症。如术前肠道准备完善，术中提高认识，应该可以避免直肠损伤的发生。

(6)血栓形成：进行腹腔镜手术时，因使用二氧化碳气体，术后有血栓形成的危险。术中和术后避免使用止血药物，术后早期活动四肢，必要时酌情使用抗凝药物。

(7)其他：术后栓塞、心血管系统并发症多见于经耻骨后手术方式。膀胱损伤、闭孔神经损伤、淋巴囊肿、血管损伤、吻合口瘘和切口、腹腔感染等其他并发症的发生与否，与患者情况、手术方式选择及手术者的经验等有关。

(三)根治性放疗

1.前列腺癌外放疗

外放疗对于局限性、分化好的前列腺癌($T_{1\sim2}N_0M_0$)效果理想，局部控制率和10年无病存活率与前列腺癌根治术相似;对于进展性或晚期前列腺癌患者,效果较差,必须联合内分泌治疗;对转移性前列腺癌可行姑息性放疗,以减轻症状,改善生活质量。影像学诊断与放疗技术的结合,使高能X线或γ射线、电子束、质子束等围绕靶点连续旋转或固定野集束照射,在照射部位得到与靶区断层图相适形的剂量分布,放射线最大限度地集中在病变靶区内,如三维适形放疗和调强适形放疗。近年来,三维适形放疗和调强适形放疗等技术已逐渐成为前列腺癌治疗的主流技术。

(1)照射方式:临床上常用的治疗方法为分割照射,即把一定总量的放射线分割成若干部分,在一定的总时间内完成。分割照射方式有以下4类,其中最常用的是常规分割治疗。①常规分割治疗:每天照射1次,每次剂量180～200 cGy,每周照射5次,根治治疗时总量为每6～7周6 000～7 000 cGy。②分段治疗:照射方法与常规治疗大致相同,只是把总剂量分为成2～3段来进行,每段照射完成后有一个2周的休息期。因此,分段治疗时总剂量不变,但治疗总时间延长。③超分割治疗:每天照射2～3次,两次照射间隔时间至少为4小时,每次剂量为120 cGy,每周照射5天。按此法治疗总时间不变时总剂量增加。④加速放疗:每天照射2～3次,每次照射间隔时间至少为4小时,但每次照射量为200 cGy,每周照射5天。总剂量相同的情况下加速放疗的总时间大大缩短。

(2)常规外照射放疗:传统的外放疗采用旋转照射和四野盒式照射。常规照射野为6 cm×6 cm或8 cm×8 cm,只适用于局限性前列腺癌。CT检查先制定治疗计划系统(TPS),然后常规全盆腔4野照射,照射野包括前列腺、精囊腺及其周围1～2 cm正常组织,关于是否包含盆腔淋巴结仍存在争议。利用合金铅板可以保护小肠、直肠后壁、肛门和括约肌,但是保护膀胱和尿道的效果差。前列腺癌照射野设计有一定规律,即在肿瘤靶体积的基础上增加一定边缘,构成临床靶体积,再增加一定边缘后构成计划靶体积。不同分期的肿瘤靶体积,临床靶体积和计划靶体积的设计参数见表8-24。前列腺癌的放疗剂量与分期的关系:A_1(T_{1a})期给予64 Gy,A_2、B($T_{1b、c}$)病灶66～70 Gy,C期70～72 Gy,D_1期为姑息性放疗,剂量至少为60 Gy。放疗一般每天1次,每次1.8～2.0 Gy,每周5次。每天至少治疗2野,也可每天治疗4野或治疗全部照射野。盆腔与腹主动脉周围淋巴结区域放疗量为45 Gy,然后缩野到前列腺区增加剂量至22～26 Gy,腹主动脉周围可以缩野加量5 Gy。局限性前列腺癌的放疗目的就是争取达到根治性效果。外照射放疗总剂量为65～70 Gy时,T_{1b}～T_2期局限性前列腺癌患者10年局部控制率为85%～96%,前列腺特异性抗原无复发生存率为65%,同期T_{1c}期前列腺癌根治术后5年无瘤生存率为84%。这个结果表明,局限性前列腺癌根治性放疗与根治手术疗效相似。前列腺局部控制率与放射剂量呈正相关,常规放疗<70 Gy时仍有亚临床病灶存在,T_3期放射剂量<68 Gy时基本无效。前列腺癌常规放疗效果差的原因还有:常规肿瘤定位和治疗计划常常低估了前列腺癌靶的真正体积,95%的等效剂量曲线并没有包括整个靶体积,在这一剂量水平,平均28%的前列腺靶体积丢失;前列腺癌克隆干细胞存在较高比例的射线抗拒成分。

表8-24 前列腺癌肿瘤靶体积、临床靶体积和计划靶体积的设计参数

分期	肿瘤靶体积	临床靶体积(肿瘤靶体积+n)	计划靶体积(临床靶体积+n)
A_1	前列腺	0 cm边界	0.5 cm边界
A_2	前列腺	0.5 cm边界	0.8 cm边界
B_1	前列腺	0.5 cm边界	0.8 cm边界

续表

分期	肿瘤靶体积	临床靶体积(肿瘤靶体积＋n)	计划靶体积(临床靶体积＋n)
B_2	前列腺和精囊	0.8 cm 边界 0.5 cm 后界	0.8 cm 边界
C_1/C_2	前列腺、精囊和前列腺周围范围	0.7 cm 边界	0.8 cm 边界

(3)三维适形放疗:前列腺癌三维适形放疗是在非共面上设计 5 个以上的照射野,通常采用盆腔连续 CT 扫描决定临床放射野。计划靶区应从肿瘤边缘外放 0.7 cm,但比常规放疗的照射野减少 0.5～0.8 cm。T_{1a}期只需照射前列腺区,T_1期照射靶区应包括前列腺、精囊和周围 0.5～0.7 cm范围,照射 50 Gy 后可以缩小至前列腺区,盆腔淋巴结转移则行盆腔照射,并结合内分泌治疗。三维适形放疗治疗前如果接受 3 个月的新辅助治疗,部分患者前列腺体积缩小 14.2%。因此,在制定照射野时必须考虑进去,否则照射野扩大将导致并发症发生率显著增加。基本治疗程序:①CT 扫描确定肿瘤位置和形状,然后将 CT 图像通过三维合成,进行虚拟模拟,调整照射野的设计。②确定照射靶区中心及其周围重要器官的轮廓。③三维剂量计算,确定剂量分布优劣与危险器官的关系,修改射束方向、射野的形状,计划三维剂量分布图。④设计出治疗计划单。⑤治疗实施。三维适形放疗剂量增加至＞72 Gy 时,可以提高 $T_{1/2a}$的 5 年无生化复发率;增加到＞76 Gy 时,可以改善 $T_{2b/3}$的 5 年无生化复发率;前列腺特异性抗原≥20 ng/mL 的患者需要近 80 Gy 的照射剂量才能改善 5 年无生化复发率。所以,在进行前列腺癌三维适形放疗治疗时,放射剂量是个重要的预测效果指标,提高照射剂量可以显著改善低、中危前列腺癌患者的无生化复发存活率。

(4)超分割适形放疗:放射生物学研究发现,放疗后肿瘤群体的潜在倍增时间缩短;人体肿瘤放疗后 4 周左右出现加速再增殖;肿瘤细胞的再增殖随放疗疗程的延长而增加,由此而出现了超分割放疗。它规定两次分隔时间在 6～8 小时,比晚期反应组织修复亚致死损伤和潜在性致死损伤所需的 3～4 小时要长得多。三维适形放疗在提高前列腺癌局部照射剂量时也受到并发症的限制,如局部照射剂量为 78 Gy 时,晚期严重并发症发生率高达 14%;而超分割适形放疗可以明显提高照射剂量,可达 87.4 Gy,且不增加慢性毒性反应,疗效满意。

(5)调强适形放疗:调强适形放疗是放疗高剂量分布在三维立体方向与肿瘤靶区形状完全一致的全新放疗技术。调强适形放疗的步骤基本同适形放疗。与三维适形放疗比较,调强适形放疗可以增加照射剂量,达 90 Gy,并且不增加对周围组织的照射剂量。同等照射剂量下,如果扩大照射范围,调强适形放疗比三维适形放疗对直肠的辐射小,因此调强适形放疗更安全。调强适形放疗有逐渐取代三维适形放疗成为前列腺癌标准治疗方法的趋势。三维适形调强放疗最大的特点就是输出非均匀照射剂量,而在照射野肿瘤组织内为均匀照射剂量。使不同靶区可以获得相应所需要的剂量,同时缩短了治疗时间,具有重要的放射生物学意义。调强适形放疗治疗过程中,前列腺和直肠的摆动,侧向、前后向和头尾向的变化为(1.0±1.5)mm、(0.9±2.1)mm 和(1.9±2.1)mm,因此在制定治疗计划时,为精确制定前列腺的剂量-体积直方图,应考虑这些因素。每次进行调强适形放疗时,如果使用电子窗门影像设备可以示踪前列腺位置变化,可将照射野精确到 0.03 mm 以下,每次能增加前列腺区的照射剂量约为 1 Gy,从而减少对周围组织的照射量。这对调强适形放疗来说非常必要。

(6)质子适形放疗:质子束的线性能量传递略高于 X 线,生物学特性与 X 线相似,但生物效率高于 X 线。一般认为用于医学目的的质子束其相对生物学效应为 1.00～1.25，实际临床应用中均考虑为 1.10。质子的氧增比与 X 线相似，为 1.00 左右。局限性前列腺癌接受质子放疗的有效率为 66.7%，前列腺特异性抗原下降明显，平均随访 11.9 个月未发现生化复发患者。

(7)快中子治疗：前列腺癌生长较缓慢，肿瘤细胞周期较长，对常规光子射线敏感性较差，快中子属于高线性能量传递射线，对前列腺癌有较高生物效应，特别是对高危病例(前列腺特异性抗原值≥13 ng/mL)。Forman 等率先应用快中子三维适形技术治疗前列腺癌患者，治疗 1 年后前列腺活检阴性率为 79%，18 个月时阴性率为 84%，未出现Ⅲ级以上严重并发症。快中子与光子混合射线应用于前列腺癌治疗，可提高局部控制率，减少正常组织损伤。现在多采用混合粒子治疗。

2.放疗的并发症

前列腺癌放疗的并发症根据发生时间分为急性和慢性两类。急性并发症是指放疗开始后 6 个月之内发生的并发症，慢性并发症是指持续存在或治疗后 6 个月以上的并发症。目前普遍应用美国放射肿瘤学组急性放射损伤分级标准作为并发症分级标准：1 级，症状很轻，无须治疗；2 级，症状较轻，但需要治疗；3 级，症状需要最基本的外科处理，如膀胱镜检、尿道扩张等；4 级，症状需要外科处理，如结肠造口、尿流改道等；5 级，死亡。主要有以下并发症。

(1)下尿路并发症：此类并发症最常见，大部分患者在放疗后出现膀胱刺激症状，有时可持续数周至数个月不等。如果出现尿潴留，则留置导尿管，严重者接受经尿道前列腺电切术。对于放疗前有明显尿道梗阻的患者，α 受体阻滞剂可减轻症状。

(2)肠道并发症：治疗早期包括肠道功能紊乱、直肠炎、出血等。直肠并发症的发生率与直肠所接受的放射剂量及受高剂量照射的肠壁长度有关。如果病情需要外放疗与放射性核素植入联合应用，必须考虑总的剂量和治疗顺序的影响，如果先行外照射，再植入放射性活性粒子，则直肠不良反应的发生率较低。

(3)勃起功能障碍：放疗有可能损伤盆腔神经血管束，导致勃起功能障碍。三维适形外照射放疗时，勃起功能受损发生率降低。

(4)骨髓抑制：该症状主要发生于常规外照射及姑息性放疗的患者，三维适形放疗的骨髓抑制发生率较低。

3.近距离治疗

治疗包括腔内照射、组织间照射等，是将放射源密封后直接放入被治疗的组织内或人体天然腔内进行照射。前列腺癌近距离治疗包括短暂插植治疗和永久粒子种植治疗，国内多开展永久性粒子植入治疗。

(1)适应证：包括单纯治疗和联合治疗的适应证。单纯近距离治疗的适应证：①临床分期 $<T_{2a}M_0N_0$；②Gleason 评分<7 分；③血前列腺特异性抗原<10 ng/mL；④前列腺体积<60 mL。

近距离治疗＋外照射的适应证：①临床分期为 T_{2b}、T_{2c}；②Gleason 评分为 8～10 分；③血前列腺特异性抗原>20 mg/mL；④周围神经受侵；⑤多点活检病理结果为阳性；⑥双侧活检病理结果为阳性；⑦MRI 检查明确有前列腺包膜外侵犯；⑧前列腺基底部肿瘤。只需符合以上任一条件就应联合应用。Gleason 评分为7 或血前列腺特异性抗原为 10～20 mg/mL，属中危病例，如不能耐受或不接受手术的，以及不能坚持完成全程外照射的，可进行近距离放疗。近距离治疗(包括作为外放疗的补充治疗)联合雄激素阻断治疗的适应证为前列腺体积>60 mL。雄激素阻断治疗可以在近距离放疗前后进行，一般为 3 个月，目的是缩小前列腺、减少并发症、改善术后尿路症状和提高治疗效果。

(2)禁忌证:分为绝对禁忌证和相对禁忌证。绝对禁忌证:①预计生存期少于5年;②经尿道前列腺电切术后缺损较大或预后不佳;③一般情况差;④有远处转移。

相对禁忌证:①腺体>60 mL;②既往有经尿道前列腺电切术史;③中叶突出;④严重糖尿病;⑤多次盆腔放疗及手术史;⑥美国泌尿外科学会评分较高者。

(3)常用的放射性核素:近距离放疗常用的放射性核素有碘(^{125}I)、钯(^{103}Pd)、铱(^{192}Ir)和金(^{198}Au)等。^{125}I和^{103}Pd常用于永久性近距离放疗,而^{198}Au和^{192}Ir因为放射强度较大而常用于暂时性近距离放疗。^{125}I在组织中为低剂量率(7 cGy/h),对于快速循环、自身增殖周期短的肿瘤,比外照射差,因此不适合于B_2、C期或低分化的前列腺癌。

(4)技术与标准:永久性粒子植入有两种最基本的方法。一种是西雅图技术,也是目前常用的方法。这种技术分两步:第一步列出计划,先经直肠超声检查从前列腺尖至前列腺底每隔5 mm取一横切面图,所有图片经计算机合成可产生三维前列腺模型,然后计算所需要粒子的数量及位置。第二步则是粒子的植入。另一种是实时技术,即所有计划放射量计算工作在植入现场立刻完成。先经直肠超声检查测前列腺体积,依据直方图或参考表直接计算粒子数等后,开始植入粒子。优点是容易操作、患者位置可以随时调整和粒子植入准确。两种技术的总体植入效果无差别。处方剂量所覆盖的范围应包括前列腺及其周围3~8 mm范围,原因是部分患者前列腺包膜外有侵犯可能,以及存在粒子植入偏差。前列腺体积也影响粒子的植入。一般来说腺体<45 mL时耻骨弓不影响粒子植入。如果前列腺太大(>60 mL),耻骨联合就会妨碍粒子放置到腺体的前侧部分,可以先用至少3个月内分泌治疗来缩小前列腺体积,或选择其他治疗方法。

(5)疗效:近距离治疗后,前列腺特异性抗原水平变化具有显著特点。由于大量癌细胞死亡,1个月内前列腺特异性抗原往往大幅度升高,出现一个"前列腺特异性抗原峰",1年后才下降至最低水平。前列腺特异性抗原连续两次升高或>0.5 ng/mL,则治疗失败,大多发生在18个月后。近距离放疗治疗低风险前列腺癌的效果满意,与根治性前列腺切除或根治性体外照射的疗效相当。T_1~T_2期前列腺癌患者的5年无瘤生存率为83%~95%,5年无前列腺特异性抗原复发率为79%~93%。

(6)并发症与处理:近距离治疗的并发症包括短期并发症和长期并发症。通常将1年内发生的并发症定义为短期并发症,而将1年以后发生的并发症定义为长期并发症。近期并发症:会阴穿刺可能引起会阴部血肿。尿路并发症包括尿频、尿急、排尿困难甚至尿潴留,80%的尿路症状出现在植入后2个月内,总的发生率为88%,其中Ⅰ、Ⅱ、Ⅲ级分别为23%、45%和20%,平均持续12个月,主要与粒子植入对前列腺的刺激和创伤有关,而Ⅲ级并发症的发生率及留置导尿时间与术前前列腺体积和植入粒子数量有关。急性尿潴留的发生率约为5%,与治疗前国际前列腺症状评分和前列腺体积有关。急性尿潴留患者的处理方法是间歇性导尿。术前常规应用α受体阻滞剂可以有效地降低尿路并发症的发生率,同时缓解症状。早期直肠并发症多为大便次数增多及里急后重等直肠刺激症状,呈自限性,对症处理可缓解。远期并发症如下。①慢性尿潴留:常见,主要与膀胱颈部及尿道的放射线损伤导致的瘢痕化有关,约有10%的患者最终需要行经尿道前列腺电切术来改善排尿,但这会使尿失禁的发生率明显增高。部分患者表现为尿道狭窄,可能与尿道球部的放射线剂量过高有关。这种情况可以通过定期尿道扩张来解决。②尿失禁:发生率为1%~24%,有经尿道前列腺电切术手术史的患者在粒子植入后的尿失禁的发生率为20％～85％。不严重者予保守治疗，严重者行尿道周围注射疗法或尿道悬吊手术。③性功能障碍：近距离放疗后性功能保留要好于外照射，性功能降低在治疗后3年和6年的发生率分别是64％和30％。性功能障碍是否发生和治疗后恢复速度及程度与治疗前性功能、年龄和放射剂量有关。可采用药物治疗，如西地那非等。④直肠并发症。最常见的是直肠溃疡，其次是直肠炎，多在治疗后3年内出现，发生率与直肠接受的平均照射剂量、最大直肠剂量等有关。直肠前壁0～0.7 cm^2受照剂量超过200 Gy，或0～15.1 cm^2剂量超过100 Gy，都有可能导致出现并发症如直肠炎、直肠溃疡，建议不行直肠活检，以免造成前列腺直肠瘘。严重者需手术治疗。

(四)新辅助激素治疗

目前临床诊断的水平的限制，术前诊断为局限性前列腺癌的患者中，实际上有41％的患者存在术前分期过低，导致实际治愈率比预期的明显降低。因此，对于术前诊断为T_{2c}～T_{3a}的前列腺癌患者，或术前预测手术难以彻底切除肿瘤组织的患者，在根治术前必须进行内分泌治疗，以减少手术切缘阳性率。新辅助激素治疗不能消退已有的淋巴结转移灶和精囊的浸润。因此，该治疗方法最适合于T_2期前列腺癌患者，其次才是T_3期。

治疗采用促黄体生成素释放激素类似物和抗雄激素的最大限度雄激素阻断方法，也可单用促黄体生成素释放激素类似物、抗雄激素药物或雌二醇氮芥，但最大限度雄激素阻断方法疗效更为可靠。采用新辅助治疗时，既要考虑到因治疗推迟手术时间的风险，同时又要考虑达到最佳疗效的治疗时间。目前新辅助治疗疗程推荐为3～9个月，一般为6个月。

由于该疗法临床应用时间短、各文献对于疗效的评估方法不一致及缺乏临床大样本间比较的资料，还不能十分肯定该疗法对总体长期存活率或存活时间有明显帮助。另外，新辅助激素治疗并不能显著降低肿瘤侵犯精囊率、淋巴结转移率和生化复发率等。该方法还存在一些不足之处：有激素治疗的不良反应，费用高昂；治疗后前列腺周围纤维化、组织结构层面模糊，手术时分离困难，难以判断切除的范围和程度，以及延长术后康复等。因此，临床推广新辅助治疗应慎重。

(五)前列腺癌的辅助内分泌治疗

前列腺癌根治术后的辅助治疗是考虑到手术未能彻底切除肿瘤组织，局部有癌细胞残留或手术切缘阳性，或术中发现远处已有转移，为了提高手术的成功率，而采取的辅助治疗措施。

1.适应证

根治术后病理切缘阳性；术后病理淋巴结阳性（N_+）；术后病理证实为T_3期或≤T_2期，但伴高危因素；局限前列腺癌伴高危因素，根治性放疗后；局部晚期前列腺癌放疗后。

2.治疗方式

最大限度雄激素全阻断；药物去势；抗雄激素药物，包括甾体类和非甾体类；手术去势。

3.治疗时机选择

Bolla等报道了415例T_3期前列腺癌患者放疗后立即接受辅助激素治疗的研究，时间为3年，结果显示单独放疗组与放疗＋诺雷德组比较，5年总存活率分别为62％和78％，5年临床无瘤存活率分别为40％和74％，5年疾病特异性存活率分别为79％和94％。目前认为，术后有辅助治疗指征的患者应早期接受治疗。

(六)随访

1.随访指标

(1)血清前列腺特异性抗原：①根治性前列腺切除术后前列腺特异性抗原的监测。根治术若成功，3 周后应该检测不到前列腺特异性抗原。前列腺特异性抗原持续升高说明体内有产生前列腺特异性抗原的组织，即残留的前列腺癌病灶。在根治性前列腺切除术后，连续两次血清前列腺特异性抗原水平超过 0.2 ng/mL 提示前列腺癌生化复发。②放疗后前列腺特异性抗原的监测。放疗后腺体仍然存在，前列腺特异性抗原水平下降缓慢。放疗后前列腺特异性抗原的最低值是生化治愈的标志，也是一个重要的预后判断因素。总的来说，这个值越低，治愈率越高，一般认为放疗 3～5 年后前列腺特异性抗原水平最低值达到 1 ng/mL 者的预后较好。放疗后前列腺特异性抗原水平达到最低值后，若连续三次前列腺特异性抗原增高，则被认为是放疗后前列腺癌生化复发。复发时间被认为是放疗后前列腺特异性抗原达到最低值和第一次前列腺特异性抗原升高之间的时间中点。大量资料表明，临床复发一般在生化复发后 6～18 个月出现。

(2)直肠指检：直肠指检可了解前列腺癌是否局部复发，在治愈性治疗后如果前列腺区有新结节出现应怀疑局部复发。前列腺特异性抗原和直肠指检是随访中的一线检查方法。

(3)经直肠超声检查和穿刺活检：前列腺活检不作为常规随访手段。放疗后，如果不考虑补救性前列腺切除术和其他治疗方法，则不推荐进行前列腺活检。如需活检，应该在放疗 18 个月以后进行。根治术后如果前列腺特异性抗原＞0.5 ng/mL、直肠指检发现局部结节或经直肠超声检查发现局部低回声病变建议行前列腺窝活检。

(4)骨扫描与腹部 CT/MRI：骨扫描与腹部 CT/MRI 检查目的是发现前列腺癌转移灶，对于没有症状和无生化复发证据的患者，骨扫描与腹部 CT/MRI 不推荐作为常规的随访手段，有骨骼症状的患者可以进行骨扫描检查。在生化复发的早期，骨扫描与腹部 CT 或 MRI 的临床意义有限。骨扫描与腹部 CT/MRI 可以用于前列腺特异性抗原水平＞20 ng/mL、前列腺特异性抗原倍增时间＜6 个月或前列腺特异性抗原速率＞每个月 0.5 ng/mL 者。如果患者有骨骼疼痛，应该进行骨扫描，不必考虑血清前列腺特异性抗原水平。

2.随访方案

(1)治愈性治疗之后就是随访的开始，第一次随访主要检查与治疗相关的并发症，如有无尿失禁、肠道症状等。可以根据肿瘤或患者的特点对随访方法做出相应修改，如对于低分化、局部进展的肿瘤或手术切缘阳性的患者应该随访更加严密。

(2)对于无症状的患者监测：关注临床表现、血清前列腺特异性抗原水平及直肠指检为常规随访手段，治疗后前 2 年，应该每 3 个月进行一次随访，2 年后每 6 个月随访一次，5 年后每年随访一次。

（周士明）

第九章 泌尿系统疾病案例分享

第一节 神经源性膀胱

一、病历摘要

基本信息：患者，女，67 岁。

主诉：颈髓损伤伴排尿困难 2 年余。

现病史：患者 2 年前因高处坠落伤导致颈椎受伤，伤及颈髓，出现胸部以下平面感觉运动障碍，伴排尿、排便障碍，表现为排尿困难，伴有尿潴留，经检查考虑“颈椎骨折、颈髓损伤”，给予手术治疗，术后仍有排尿困难，并逐渐加重，给予留置尿管，口服药物对症治疗，未见好转，并反复出现尿路感染症状。今患者为求进一步治疗，来院就诊。目前患者双下肢麻木无力，二便障碍，留置导尿。患者神志清，精神可，饮食睡眠可。

既往史：否认高血压、脑血管病、冠状动脉粥样硬化性心脏病、糖尿病、慢性支气管炎、哮喘、肾病、肿瘤、血液病等其他慢性病病史；否认肝炎、结核、新冠肺炎等传染病病史。否认重大外伤及其他手术史；否认输血史；否认药物及食物过敏；预防接种随当地。

个人史、婚育史：生于本地，无外地居住史。无疫水、工业毒物、放射性物质接触史。生活规律，否认吸烟、饮酒史。26 岁结婚，育有一子一女，配偶及子女均体健，已绝经，绝经后阴道无异常分泌物。

体格检查：T 36.3 ℃，P 80 次/分，R 19 次/分，BP 17.7/9.3 kPa(128/70 mmHg)。发育正常，营养中等，自主体位。胸部以下平面感觉运动障碍，脊柱正常，活动自如，无压痛和叩击痛；四肢无异常形态，无杵状指(趾)，无静脉曲张，无肌肉萎缩，下肢无水肿，足背动脉搏动无减弱；皮温正常，末梢感觉正常；双下肢未见色素沉着斑；关节活动自如，无红肿及压痛；双下肢肌力 0 级，肌张力 2 级，肱二头肌、三头肌反射减弱，膝腱反射亢进，跟腱反射亢进。巴宾斯基征阳性，奥本海姆征阳性，颈部后方可见手术切口，愈合可，无颈强直，布鲁津斯基征阴性，克氏征阴性。

辅助检查：尿流动力学检查示神经源性膀胱、尿潴留。尿常规示白细胞(＋＋)，白细胞计数升高。超声检查示膀胱容量增大，无脊梁化，残余尿增多。

初步诊断：神经源性膀胱、排尿困难、颈部脊髓损伤。

诊疗经过：①行尿流动力学检查明确膀胱及尿道括约肌功能，完善其他辅助检查。②向患者及家属交代病情，给予常规膀胱训练治疗。③进行针灸、电刺激等针对性治疗。④给予间歇导尿，针对患者进行个性化饮水排尿计划。

出院诊断：神经源性膀胱、排尿困难、颈部脊髓损伤。

二、病例分析

颈髓损伤后排尿功能障碍是指控制排尿功能的周围神经受到损害而引起的膀胱尿道功能障碍的一类疾病。尿潴留是其最常见的症状之一，上尿路损害（肾积水）及肾衰竭等是导致患者死亡的主要原因。因此需要对颈髓损伤后排尿困难患者的诊疗过程和康复情况进行个体化的评估和管理。本案例将对其病史、诊断过程、治疗过程，及治疗后康复情况以及相关临床数据进行详细分析，以探讨诊疗的有效性、预后以及患者的整体健康状况。这一案例研究旨在为医疗专业人员提供更多关于颈髓损伤后排尿困难诊疗的经验和患者管理的见解，以改善患者的治疗结果和生活质量。

（李智伟）

第二节 肾 结 石

一、病历摘要

基本信息：患者，男，57 岁。

主诉：右侧腰部疼痛伴排尿不畅 3 天，加重 1 天。

现病史：患者于 3 天前无明显诱因出现右侧腰部持续性钝痛，疼痛程度逐渐加重，伴排尿不畅，尿线细，时有中断，尿液呈淡黄色，量不多。曾自行服用非甾体抗炎药后疼痛略有缓解，但排尿症状无改善。1 天前疼痛加剧，伴恶心，无呕吐，遂来医院泌尿外科门诊就诊。

既往史：既往体健，否认高血压、糖尿病、冠状动脉粥样硬化性心脏病等慢性病史；否认肝炎、结核等传染病史；无手术及重大外伤史；无输血史，否认药物过敏史。

体格检查：T 36.8 ℃，P 82 次/分，R 20 次/分，BP 16.7/10.7 kPa（125/80 mmHg）。神志清楚，精神可，全身皮肤无黄染，浅表淋巴结未触及肿大。右侧肾区叩击痛阳性，无肌紧张及反跳痛。腹部平坦，无压痛、反跳痛，肝脾肋下未触及，肠鸣音正常。

辅助检查：血常规示白细胞计数 10.2×10^9/L，中性粒细胞百分比 78%，血红蛋白含量 135 g/L，血小板计数 180×10^9/L。尿常规示红细胞计数 150/μL，白细胞计数 50/μL，尿蛋白阴性，尿糖阴性。泌尿系统 B 超：右侧肾盂结石，直径约 1.2 cm，左侧肾盂未见明显结石，右肾轻度积水。泌尿系统 CT：右侧肾盂结石，直径约 1.2 cm，右肾集合系统分离，右输尿管上段轻度扩张。

初步诊断：右侧肾盂结石，右肾轻度积水。

诊疗经过：入院完善相关检查，给予抗炎（头孢呋辛钠 1.5 g 静脉滴注，每日 2 次）、解痉（山莨菪碱 10 mg 肌内注射，每日 1 次）及止痛（双氯芬酸钠栓 50 mg 塞肛，必要时使用）治疗。①排石治疗：口服排石颗粒（每次 1 袋，每日 3 次），嘱患者多饮水，每日饮水量不少于 2 500 mL，适当运动(如跳绳、爬楼梯)。②病情观察:患者右侧腰部疼痛逐渐缓解,排尿不畅症状有所改善。③复查与手术决策:入院第 5 天复查泌尿系统 B 超,结石位置无明显变化。与患者及家属沟通后,决定行经皮肾镜碎石术(PCNL)。④手术治疗:于入院第 7 天在全麻下行 PCNL,术中发现右肾盂结石,直径约 1.2 cm,质地较硬,采用钬激光碎石,结石完全击碎并取出。手术顺利,术中出血约 50 mL,留置肾造瘘管及双 J 管。⑤术后处理:术后给予抗感染(头孢呋辛钠 1.5 g 静脉滴注,每日 2 次)、止血(氨甲环酸 0.5 g 静脉滴注,每日 1 次)及补液治疗。术后第 3 天拔除肾造瘘管,术后第 5 天复查泌尿系统 B 超,右肾积水明显减轻,结石完全清除。⑥出院指导:嘱患者出院后多饮水,每日饮水量不少于 2 000 mL,避免高嘌呤、高草酸食物(如动物内脏、菠菜、浓茶等),定期复查泌尿系统 B 超,观察结石排出情况及肾功能变化。

出院诊断:右侧肾盂结石,右肾轻度积水。

二、病例分析

本例患者为中年男性,因右侧腰部疼痛伴排尿不畅就诊,结合病史、体格检查及辅助检查,诊断为右侧肾盂结石伴右肾轻度积水。肾结石是泌尿外科常见疾病,其形成与代谢异常、尿路梗阻、感染等因素密切相关。本例患者结石直径约 1.2 cm,位于肾盂,且伴有轻度肾积水,符合 PCNL术的适应证。PCNL 是处理复杂肾结石的首选方法,尤其适用于直径大于 2 cm 的结石、鹿角形结石或多发性结石。PCNL 可一次性清除本例患者结石,疗效确切。

肾结石术后复发率较高,需长期随访,嘱患者定期复查泌尿系统 B 超,观察结石复发情况。同时,调整生活方式,如多饮水、低盐饮食、避免高嘌呤食物等,以降低结石复发风险。本病例体现了肾结石的规范化诊疗流程,从诊断、治疗到随访,均遵循临床指南,确保了患者的治疗效果及安全性。

(陈又春)

第三节 输尿管结石

一、病历摘要

基本信息:患者,男,45 岁。

主诉:反复左侧腰部疼痛伴血尿 2 个月,加重 1 周。

现病史:患者 2 个月前无明显诱因出现左侧腰部隐痛,呈间歇性发作,未予重视。随后出现肉眼血尿,呈洗肉水样,无血凝块,无尿频、尿急、尿痛等症状。自行休息后血尿症状有所缓解,但腰部疼痛仍间断发作。1 周前,左侧腰部疼痛加重,呈持续性绞痛,伴恶心、呕吐,呕吐物为胃内容物,血尿症状也较前明显加重,遂来院就诊。

既往史:既往体健,否认高血压、糖尿病、心脏病等慢性病史;否认肝炎、结核等传染病史;无手术、外伤史,无输血史;无食物及药物过敏史。

体格检查:T 36.8 ℃,P 88 次/分,R 20 次/分,BP 17.3/10.7 kPa(130/80 mmHg)。神志清楚,痛苦面容,左侧肾区叩击痛阳性,右侧肾区无叩击痛,双侧输尿管走行区无压痛,耻骨上区无压痛，未触及明显包块。

辅助检查：尿常规示红细胞满视野，白细胞 5～8/HP。泌尿系统超声示左侧肾盂分离 1.5 cm，左侧输尿管上段内径 0.8 cm，距肾盂约 3 cm 处可见一大小约 0.8 cm×0.6 cm 的强回声光团，后伴声影。腹部 CT 平扫示左侧输尿管上段结石，伴左肾积水。

术前诊断：左侧输尿管上段结石，左肾积水。

术前讨论与临床决策。①手术指征：患者左侧输尿管上段结石诊断明确，结石大小约 0.8 cm×0.6 cm，且已引起左肾积水，经保守治疗（如多饮水、药物排石等）效果不佳，结石难以自行排出。长期肾积水可能导致肾功能损害，为保护肾功能，解除梗阻，故有手术指征。②临床决策：拟行左侧输尿管镜取石术。

手术过程：患者取截石位，常规消毒铺巾，经尿道插入膀胱镜，观察膀胱内情况，未见明显异常。经膀胱镜找到左侧输尿管开口，插入输尿管导丝，沿导丝将输尿管镜缓慢插入左侧输尿管。在输尿管镜直视下，逐步进镜至输尿管上段，找到结石。采用钬激光将结石击碎成粉末状及小颗粒状，用取石钳取出较大的结石颗粒，确认无明显结石残留后，沿导丝置入双 J 管，起到支撑和引流的作用。退出输尿管镜及导丝，留置导尿管。手术过程顺利，术中出血少，患者生命体征平稳，安返病房。

术后恢复情况：术后患者生命体征平稳，给予抗炎、补液等对症治疗。术后第 1 天，患者尿液呈淡红色，导尿管引流通畅，左侧腰部疼痛症状明显缓解。术后第 2 天，复查尿常规示红细胞较前减少。术后第 3 天，患者可下床活动，无明显不适。术后第 7 天，拔除导尿管，患者自行排尿正常，无尿频、尿急、尿痛等症状。术后 1 个月复查泌尿系统超声，提示左肾积水明显减轻，双 J 管位置正常。术后 3 个月，在膀胱镜下拔除双 J 管，患者恢复良好。

二、病例分析

在泌尿外科输尿管结石的治疗中，输尿管镜取石术是一种常用且有效的手术方式。对于直径相对较小（一般小于 1 cm）的输尿管结石，尤其是上段输尿管结石，该手术具有创伤小、恢复快等优点。

在手术操作过程中，要注意动作轻柔，避免损伤输尿管黏膜。进镜时要沿导丝缓慢推进，防止输尿管穿孔等并发症的发生。对于结石的定位和碎石，要确保结石完全击碎，以提高结石清除率。同时，合理放置双 J 管对于术后输尿管的恢复和防止输尿管狭窄至关重要。

术后的护理和随访也非常关键。要密切观察患者的尿液颜色、量及性状，及时发现并处理可能出现的出血、感染等并发症。指导患者多饮水，促进结石碎片的排出。按照规定的时间复查，评估手术效果和肾脏功能恢复情况，及时拔除双 J 管。

通过该病例，我们认识到在治疗输尿管结石时，要综合考虑患者的具体情况，选择合适的治疗方案。同时，不断提高手术操作技能和围手术期管理水平，以提高治疗效果，减少并发症的发生，使患者获得更好的预后。此外，加强对患者的健康教育，提高患者对泌尿系统结石的认识，积极预防结石的复发，也是泌尿外科医师的重要工作之一。

（李昌滨）

第四节　膀胱结石

一、病历摘要

基本信息：患者，男，40 岁。

主诉：排尿困难 1 天。

现病史：患者 1 天前无明显诱因出现排尿困难，无明显血尿，无尿痛，于外院就诊，考虑尿道结石，给予导尿，今患者为求进一步治疗就诊，于门诊复查泌尿系统彩超提示膀胱结石，大小约 1.4 cm×1.1 cm，后伴声影。患者平素无尿频、尿急、尿痛。

既往史：平素身体良好，否认肝炎、结核等传染病病史；否认高血压、糖尿病、心脏病、脑血管病病史；否认重大外伤史及手术史；否认输血史，否认食物、药物过敏史，预防接种史随当地。

个人史及家族史：生于原籍，无外地久居史，否认疫区接触史；无吸烟史，少量饮酒；否认工业毒物、粉尘、放射性物质接触史；否认吸毒及冶游史；否认家族性遗传病史。

体格检查：双肾区无膨隆，无明显叩击痛，双侧输尿管径路无明显压痛，耻骨上膀胱区无膨隆，无明显压痛。

辅助检查：泌尿系统彩超提示膀胱结石，大小约 1.4 cm×1.1 cm，后伴声影，前列腺大小 4 cm×3 cm×2 cm，无明显增大。腹部 X 线透视见盆腔一不同 X 光结石影。

初步诊断：膀胱结石。

诊疗经过：患者于结石科门诊行膀胱结石体外冲击波碎石术，患者取俯卧位，采用 B 超及 X 线透视双定位，定位膀胱结石准确后，开始体外冲击波碎石治疗，碎石能力 11 kV，冲击次数 1 500 次，治疗中 B 超下观察见结石强光团逐渐变弱而细长，X 线透视下见结石阴影变淡消失，治疗中及治疗后患者无不适，治疗结束后排尿见多发碎石排出。

出院诊断：膀胱结石。

二、病例分析

近些年来，我国膀胱结石发病率明显下降，临床上多见于有下尿路梗阻的中老年男性患者、长期卧床患者、小儿等。膀胱结石的主要临床表现为排尿困难、尿痛和血尿，疼痛一般表现为下腹部和会阴部钝痛，多于活动后诱发或加剧，常伴有尿急、尿痛等症状，可出现排尿困难，患者变换体位后可继续排尿。根据患者临床表现、泌尿系统超声、腹部 X 线平片或透视、CT 检查等可明确诊断。治疗手段包括体外冲击波碎石术（ESWL）、经尿道膀胱镜下碎石术、膀胱切开取石术等。

本例患者初为尿道结石，经外院导尿处理后结石被推入膀胱，患者平素无明显排尿困难，未服抗凝药，无手术禁忌，遂行膀胱结石体外冲击波碎石术，碎石效果佳，术后拔出尿管排尿，将碎石全部排出。由于膀胱结石与体表距离近、尿道作为排石通道较粗，且膀胱充盈状态更有利于发挥 ESWL 的碎石效应，因此 ESWL 治疗膀胱结石有独特的优势，尤其是儿童膀胱结石；但对于下尿路梗阻导致的成人继发性膀胱结石(如前列腺增生、尿道狭窄、神经源性膀胱等),应根据病因治疗,不建议单独采用 EESWL。

(李　博)

第五节　前列腺增生

一、病历摘要

基本信息:患者,男,89 岁。

主诉:排尿不畅三年,加重伴排尿困难一年。

现病史:患者诉三年前无明显诱因出现排尿不畅,伴尿频、尿急、尿不尽、夜尿增多,每晚 2～4 次,无恶心、呕吐,无肉眼血尿等,近一年来上述症状逐渐加重,排尿困难、费力,伴下腹部胀痛不适,期间未做任何治疗,今为求进一步治疗,遂来院就诊。患者起病以来,患者精神、食欲、睡眠欠佳,小便如上述,大便稀,体重减轻。

既往史:患有高血压病史,长期服用硝苯地平缓释片Ⅱ(20 mg,一天 2 次)。

个人史及家族史:否认个人疾病史及家族史。

体格检查。①望诊:精神不振,两目乏神,面色无华,动作迟缓,便溏,舌淡,苔白。②闻诊:语声低微,声音断续,呼吸气微。③切诊:脉细无力

辅助检查:双肾输尿管膀胱前列腺彩超示双肾形态大小正常,实质回声均匀,集合内系统光点群未见分离,内未见明显异常回声。双侧输尿管未见扩张。膀胱充盈欠佳,腔内未见明显异常回声。前列腺形态正常,切面大小为 4.1 cm×3.2 cm×2.6 cm,内部回声分布不均匀,未见异常局限性实质回声。彩色多普勒血流显像:上述脏器内未见异常血流信号显示。

中医诊断:精癃(脾肾气虚证)。

西医诊断:前列腺增生,高血压。

诊疗经过。①辨证:尿频,滴沥不畅,夜间遗尿,神疲乏力,纳谷不香,面色无华,便溏,舌淡,苔白,脉细无力,四诊合参,当属中医学"精癃"范畴,病位在肾与膀胱,证属脾肾气虚证。中气不足,清气不升而浊阴不降,故小便滴沥不畅;中气下陷,升提无权,则小腹坠胀;脾虚气少,膀胱气化失常,可见尿失禁或夜间遗尿;脾气虚弱,运化无力,气血生化乏源,故神疲乏力,纳谷不香,面色无华,便溏;舌淡,苔白,脉细无力为气虚之象。②治法:补脾益气、温肾利尿。③方药:补中益气汤加减。

随诊:复诊尿频、尿急、尿不尽好转,夜尿次数每晚 1～2 次。

(二)病例分析

本方重用黄芪为君,其性甘温,入脾、肺经,而补中气,固表气,且升阳举陷。臣以人参,大补元气;炙甘草补脾和中。君臣相伍,如《医宗金鉴》谓:"黄芪补表气,人参补里气,炙草补中气",可大补一身之气。李杲称此三味为"除湿热、烦热之圣药也"。佐以白术补气健脾,助脾运化,以资气血生化之源。其气既虚,营血易亏,故佐用当归以补养营血,且"血为气之宅",可使所补之气有所依附;陈皮理气和胃,使诸药补而不滞。更加少量升麻、柴胡,升阳举陷,助益气之品升提下陷

之中气。正如李杲所说:"胃中清气在下,必加升麻、柴胡以引之,引黄芪、人参、甘草甘温之气味上升",且二药又为"脾胃引经最要药也",故为佐使。炙甘草调和诸药,亦为使药。诸药合用,既补益中焦脾胃之气,又升提下陷之中气,补中有升,以补为主。

前列腺增生患者一般多因脾气虚而无力升举,肾气虚而固摄失权,气化不利,以致尿等待、余沥,其治疗关键在于补气以升阴,温肾以化气,使气行则水行,水行则尿液以时下,故以补中益气汤为主方,以补气升阳。加小茴香、炮姜、企边桂、乌药以温肾化气,补中益气汤中之黄芪必用生者,且量须大,每用生黄芪 30 g,党参 30 g 以上,能起到补气升阳举陷之效;若用量过小,则徒有补气之名,而无升阳之实,疗效必不见佳。

(汪　照)

第六节　肾　肿　瘤

一、病历摘要

基本信息:患者,男,37 岁。

主诉:查体发现右肾肿瘤 1 周。

现病史:患者 1 周前行健康查体,彩超检查示右肾肿物,进一步行强化 CT 检查示右肾占位性病变,肿瘤性病变可能性大,请结合临床其他检查定性,拟手术治疗。

既往史:既往有胆囊结石病史、哮喘病史。

入院查体:T 36.0 ℃,P 77 次/分,R 17 次/分,BP 16.9/10 kPa(127/75 mmHg)。心肺未见明显异常,腹软,无压痛及反跳痛。双肾区无隆起,无叩痛。

辅助检查:CT 检查示右肾占位性病变,肿瘤性病变可能性大(图 9-1),请结合临床其他检查定性。

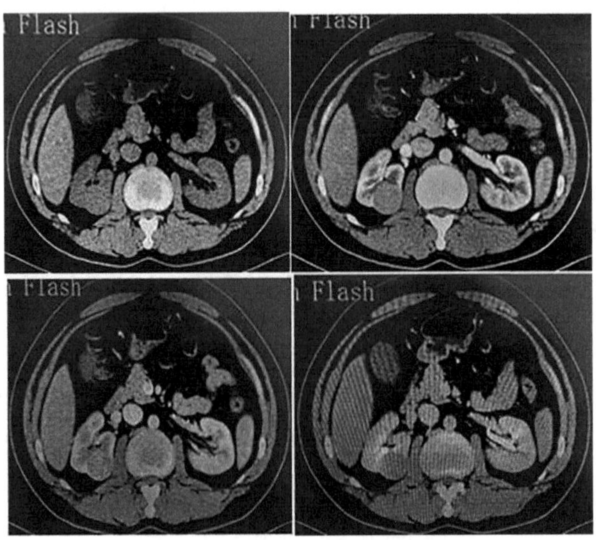

图 9-1　患者右肾 CT 检查结果

术前诊断：右肾肿瘤。

术后病理：嗜酸性粒细胞肿瘤，结合免疫组化，符合嫌色细胞癌，脉管内未查见癌栓，小神经束未受累及。

手术指征。①适应证：适用于T1期、位于肾脏表面、便于手术操作的肾细胞癌。对于完全内生性或特殊部位（肾门、肾窦）的T1期肾细胞癌，以及经过筛选的T2期肾细胞癌，根据术者的技术水平和经验、所在医院的医疗条件以及患者的体能状态等综合评估，可选择肾部分切除术。②绝对适应证：发生于解剖性或功能性孤立肾的肾细胞癌、存在慢性肾脏病的肾细胞癌、家族性肾细胞癌、双肾同时性肾细胞癌等。③相对适应证：年轻患者肾细胞癌、多病灶肾细胞癌及肾细胞癌合并可能导致高血压、糖尿病、肾动脉狭窄、肾结石及病态肥胖等。

临床决策：拟行腹腔镜下肾部分切除术。

手术过程：①全麻，患者要取完全健侧卧位，并摇高腰桥使肾脏向上托起。②建立气腹，制备后腹腔，常规采用三通道法。常规清理腹膜后的脂肪，辨认腰肌、腹膜反折和肾周的筋膜等解剖性标志。③辨认腹膜反折，在内侧纵行切开肾周筋膜和肾周脂肪囊，沿肾实质表面钝性和锐性分离，游离肾脏，扩大肾实质与肾周脂肪之间间隙。充分暴露肿瘤和肾周围组织。④在腰大肌和肾脏背侧的脂肪囊之间，用超声刀锐性分离肾门处的脂肪组织，沿肾动脉搏动的部位打开肾动脉血管鞘，用直角钳充分游离暴露肾动脉，用血管夹暂时阻断肾动脉，阻断肾脏血流。⑤用剪刀从肾肿瘤周边的正常肾组织开始切割，由浅入深将肿瘤完整切除。⑥肿瘤切完后用可吸收线连续缝合肿瘤创面。提前在线尾固定Hem-o-lok夹。首先缝合创面深层，关闭切开的集合系统，然后缝合外层。⑦缝合满意以后移走血管夹，恢复肾动脉血供。同时要将气腹压力降至0.4/0.7 kPa（3～5 mmHg），辨认肾脏创面缝合是否满意，有没有活动性出血。⑧确认无出血后，将肾肿瘤装到标本袋内，然后于腹膜后留置引流管一根，关闭切口。

术后恢复情况：术后恢复好，术后第1天开始进食、下床活动，术后3天拔除引流管后出院。

二、病例分析

肾嫌色细胞癌是肾细胞癌（RCC）中较为少见的亚型，约占所有肾癌的4%～5%。发病年龄多在50～60岁，男女比例大致相等，无明显性别倾向。目前未发现与特定遗传综合征的强关联，但少数病例可能与Birt-Hogg-Dubé综合征相关。多数早期病例在影像学检查（如超声、CT）中偶然发现。晚期或较大肿瘤可有血尿、腰痛、腹部包块等表现，但无特异性。CT或MRI检查通常表现为均质强化，但强化程度低于透明细胞癌，可能与嗜酸性粒细胞瘤混淆。确诊需要：依赖组织活检或术后病理，结合免疫组化及分子特征。病理特征：肿瘤通常边界清晰，切面呈黄褐色或棕褐色，偶见中央瘢痕或坏死。显微镜下见细胞呈多角形，胞质丰富、透明或轻度嗜酸性，细胞膜增厚（“植物细胞样”外观）。特征性染色：Hale胶体铁染色阳性（胞质呈蓝色），而其他肾癌亚型多为阴性。免疫组化：*CK*7阳性（弥漫性表达）、*CD*117阳性。分子遗传学研究常见多染色体缺失（如1、2、6、10、13、17、21号染色体），但无*VHL*基因突变。治疗首选肾部分切除术或根治性肾切除术。早期患者预后良好。晚期或转移性患者靶向治疗用mTOR抑制剂或酪氨酸激酶抑制剂可能有效，但疗效数据有限（因嫌色细胞癌少见）。PD-1/PD-L1抑制剂用于免疫治疗疗效尚不明确，需个体化评估。临床试验：鼓励参与针对罕见肾癌亚型的新药研究。患者总体预后较好，5年生存率可达80%～90%（优于透明细胞癌）。不良预后因素有肿瘤分期高（如T3/T4或转移），组织学分级高（如Fuhrman分级3～4级）。肉瘤样分化：提示侵袭性强，生存率显著下降。分子机制研究聚焦于染色体缺失导致的代谢异常(如线粒体功能紊乱),*CD*117 过表达可能成为治疗靶点,但相关药物(如伊马替尼)疗效尚未明确。随访建议:定期影像学检查(如每年CT/MRI)监测复发。长期关注肾功能,尤其是部分肾切除患者。肾嫌色细胞癌是一种相对罕见但预后较好的肾癌亚型,诊断依赖病理及免疫组化。早期手术是关键,晚期治疗需个体化。分子研究或为未来精准治疗提供方向。

(李洪法)

第七节　膀　胱　癌

一、病历摘要

基本信息:患者,男,45 岁。

主诉:间歇性无痛肉眼血尿 6 个月。

现病史:患者 6 个月前出现无痛肉眼血尿,间歇发作,无排尿困难及排尿中断,无血压升高,无心慌头晕头,无恶心呕吐,无腰痛背痛,体重减轻约 10 kg,超声显示:膀胱内多发肿物,为求进一步治疗,来院治疗。

既往史:高血压病史 2 年,血压控制可。

个人史、月经婚育史及家族史:吸烟史 20 年,20 支/日,无手术及相关家族史。

体格检查:T 36.5 ℃,P 82 次/分,R 21 次/分,BP 16.7/10.7 kPa(125/80 mmHg)。神志清,精神可,心肺查体未见异常,胸腹部查体未见异常,专科查体未见异常。

辅助检查:膀胱内多发占位,盆腔淋巴结肿大。活检示浸润性高级别尿路上皮癌。

初步诊断:膀胱癌,盆腔淋巴结转移,高血压。

诊疗经过:患者入院后积极完善相关检查,膀胱镜检查示膀胱内弥漫肿瘤,出血明显。病理检查支持浸润性高级别尿路上皮癌。患者 CTU 示膀胱内弥漫肿瘤,侵犯至膀胱外,盆腔可见肿大淋巴结,转移不除外。PET-CT 示膀胱癌,盆腔淋巴结转移。考虑膀胱大面积肿瘤,浸润性癌,且伴有淋巴结转移,建议行新辅助化疗 4～6 周期,二期根据化疗效果再行膀胱全切＋尿流改道术。患者化疗 6 周期后,复查盆腔淋巴结消失,膀胱内肿瘤缩小,遂行腹腔镜膀胱全切＋输尿管皮肤造口术,术中将膀胱、前列腺完整切除,考虑患者分期较晚,预后可能不理想,术后给予辅助化疗＋免疫治疗。

出院诊断:浸润性膀胱癌,盆腔淋巴结转移,高血压。

二、病例分析

膀胱癌是泌尿系统常见的恶性肿瘤,发病率日益增加,可能和吸烟、接触染发剂等有关。对于局限性的非肌层浸润性膀胱癌,首选经尿道膀胱肿瘤电切术,术中要保证切到肿瘤的肌层,这对于辨别有无肌层浸润有特别意义。对于非肌层浸润性膀胱癌,首先选择保膀胱治疗,术后给予膀胱灌注化疗药物治疗一年。对于肌层浸润性膀胱癌,首选膀胱全切术,因为膀胱全切手术范围大,手术时间长手术风险高,应该根据患者的体质来决定。对于患者体质不能耐受膀胱全切或者患者保膀胱意愿非常强烈的患者，也可采取最大程度的经尿道膀胱肿瘤电切或者二次电切等微创治疗，或者采取膀胱部分切除＋盆腔淋巴结清扫术等方案。对于身体素质可耐受膀胱全切的患者，推荐患者行膀胱全切＋尿流改道手术，术前可给予4～6周的新辅助化疗，对于降低肿瘤分期、减少肿瘤的粘连有一定的帮助，术后可以给予辅助的化疗或者联合免疫治疗。对于肿瘤分期晚的患者，膀胱切除后，可以给予输尿管皮肤造口引流尿液，对于分期相对较早、预后相对较好的，可以行回肠膀胱术或者原位的新膀胱手术。

（周士明）

参 考 文 献

[1] 单正飞,段浩然,冯亮玉,等.泌尿外科诊治新方法与病例精讲[M].南昌:江西科学技术出版社,2024.

[2] 朱广勇,周传印、王波,等.外科常见病手术治疗与麻醉[M].青岛:中国海洋大学出版社,2023.

[3] 张腾龙,杨长志,刘晴晴,等.外科常见病诊疗与危重症急救[M].上海:上海交通大学出版社,2024.

[4] 李根.实用外科疾病诊治与处理[M].长春:吉林科学技术出版社,2022.

[5] 张世贵,余东,王昆明,等.泌尿外科基础与疾病诊疗[M].上海:上海交通大学出版社,2023.

[6] 张鹏.泌尿外科疾病诊疗[M].武汉:湖北科学技术出版社,2022.

[7] 单锋芝.泌尿外科疾病诊疗研究[M].长春:吉林科学技术出版社,2024.

[8] 吕春雨,孙晋玉、尹莹莹,等.外科疾病手术与麻醉管理[M].上海:上海科学技术文献出版社,2023.

[9] 李明强,冯铭恩,张涛,等.现代泌尿外科诊断与治疗精要[M].南昌:江西科学技术出版社,2023.

[10] 任宇.泌尿生殖系肿瘤诊疗经验与手术技巧[M].郑州:河南科学技术出版社,2019.

[11] 钟一鸣,王春晖,李辉.泌尿系统和男性生殖系疾病的临床诊断与治疗[M].昆明:云南科技出版社,2023.

[12] 周睿.泌尿系统肿瘤综合治疗[M].北京:中国纺织出版社有限公司,2021.

[13] 杨兴忠.临床泌尿外科诊疗新进展[M].上海:上海交通大学出版社,2021.

[14] 张杰,林峰,郭云侠,等.临床外科与泌尿系统[M].天津:天津科学技术出版社,2024.

[15] 戴敏.外科疾病诊断及治疗措施[M].长春:吉林大学出版社,2023.

[16] 夏士涛,倪文凤,王振姣,等.临床外科疾病诊治精要[M].江苏凤凰科学技术出版社,2022.

[17] 高成生,王波,吕建平,等.外科疾病诊治与围术期管理[M].青岛:中国海洋大学出版社,2024.

[18] 崔飞,段建军,马丽君,等.泌尿外科常见病诊疗精粹[M].青岛:中国海洋大学出版社,2023.

[19] 马克高.常见外科疾病诊断与治疗[M].上海:上海交通大学出版社,2022.

[20] 王永会,张斌,吴建苓,等.实用外科疾病临床诊疗[M].武汉:湖北科学技术出版社,2023.

[21] 魏勃.泌尿外科诊治与并发症防治[M].北京:中国纺织出版社有限公司,2023.

[22] 孙烁磊.泌尿系统疾病诊治新策略[M].南昌:江西科学技术出版社,2022.
[23] 李挺,支良,褚衍胜,等.外科常见疾病诊疗[M].天津:天津科学技术出版社,2023.
[24] 倪兆慧,薛蔚.泌尿系统复杂病[M].上海:上海交通大学出版社,2023.
[25] 尹光明,谭靖,汪金荣,等.临床泌尿外科常见疾病诊疗策略[M].上海:上海交通大学出版社,2024.
[26] 董燕霞,孔德芳,张征,等.临床外科常见疾病诊疗与药物应用[M].青岛:中国海洋大学出版社,2024.
[27] 杨阳,王伟,刘兰峰.外科常见疾病临床思维与实践[M].上海:上海交通大学出版社,2022.
[28] 黄翼然.泌尿外科临床实践[M].上海:上海科学技术出版社,2021.
[29] 张文涛,林涛,邓兴旺,等.实用外科常见疾病诊治[M].青岛:中国海洋大学出版社,2022.
[30] 杨青凯,付生国,王立苹,等.外科疾病诊疗与对策[M].上海:上海科学技术文献出版社,2023.
[31] 于开源,公洪伟,孟祥来,等.泌尿外科疾病诊疗与生殖技术[M].哈尔滨:黑龙江科学技术出版社,2024.
[32] 刘海恩,林川,马荣涛,等.临床外科常见疾病处置与策略[M].武汉:湖北科学技术出版社,2022.
[33] 崔立川,孙雷,张连福,等.临床外科疾病诊治解析[M].哈尔滨:黑龙江科学技术出版社,2023.
[34] 陈放.泌尿外科疾病研究与应用[M].武汉:湖北科学技术出版社,2022.
[35] 燕在春,崔延义,周晓波,等.泌尿外科常见病与手术[M].上海:上海科学技术文献出版社,2023.
[36] 陈兆富.腹腔镜手术治疗泌尿系统肿瘤的临床疗效[J].当代医学,2023,29(14):169-171.
[37] 杨国荣,吕超,吕凯凯,等.单中心 10 年 2050 例良性前列腺增生手术围手术期数据分析[J].解放军医学杂志,2024,49(9):992-997.
[38] 戴亮亮,李诗慧,宋日进,等.上尿路结石内镜治疗手术体位研究进展[J].现代泌尿外科杂志,2024,29(8):737-743.
[39] 杨旭,刘滴,杨长庆.前列腺增生手术治疗中经尿道等离子前列腺剜除术的应用效果研讨[J].世界复合医学,2024,10(3):172-175.
[40] 林浩群,韦建海,黄海健,等.输尿管软镜手术与加速康复外科理念相结合治疗上尿路结石的应用效果[J].中国医药指南,2024,22(16):6-9.